Sans frontières
Quatre siècles de soins infirmiers canadiens

Sous la direction de

Christina Bates

Dianne Dodd

Nicole Rousseau

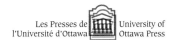

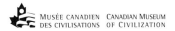

Ce livre a été publié grâce à une contribution financière de la Société du Musée canadien des civilisations.

Les Presses de l'Université d'Ottawa remercient le Conseil des Arts du Canada et l'Université d'Ottawa de l'aide qu'ils apportent à leur programme de publication.

Nous reconnaissons également l'aide financière du gouvernement du Canada par l'entremise du Programme d'aide au développement de l'industrie de l'édition (PADIE) pour nos activités d'édition.

Catalogage avant publication de Bibliothèque et Archives Canada

Sans frontières : quatre siècles de soins infirmiers canadiens / sous la direction de
Christina Bates, Dianne Dodd et Nicole Rousseau.

Publié également en anglais sous le titre : On all frontiers: four centuries of Canadian nursing.
Publié en collaboration avec : Société du Musée canadien des civilisations.
Comprend des références bibliographiques.
ISBN 2-7603-0592-9

1. Soins infirmiers — Canada — Histoire. 2. Infirmières — Canada — Histoire.
I. Bates, Christina II. Dodd, Dianne E. (Dianne Elizabeth), 1955-
III. Rousseau, Nicole IV. Musée canadien des civilisations

RT6.A1O5414 2005   610.73'0971   C2005-902822-X

« Tous droits de traduction et d'adaptation, en totalité ou en partie, réservés pour tous les pays. La reproduction d'un extrait quelconque de ce livre, par quelque procédé que ce soit, tant électronique que mécanique, en particulier par photocopie et par microfilm, est interdite sans l'autorisation écrite de la Société du Musée canadien des civilisations. » Affranchissement des droits auprès de Access Copyright, 1 Yonge St., Suite 1900, Toronto, Ontario M5E 1E5. 416.868.1620 / 1 800 893.5777 / www.accesscopyright.ca.

Illustrations de la couverture : (haut) par Joseph-Charles Franchère, *Le docteur Hingston dans la salle d'opération* (Hôpital de l'Hôtel-Dieu de Montréal, 1905), avec l'aimable autorisation de la Collection des Hospitalières de l'Hôtel-Dieu de Montréal; (bas) *Soins infirmiers dans le Nord* (années 1990), tirée du site Internet de Santé Canada, Salle des médias, Galerie de photos (www.hc-sc.gc.ca), avec la permission du ministre des Travaux publics et Services gouvernementaux Canada, 2005.

Épigraphe extraite du roman d'Arlette Cousture *Les Filles de Caleb*, tome II : *Le cri de l'oie blanche*, Montréal, éd. Québec/Amérique, 1986.

Traduction française : Marie-Claude Rochon avec la collaboration de Marielle Gaudreault et de Renée Thivierge
Révision : Marie-Claude Rochon avec la collaboration de Nicolas Calvé
Couverture, design et mise en pages : Dan Sokolowski
Correction d'épreuves : Marc Desrochers

Publié par Les Presses de l'Université d'Ottawa, 2005
542, avenue King Edward, Ottawa (Ontario) K1N 6N5 Canada
press@uottawa.ca / www.uopress.uottawa.ca

© Société du Musée canadien des civilisations, 2005
100, rue Laurier, C.P. 3100, succursale B, Gatineau (Québec) J8X 4H2 Canada
web@civilisations.ca / www.civilizations.ca

Imprimé et relié au Canada

Table des matières

Préface v
Remerciements vii
Introduction, *Christina Bates, Dianne Dodd et Nicole Rousseau* 1

Première partie   **Au foyer**
Chapitre 1   Le nursing laïc de l'époque de la Nouvelle-France
à la fin du XIXe siècle (1608-1891), *Judith Young et Nicole Rousseau* 11
Chapitre 2   Le métier de sage-femme au Canada : un amalgame des
pratiques traditionnelles et modernes, *Cecilia Benoit et Dena Carroll* 27
Chapitre 3   Les infirmières en service privé et les Infirmières
de l'Ordre de Victoria (1900-1950), *Barbara Keddy et Dianne Dodd* 43

Deuxième partie   **À l'hôpital**
Chapitre 4   Guérir le corps et sauver l'âme : les religieuses hospitalières
et les premiers hôpitaux catholiques au Québec (1639-1880), *Brigitte Violette* 57
Chapitre 5   L'influence de Florence Nightingale dans l'essor de l'hôpital moderne,
Kathryn McPherson 73
Chapitre 6   Le «travail corporel», la technologie médicale et le nursing hospitalier,
Cynthia Toman 89

Troisième partie   **Dans la communauté**
Chapitre 7   Le nursing de santé publique au Canada, *Marion McKay* 107

Quatrième partie   **Dans les régions éloignées**
Chapitre 8   Les congrégations religieuses soignantes : une présence
remarquable dans l'Ouest canadien, *Pauline Paul* 125
Chapitre 9   Le nursing en régions éloignées au Canada,
Dianne Dodd, Jayne Elliott et Nicole Rousseau 139

Cinquième partie   **Sur le champ de bataille**
Chapitre 10   Soigner au front : l'expérience des infirmières militaires
canadiennes pendant la Première Guerre mondiale, *Geneviève Allard* 153
Chapitre 11   «Prêtes, toujours prêtes» : les infirmières militaires canadiennes,
une main-d'œuvre évolutive (1920-2000), *Cynthia Toman* 169

Sixième partie   **Les salles de cours, les conseils d'administration et les tables de négociations**
Chapitre 12   Assez mais pas trop : la formation en nursing au Canada anglais (1874-2000),
Lynn Kirkwood 183
Chapitre 13   Le professionnalisme et le nursing canadien, *Diana Mansell et Dianne Dodd* 197
Chapitre 14   La syndicalisation du nursing au Canada, *Sharon Richardson* 213

Notes 225
Lectures suggérées 243
Collaboratrices 247

Blanche se tut encore, frappée soudain par l'idée que pour certaines gens, le métier de garde-malade était une vocation. Pour elle, il était tout, sauf une vocation. Il était l'envie de voir des gens; le besoin d'aider et de se sentir utile; la joie de voir les guérisons; la tristesse d'être confrontée à l'échec; il était aussi et surtout une chose dont elle avait envie jusque dans ses os.

Arlette Cousture, Les Filles de Caleb, tome II : *Le cri de l'oie blanche*

Préface

Sans frontières est un titre tout à fait pertinent pour un ouvrage qui retrace de manière détaillée et éloquente l'histoire du nursing au Canada à l'aube du XXIe siècle. Depuis les tout débuts de l'histoire du Canada il y a quatre siècles, les infirmières ont eu une influence dans tous les secteurs de la société. En tant que membres de congrégations religieuses et de groupes laïcs — depuis les premières colonies dans les étendues sauvages du pays jusqu'aux postes de soins aux confins des nouveaux territoires de l'Ouest et même au-delà —, les infirmières ont apporté un concours inestimable dans l'édification de notre pays.

En tant que pionnières, éducatrices et dirigeantes, les infirmières canadiennes ont accompagné la population du Canada à travers un vaste éventail de conditions : naissances, maladies, blessures, convalescences, et même la mort. Elles ont mené des initiatives visant à améliorer la santé de l'ensemble des Canadiens et de leurs communautés. Elles ont été témoins des plus grandes réalisations de notre société, et de certains des pires conflits, auxquels elles ont aussi participé activement. Partout, les infirmières canadiennes ont été des innovatrices dans le domaine des soins de santé.

En cette période où la transformation du système de santé canadien suscite un nouvel intérêt, les infirmières sont reconnues comme les professionnelles de la santé inspirant le plus confiance. Elles prodiguent des soins aux Canadiens d'un océan à l'autre avec fiabilité, compétence et éthique. Elles sont tant en première ligne qu'au cœur des soins de santé. Les infirmières jouent un rôle essentiel dans la prestation de services de santé, et leur contribution à la recherche et à l'élaboration des politiques de santé publique est vitale. Les infirmières ont aussi été novatrices dans le domaine virtuel, contribuant aux avancées technologiques et à l'amélioration des moyens de communication par Internet.

En ces temps où leurs voix portent plus loin et suscitent davantage de respect, il est tout à fait opportun que les infirmières canadiennes consacrent de l'énergie à un ouvrage qui ramène à l'avant-scène les faits et les récits décrivant leur contribution unique à l'histoire du Canada. Dans cette optique, *Sans frontières* est une œuvre majeure. Ces récits sur les infirmières — la reconstitution et la diffusion de leur histoire — concourent à une reconnaissance hautement méritée du rôle clé que les infirmières ont joué et continuent de jouer dans l'essor de ce pays.

Chaque chapitre de cette œuvre historique présente une description fascinante des événements importants dans le temps et dans l'espace, relatant des histoires aussi diversifiées que ne l'est le pays. Des histoires de personnes ayant relevé de grands défis avec courage et détermination, saisi des occasions avec créativité et imagination et, le plus important peut-être, insufflé compassion et humanité au travail qui façonne la profession soignante.

Dans ces pages, vous rencontrerez des gens qui ont consacré leur vie à veiller à l'évolution du Canada à l'aube de son histoire, à défendre ses valeurs les plus hautes lors de périodes sombres, et à participer à sa reconstruction à la suite de conflits mondiaux. Des femmes comme Regilee Ootova, une sage-femme inuite, Kay Christie, une infirmière militaire canadienne, et les Sœurs Grises de Saint-Boniface. Des personnes ayant une histoire hors du commun, mais pourtant bien familière dans la profession. Les récits révélateurs composant cet ouvrage fournissent une nouvelle perspective non seulement des rôles traditionnels et évolutifs des infirmières, mais aussi de la naissance et de l'essor d'un pays. On y retrouve l'histoire de l'Association des infirmières et infirmiers au Canada (AIIC), qui célébrera son centième anniversaire en 2008. De surcroît, au cours du dernier siècle, les infirmières canadiennes ont été les instigatrices d'un profond changement, qu'elles ont elles-mêmes vécu.

Pour toutes ces raisons, *Sans frontières* est un ouvrage d'un immense intérêt. Mais sa valeur est plus profonde et plus intrinsèque. Ces récits d'infirmières au foyer, à l'hôpital, dans la communauté et dans les régions éloignées reflètent la force de caractère et la volonté qui animent les membres de la profession soignante. Les récits montrent comment les infirmières, par leur leadership et leur vision inébranlable, ont façonné leur rôle dans quatre domaines : l'administration, la recherche, l'éducation et la pratique clinique. Et c'est dans ces secteurs que les compétences et le dévouement des infirmières se fait le plus sentir de nos jours.

Dans le passé, les infirmières canadiennes ont affronté bien des périls, tels les épreuves inhérentes à la colonisation d'une nouvelle contrée ou les dangers sur les champs de bataille. Les risques contemporains, tant physiques qu'émotionnels, émanent le plus souvent de l'environnement présumément sans risque des hôpitaux, des cliniques et d'autres lieux de pratique. Par exemple, les infirmières ont vu naître la menace de nouvelles maladies de plus en plus répandues comme le sida et le SRAS, et sont exposées au stress résultant des objectifs de productivité accrue et de l'insuffisance des ressources. Elles sont plus susceptibles d'être victimes d'agressions que les gardiens de prison ou les policiers. D'autres conditions, comme l'accès aux soins, l'allongement des temps d'attente et la pénurie d'infirmières, sont aussi centrales dans le système de santé actuel.

C'est dans ce contexte que les infirmières canadiennes continuent d'exercer une influence sur l'ordre du jour visant la transformation fondamentale du système de santé. Elles font pression pour que des actions soient prises dans le but d'accroître le bassin d'infirmières. Elles mènent des initiatives pour retenir les infirmières expérimentées et sont des mentors pour les nouvelles arrivantes dans la profession. Elles travaillent à l'intégration de l'infirmière praticienne. Les infirmières sont des chefs de file dans la promotion et la prévention de la santé, prenant continuellement des mesures pour améliorer l'infrastructure canadienne de santé publique. Des avancées technologiques, grâce à des initiatives de télésanté et de télémédecine, amènent des innovations dans l'environnement de travail. La création de bibliothèques virtuelles et l'expansion des ressources en ligne amélioreront l'accès aux connaissances et aux occasions d'apprentissage pour les infirmières à travers le pays. La recherche en nursing est en plein essor et continuera à jouer un rôle important dans la mise en place d'un climat fondé sur les preuves et la prise de décisions au sein du système de santé canadien.

Comme les infirmières sont les dispensatrices de soins de santé les plus en contact avec les patients, elles jouent un rôle de premier plan afin que les Canadiens aient accès aux meilleurs soins possibles. Elles représentent le filet de sécurité du patient. Elles observent, elles écoutent, elles agissent. Les infirmières recourent à la pensée critique et aux meilleures méthodes dans leur évaluation des patients et dans les soins qu'elles leur dispensent. Lorsque cela est nécessaire — et ce l'est de plus en plus —, elles plaident en faveur des patients, tant à l'intérieur qu'à l'extérieur du milieu des soins de santé. En réalité, le nursing est devenu un acte politique. À la lumière des récits contenus dans cet ouvrage, il l'a peut-être même toujours été.

Sans frontières, qui couvre quatre siècles de l'histoire du nursing canadien, illustre que, malgré les risques et les dangers et les défis inhérents à la profession, l'esprit novateur des premières infirmières canadiennes est toujours bien vivant en ce début du XXIe siècle. Que ce soit dans les foyers, dans la communauté, dans les hôpitaux, ou aux frontières de l'innovation en santé publique, les infirmières continuent de contribuer de manière considérable au bien-être et à la sécurité des Canadiens et de la société en général. Tant dans l'arène politique nationale que mondiale, la voix des infirmières canadiennes se fait entendre et influence les politiques et les pratiques internationales.

Le passé nous aide à comprendre comment relever les défis actuels comme ceux qui se poseront dans le futur. À la lumière des récits d'engagement et de réalisation qui émaillent l'histoire du nursing canadien, l'avenir du nursing semble prometteur. Cela ne signifie pas que le voyage sera aisé, mais l'héritage de résistance, d'ingéniosité, de courage et de détermination facilitera la progression des infirmières canadiennes dans leurs démarches pour faire avancer la profession soignante et rendre des soins de santé de qualité accessibles à tous.

Lucille Auffrey, inf. aut., M.N.
Directrice générale, AIIC

Remerciements

Cet ouvrage et ses projets connexes — l'exposition et la collection sur les soins infirmiers — a rassemblé tant de collaborateurs qu'il est difficile de les nommer tous. Nous aimerions remercier tout particulièrement Lynn Kirkwood et Meryn Stuart du comité consultatif de l'exposition pour leurs suggestions de thèmes et d'auteurs en vue de la préparation de cet ouvrage.

Nous voulons aussi remercier l'Association des infirmières et infirmiers du Canada, la Fondation des infirmières et infirmiers du Canada (FIIC), la fondation Historica, l'Associated Medical Services, Bibliothèque et Archives Canada (BAC), le Musée canadien des civilisations (MCC) et le Musée canadien de la guerre (MCG) pour le soutien accordé à ce projet et à ceux de la Collection sur l'histoire des soins infirmiers au Canada. Parcs Canada a généreusement accepté que Dianne Dodd puisse consacrer du temps au processus d'édition. Nous exprimons aussi notre gratitude aux gens de l'Association canadienne pour l'histoire du nursing (ACHN) pour leur appui dans ce projet et pour leur offre de publier dans leur Bulletin les vignettes que nous n'avons pu placer dans ce livre.

Merci aussi à Deborah Brownrigg, directrice de l'édition du MCC, pour sa vaste expertise et sa foi en ce projet, et à Nancy Minogue, coordonnatrice à l'édition, pour son aide avec les images et la production dans les moments les plus pressants. Toute notre appréciation va également à Anne Youlden pour son travail dans le traitement des images. Nous remercions aussi Khalil Ibrahim, gestionnaire responsable des contrats et de l'administration, pour son concours inestimable.

Aux Presses de l'Université d'Ottawa, nous reconnaissons notre dette envers Ruth Bradley-Saint-Cyr, directrice de l'édition, Heather Ritchie, responsable de la production, et l'équipe dévouée qui les ont soutenues dans la réalisation de ce projet compliqué de deux volumes :

- Trish O'Reilly, réviseure des textes anglais;
- Käthe Roth, traductrice des textes vers l'anglais;
- Marie-Claude Rochon, traductrice et réviseure des textes français;
- Stephanie VanderMeulen, correctrice des épreuves anglaises;
- Marc Desrochers, correcteur des épreuves françaises;
- Dan Sokolowski et son équipe, conception graphique et composition.

Ensemble, ils nous ont doucement dirigées vers la forme finale de cet ouvrage par leurs courriels nombreux mais toujours encourageants, et, grâce à leurs précieux conseils, ont permis de rendre ce livre accessible au grand public tout en tenant compte des normes professionnelles. Pour reprendre les paroles de Ruth à la fin de nos longues réunions : «Rappelez-vous, ce sera un livre remarquable.»

Nous adressons aussi nos sincères remerciements aux nombreux auteurs des chapitres qui ont accepté de partager avec nous les résultats de leurs recherches et leurs expériences personnelles des soins infirmiers. Nous remercions tous les auteurs qui ont répondu à notre appel de textes pour les vignettes; elles enrichissent l'ouvrage d'anecdotes sur la profession soignante. Nous exprimons aussi notre reconnaissance particulière aux auteurs qui ont traversé le laborieux processus de recherche et de collecte des images, ainsi qu'aux archivistes, aux organisations de nursing et à toutes les personnes qui nous ont permis d'utiliser leurs photographies et leurs documents historiques.

Dianne remercie surtout ses collègues de Parcs Canada, Catherine Cournoyer, James De Jonge et Brigitte Violette, à qui elle a longuement parlé des « deux solitudes » dans le domaine des soins infirmiers, et qui l'ont aidée à transformer son travail initial sur les résidences d'infirmières en une compréhension étendue des infirmières à travers le Canada. Dianne remercie aussi son comité de lecture pour ses idées et son inspiration sur le monde fascinant des religieuses et des infirmières, leurs coiffes et leurs traditions.

Tina a été remarquablement inspirée et conseillée par Cynthia Toman, de l'Université d'Ottawa, et par Felicity Pope, experte en histoire de la médecine. Merci à Marie Currie, spécialiste en interprétation au MCC, qui, par ses conseils, a aidé Tina dans sa « recherche de sens ». Tina a particulièrement apprécié les nombreuses rencontres agréables et amicales du groupe de travail de la Collection sur l'histoire des soins infirmiers au Canada : Andrew Rodger et Larry McNally, archivistes de BAC, Cameron Pulsifer du MCG, Diana Mansell de l'ACHN, et Janet Cater, anciennement de la FIIC. Nicole remercie Johanne Daigne et Brigitte Violette pour leurs commentaires utiles et encourageants au sujet du texte portant sur le nursing laïc au Québec et leurs suggestions de références et d'archives pertinentes.

Nous voulons exprimer notre gratitude tout spécialement à nos familles et à nos réseaux de soutien qui nous ont épaulées tout au long du projet. « Nul n'est une île », disait le poète John Donne (1624), et nous n'aurions pu réussir sans cet appui de nos familles et de nos amis. Dianne remercie Michael et ses filles, Elizabeth, Kathleen et Melanie, qui l'ont soutenue pendant toutes ces fins de semaine où maman était clouée à son ordinateur, travaillant sur « le livre ». Tina tient à remercier son mari Phil pour son soutien tant durant les bons moments que les périodes de découragement. Nicole est reconnaissante à ses amis de même qu'aux si nombreux bénévoles et membres du personnel de la Maison Michel-Sarrazin qui lui ont souvent exprimé leur intérêt pour le « livre du musée ».

Christina Bates
Dianne Dodd
Nicole Rousseau

Introduction

Christina Bates, Dianne Dodd et Nicole Rousseau

Sans frontières : quatre siècles de soins infirmiers canadiens présente la riche et complexe évolution du nursing depuis l'aube de l'histoire du Canada jusqu'à nos jours. Nous souhaitons rejoindre les vastes pans de la population canadienne que le sujet intéresse, mais surtout les femmes, les infirmières et les autres professionnels de la santé. Nous invitons les lecteurs à découvrir les différentes facettes de la pratique du nursing non seulement dans le milieu hospitalier, mais sur bien d'autres fronts : dans les foyers, dans les communautés, dans les régions éloignées, sur les champs de bataille et en santé publique, cette spécialité novatrice du nursing qui a permis de desservir les Canadiens d'un océan à l'autre. Cet ouvrage représente le troisième volet d'une entreprise tout à fait unique visant à rassembler les archives, importantes, portant sur le nursing et à les rendre accessibles au public; ce projet est une initiative conjointe de l'Association des infirmières et infirmiers du Canada (AIIC), du Musée canadien des civilisations (MCC), du Musée canadien de la guerre (MCG) et de Bibliothèque et Archives Canada (BAC).

La Collection sur l'histoire des soins infirmiers au Canada

Sans frontières est construit à partir d'un abondant corpus de recherche sur l'histoire du nursing, résultant du travail de pionnier des associations d'anciennes étudiantes en nursing, des congrégations religieuses soignantes, des associations d'histoire du nursing, des organisations fédérales, provinciales et municipales de nursing, et des infirmières elles-mêmes, qui ont cherché à immortaliser leur histoire par la constitution de collections d'archives et d'artéfacts.

Plus particulièrement, l'AIIC a produit et rassemblé, depuis ses débuts en 1908, une quantité appréciable d'écrits, de photographies et d'artéfacts, documentant ses propres activités, ainsi que celles d'autres institutions associées au nursing au Canada et de par le monde. Ce sont maintenant trois institutions publiques d'histoire qui veillent à la conservation de cette collection spéciale.

En 1999, l'AIIC décidait de se départir de son encombrante collection, les installations d'entreposage étant devenues vétustes et l'ardeur à rassembler du matériel s'étant attiédie avec un changement de son mandat. Cette décision a déclenché un véritable tumulte parmi les membres, et l'Association, ayant pris conscience de l'importance de ce fonds d'archives pour la préservation du sentiment d'identité des infirmières, a déployé des efforts considérables pour trouver un nouveau lieu d'entreposage approprié.

L'AIIC s'est tournée vers les institutions fédérales, soulevant d'abord l'intérêt du MCC, dont le conservateur était attaché à la mise en valeur des collections liées à l'histoire des femmes. Puis se sont associés au projet le MCG, pour l'évaluation de l'imposante collection de la Nursing Sisters Association of Canada (NSAC, Association des infirmières militaires du Canada, qui avait rassemblé à l'origine la collection et en avait fait don à l'AIIC, constituant ainsi une

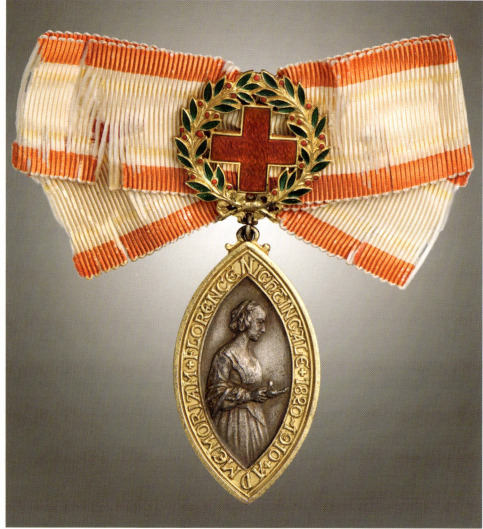

Figure 1
Médaille commémorative de Florence Nightingale, Société canadienne de la Croix-Rouge
1957
Photographe : Harry Foster
Musée canadien des civilisations, 2000.111.102

Cette médaille remise à Helen McArthur est la plus haute distinction en nursing décernée par la Croix-Rouge.

partie de son patrimoine) et les Archives nationales du Canada (ancien nom de BAC), pour s'occuper des prodigieux matériaux écrits, photographiques et audiovisuels. Bien que les diverses parties de la collection devaient être confiées aux institutions les plus aptes à en prendre soin, on avait à cœur de préserver l'intégrité intellectuelle de la collection formant un tout. Ainsi, en juin 1999, était conclue une entente historique de partenariat entre les trois institutions et l'AIIC, constituant ainsi la *Collection sur l'histoire des soins infirmiers au Canada*, qui est le nom donné à ces patrimoines réunis. Cette approche fondée sur la collaboration permettra de préserver et de présenter un riche héritage, et d'éviter les pièges inhérents à la dispersion de collections variées.

Les archives de BAC sont constituées des sous-collections du patrimoine de l'AIIC, soit 9 000 photographies, 1 600 documents audiovisuels et 35 mètres de documents écrits représentant l'AIIC et la NSAC, ainsi que la collection Helen K. Mussallem. Quelque 950 artéfacts bien documentés liés au nursing civil sont entreposés au MCC, et 150 artéfacts liés au nursing militaire, au MCG[1].

La Collection sur l'histoire des soins infirmiers a été étoffée avec des éléments déjà en notre possession, par exemple, les médailles ayant appartenu à Georgina Fane Pope, « matrone » en chef des infirmières militaires durant les hostilités en Afrique du Sud. Des dons subséquents sont venus enrichir nos collections au MCC, tels des procès-verbaux et des registres de caisse issus des quatre sections de l'organisme des Infirmières de l'Ordre de Victoria (Victorian Order of Nurses, VON) et 167 coiffes d'infirmières datant de 1895 à 1983.

Portrait d'héroïnes

Don Mayne, Toronto, avocat et artiste

À Toronto, l'épidémie de SRAS est survenue deux ans après la tristement célèbre attaque terroriste du 11 septembre au World Trade Centre. Après le désastre, les pompiers new-yorkais étaient célébrés comme des héros dans le monde entier. Mais après la crise du SRAS, personne n'a glorifié les exploits des infirmières. Quelle différence y avait-il?

- À New-York, les pompiers épuisés bénéficiaient de toute l'attention des photographes. Mais, à Toronto, on a interdit l'accès des unités de SRAS à ces derniers.
- Les visages couverts de suie des pompiers parlaient d'eux-mêmes. Ceux des infirmières étaient dissimulés derrière des masques.
- À la fin de leur quart, les pompiers étaient accueillis chaleureusement par leur famille, leurs voisins et, en fait, toute la communauté. Les gens, craignant de contracter le virus du SRAS, fuyaient les infirmières. Certaines infirmières et leurs familles avaient été placées en quarantaine. Dans leur foyer, le visage recouvert d'un masque, elles ne pouvaient même pas embrasser ou toucher les membres de leur famille.
- Les pompiers étaient des héros. Les infirmières étaient des infirmières.

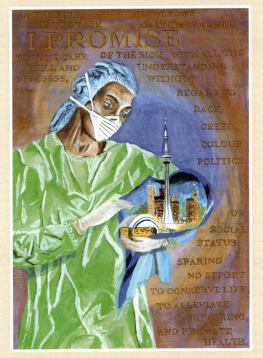

Figure 2
I Promise
Artiste : Don Mayne
2003
Gracieuseté de Don Mayne

Les infirmières ont accepté de travailler dans les unités de SRAS, sachant que leurs masques, leurs blouses et leurs gants ne les protégeraient peut-être pas complètement du virus. Une infirmière atteinte du virus l'a transmis à son époux qui est décédé. Elle était branchée à des appareils, et nombre d'infirmières ont accepté de prendre soin d'elle et de leurs autres collègues infectées. Cette vulnérabilité nous choque. Les infirmières ne sont pas censées tomber malades. Les infirmières ne sont pas censées mourir.

Il existe des photographies montrant un pompier sauvant vaillamment un autre pompier. Mais en existe-t-il d'une infirmière soignant une infirmière malade, qui en soigne une autre encore plus malade, et ainsi de suite?

C'est ce que raconte le portrait «I promise», qui dépeint le courage d'une infirmière au début de son quart de nuit. Le regard bienveillant et les gestes compatissants, l'infirmière dispense des soins pour la préservation de la vie de sa communauté. Les mots «I promise», aux couleurs d'un lever de soleil, proviennent de la déclaration du Conseil international des infirmières (CII), décrivant l'engagement des infirmières du monde entier.

L'accès du public à la Collection

L'accès de la Collection aux étudiants, aux chercheurs et au grand public faisait partie des priorités. Le premier projet a consisté à transférer et à organiser le matériel. On a numéroté et photographié chaque pièce d'artéfact, rédigé une description des matériaux de BAC (ce qui a impliqué des heures interminables d'écoute de bandes sonores) et élaboré des guides présentant le contenu de la collection. En juin 2004, on lançait un portail Web, désigné sous le nom de Collection virtuelle sur l'histoire des soins infirmiers au Canada, permettant aux internautes d'accéder à la collection d'artéfacts[2].

Un deuxième projet consiste en une exposition majeure, *A Caring Profession: Centuries of Nursing in Canada / Une histoire de cœur : Des siècles de soins infirmiers au Canada*, qui ouvrira ses portes le 16 juin 2005 au MCC. À l'instar de cet ouvrage, *Une histoire de cœur* explore l'univers du nursing dans une variété de secteurs de la pratique. L'accent est mis sur l'aspect humain de l'histoire, ce qui est renforcé par la présentation de citations à la première personne, de figures éminentes de l'histoire du nursing, d'artéfacts de la pratique soignante, de vidéos d'infirmières au travail et de productions théâtrales. Cette approche est fondée sur les résultats d'une enquête menée auprès des visiteurs du Musée en 2003. Celle-ci a révélé que le grand public tient en haute estime les infirmières, que l'on considère comme des personnes remplies «d'humanité, de gentillesse et de courage». Les commentaires négatifs à leur sujet étaient plutôt rares, bien que la question «Croyez-vous que les infirmières ont le droit de faire la grève?» ait suscité une certaine désapprobation. La plupart des gens associaient le nursing uniquement aux hôpitaux et la pratique soignante, aux «basses besognes» illustrées par les bassines et les couches. L'exposition s'appuie sur la haute opinion que les visiteurs ont des infirmières, en montrant la diversité des environnements où elles ont évolué et les défis que posait leur travail, ainsi que l'incidence directe qu'elles ont eu sur la qualité de vie des Canadiens. Les visiteurs pourront se familiariser avec la précision et le savoir-faire que nécessitaient l'exécution des procédures et l'exercice de la profession, de même qu'avec les sujets plus délicats ou controversés que sont la syndicalisation et la discrimination.

Le troisième projet des partenaires de la Collection sur l'histoire des soins infirmiers au Canada consiste dans la publication de cet ouvrage lancé lors de l'ouverture de l'exposition. *Sans frontières* réunit les résultats de 50 années de recherche en un seul volume et jette un éclairage sur l'état de l'histoire du nursing en ce début du XXIe siècle.

L'ouvrage est organisé autour de six thèmes correspondant aux divers environnements dans lesquels les infirmières ont exercé leur métier : 1) le foyer, 2) l'hôpital, 3) la communauté, 4) les régions éloignées, 5) le champ de bataille, 6) les salles de cours, les conseils d'administration et les tables de négociations. Chaque thème est subdivisé en chapitres rédigés par des expertes, qui conjuguent les résultats de leur propre recherche, et un résumé de publications connexes. Le traitement des thèmes propose davantage une vue d'ensemble qu'un examen approfondi, chaque chapitre comprenant un assortiment de ressources et de suggestions pour permettre d'effectuer une étude ou une recherche plus poussée. Tout au long de l'ouvrage, on retrouve de courtes vignettes — soumises à la suite d'un appel de textes — relativement à une infirmière, à un récit ou à un événement parti-culier. Ces éléments, qui ajoutent une touche plus personnelle, servent à mettre en évidence et à étoffer le contenu des chapitres.

De nombreuses images (peintures, photographies, dessins humoristiques, illustrations d'artéfacts), choisies pour émailler le récit de l'histoire du nursing, apportent une dimension visuelle favorisant l'intelligibilité du propos. Alors que la plupart des historiens se tournent vers les archives écrites (articles de journaux, documents épistolaires, recensements, etc.) pour retracer les faits, les sources matérielles et visuelles, qui attestent des croyances et des comportements, peuvent aussi contribuer à une meilleure compréhension de l'histoire. Prenons par exemple l'uniforme de l'infirmière : son introduction au moment où il était nécessaire de véhiculer une image professionnelle, son pouvoir pour assurer la fidélité des étudiantes infirmières à leur hôpital et à leur école, et son rejet lors de la révolution culturelle des années 1960. Les historiens ont commencé à exploiter ces riches sources d'informations. Kathryn McPherson a étudié le Monument commémoratif des infirmières militaires, érigé en 1926, pour découvrir des indices visuels révélateurs du rôle des infirmières dans la construction d'une identité nationale et de leur propre identité. Dianne Dodd a découvert que le style et la décoration des résidences d'infirmières projetaient une image du nursing censée attirer les jeunes femmes respectables dans la profession[3].

Notre souhait est que le présent ouvrage suscite l'intérêt tant des historiens du nursing que d'un lec-

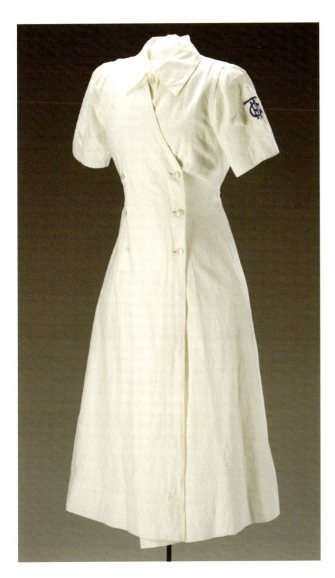

Figure 3
Uniforme (robe et surtout)
Hôpital général de Toronto
1949
Photographe : Doug Millar
School of Nursing Alumnae Association,
collection de l'Hôpital général de Toronto
Musée canadien des civilisations, 2003.44.102

torat élargi. L'histoire du nursing a souvent été soumise à une force centripète, c'est-à-dire qu'elle a été dépeinte pour le bénéfice des initiés des organisations de nursing et du milieu universitaire. Le temps est venu de la rendre accessible à un plus vaste éventail de gens. Nous espérons que les infirmières, les historiens et le grand public pourront acquérir une connaissance actualisée du riche héritage du nursing au Canada.

La toile de fond : l'historiographie sur le nursing

L'ambitieuse étude de 1947, *Three Centuries of Canadian Nursing*, réalisée pour commémorer le 50e anniversaire du VON, constitue la dernière publication détaillée sur l'histoire du nursing canadien. Cet ouvrage, couvrant la période de la Nouvelle-France jusqu'à l'époque contemporaine, expose d'une manière admirable l'important clivage existant entre les deux traditions du nursing : la tradition Nightingale dans le Canada anglais de la fin du XIXe siècle et la tradition catholique francophone séculaire prévalant au Québec[4]. Écrit dans une perspective libérale, il met l'accent sur les chefs de file du nursing qui ont fondé des associations, affranchi la formation en nursing de la tyrannie du régime d'apprentissage hospitalier et acquis le droit d'utiliser le titre d'infirmière autorisée[5]. Les initiatives des dirigeantes en vue de façonner le modeste travail de la soignante sans formation en un rôle professionnel empreint de dignité, malgré l'opposition des médecins et des administrateurs hospitaliers, ont été glorifiées et rarement critiquées. L'historiographie portant sur le nursing au Canada français était focalisée sur la vocation religieuse des congrégations fondatrices d'un imposant système hospitalier[6].

Les premiers récits sur le nursing étaient centrés sur l'autre type de «nursing sisters», celles qui ont soigné les soldats au cours de conflits armés[7]. En fait, le cas des infirmières militaires a bénéficié d'une attention plus grande que la majorité des autres aspects de l'histoire du nursing, même de la part des historiens du courant dominant. Dans les chapitres 10 et 11, Geneviève Allard et Cynthia Toman mettent en lumière le courage des infirmières militaires par truchement d'une analyse de l'ambivalence de l'armée, qui oscillait entre leur réserver une place permanente dans les forces armées et les exposer aux risques qu'elles étaient elles-mêmes prêtes à affronter.

Dans d'autres publications, les pionnières du nursing de la première heure, dont un petit nombre ont acquis le statut d'héroïne, ont été l'objet de biographies ayant contribué à leur mythification : Jeanne Mance et Marguerite D'Youville, reconnues pour leur travail de pionnier dans le domaine du nursing de même que pour le rôle religieux et historique majeur

Introduction

qu'elles ont joué au Québec, sans oublier Ethel Johns et Kathleen Russell qui se sont distinguées au Canada anglo-protestant[8]. Dans la même veine, nombre d'historiennes du nursing ont popularisé des récits sur les écoles de nursing et les associations d'anciennes étudiantes en nursing.

Fières, à juste titre, des gains collectifs réalisés dans un monde plutôt avare lorsqu'il s'agissait d'accorder un statut professionnel aux femmes, les infirmières ont cherché à pérenniser leur histoire, qu'elles estimaient de grande valeur. En 1987, Barbara Keddy et Margaret Allemang fondaient l'Association canadienne pour l'histoire du nursing, et, en 1993, l'Ontario Society for the History of Nursing devenait le Margaret M. Allemang Centre for the History of Nursing. D'autres groupes, comme l'History of Nursing Professional Practice Group chapeauté par la Registered Nurses Association of British Colombia, se sont joints au mouvement de préservation.

Entre les années 1970 et 1980, les historiens professionnels ont aussi manifesté un intérêt pour l'histoire du nursing. Sous l'influence de l'histoire sociale, ils ont délaissé l'approche initiale de compréhension du passé à travers les yeux des leaders. Ils ont plutôt porté leur attention sur les infirmières de la base dans les salles de malades et sur les infirmières en service privé et en santé publique. Il n'est pas étonnant que les historiens se soient questionnés sur la justesse du terme «professionnel» pour désigner le travail des infirmières, fondé sur le genre et la subordination[9], soulignant leur échec dans leur quête d'un statut professionnel comparable à celui des médecins, demeurés dans les hautes sphères du domaine de la santé. S'interrogeant sur les réels bénéfices, pour la profession, de la stratégie de professionnalisation adoptée par les dirigeantes du nursing, d'autres ont posé un œil critique sur la relation des infirmières avec les autres dispensatrices de soins de santé telles les sages-femmes et les soignantes autodidactes.

L'intérêt pour l'histoire du nursing est aussi présent chez les historiens de la médecine. Délaissant une voie faisant l'éloge des grandes découvertes médicales et des scientifiques de renom, ils ont bifurqué vers une approche influencée par l'histoire sociale, soit l'examen des facteurs sociaux ayant affecté le domaine de la santé. Certains ont été suffisamment perspicaces pour constater que les infirmières passaient beaucoup plus de temps avec les patients que les médecins et pour reconnaître leur rôle dans le succès des traitements[10]. Cynthia Toman compte parmi les historiens qui se penchent maintenant sur la pratique soignante[11]. Dans le chapitre 6, elle analyse l'influence de la technologie sur les soins de chevet et le nouveau statut que la manipulation d'appareils et d'équipements médicaux de plus en plus sophistiqués procurait aux infirmières.

Ayant comme priorité les travailleurs industriels masculins, les historiens du travail ont longtemps partagé le point de vue, encouragé par les chefs de file du nursing, selon lequel l'infirmière faisait partie des cols blancs professionnels. Influencés par l'approche novatrice de Kathryn McPherson, qui apportait un éclairage sur l'évolution du nursing à partir de l'histoire du travail et de celle des femmes, ils ont commencé à considérer l'infirmière comme une travailleuse et ont entrepris d'étudier la syndicalisation et la culture organisationnelle des infirmières. Cela conduisit naturellement à un réexamen de la professionnalisation. La disparition de l'infirmière autonome après la Deuxième Guerre mondiale, par exemple, est souvent citée pour illustrer que les infirmières, de pratique privée à l'origine, ont été forcées d'accepter des postes hospitaliers comme infirmières de chevet, étant ainsi déqualifiées ou prolétarisées[12]. La syndicalisation a débuté peu après, cimentant le statut de l'infirmière en tant que travailleuse. Le chapitre 3, rédigé par Barbara Keddy et Dianne Dodd, examine ce secteur souvent négligé des soins privés à la lumière de ces arguments. Dans le chapitre 14, Sharon Richardson laisse entendre que la dichotomie entre syndicalisation et professionnalisation serait davantage illusoire que réelle, en démontrant que les infirmières ont eu à résoudre ce qu'elles percevaient comme un conflit entre l'idéal professionnel de distinction féminine et la nouvelle réalité de la négociation collective.

Dans la première partie du chapitre 13, Diana Mansell exprime son désaccord avec la conception des historiens du travail. Mettant en relief certaines des définitions conflictuelles du professionnalisme issues de ce débat, elle soutient, à l'aide de critères relatifs au professionnalisme qui reconnaissent les distinctions entre les femmes cols blancs et la norme établie par les médecins, que les infirmières ont bien acquis un statut professionnel. Son point de vue souligne l'importance pour les infirmières d'hier et d'aujourd'hui d'avoir accès à une reconnaissance professionnelle. Les questions portant sur la formation en nursing sont aussi intimement liées au débat sur le professionnalisme. Au chapitre 12, Lynn

La coiffe de l'infirmière : symbole d'une profession

Christina Bates, Musée canadien des civilisations

Jusqu'aux années 1970, on reconnaissait immédiatement l'infirmière professionnelle à sa coiffe. L'évolution des coiffes d'infirmières reflète l'histoire des écoles de nursing dans les hôpitaux canadiens. La première coiffure pour infirmières au Canada fut la coiffe de religieuse, que portaient les membres des congrégations religieuses fondatrices des hôpitaux de Québec et de Montréal au XVIIe siècle. Dans les colonies britanniques, les hôpitaux employaient des femmes de ménage qui donnaient des soins rudimentaires aux malades. Comme toutes les femmes qui travaillaient, elles portaient un bonnet blanc pour couvrir leurs cheveux et les maintenir en place.

Inspiré par le modèle Florence Nightingale, le premier programme canadien de formation en nursing fut créé en 1874. Rapidement, la plupart des hôpitaux mirent sur pied des écoles de nursing et créèrent des uniformes d'infirmières afin de faire honneur à l'hôpital et aux étudiantes. La « cérémonie de remise des coiffes » où l'aspirante infirmière recevait sa première coiffe était un rituel important. L'obtention de son diplôme représentait le moment significatif suivant, où on lui remettait une coiffe garnie d'une bande noire.

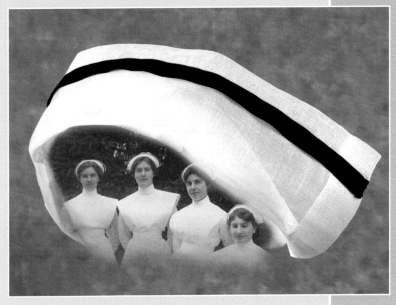

Figure 4
Coiffe, Mary Bolton (deuxième à partir de la gauche) et détail d'une photographie de remise des diplômes
Hôpital général de Cornwall (Ontario)
1918
Photographe : Harry Foster
Collection de coiffes d'infirmières de Gloria Barwell Kay
Musée canadien des civilisations, 1999.267.29

Chaque hôpital créait son propre uniforme, et on accordait beaucoup de soin à l'image que l'hôpital et l'école souhaitaient véhiculer. Certaines coiffes, avec leur bord replié et leurs ailettes à l'arrière, ressemblaient à celles des religieuses, évoquant la tradition catholique des soins aux malades et du service humanitaire. Les infirmières militaires qui ont prodigué des soins durant les deux guerres mondiales ont choisi le voile comme couvre-chef. Certains hôpitaux ont préféré la charlotte, constituée d'un morceau de tissu ovale froncé et fixé à un bandeau. Durant les premières décennies du XXe siècle, les coiffes d'infirmières devinrent extrêmement stylisées, perchées sur le dessus de la tête, prenant une forme beaucoup plus symbolique que fonctionnelle. Lorsque la formation en nursing fut transférée aux universités, certains hôpitaux ont opté pour un genre de mortier, quoique fabriqué en coton blanc empesé.

Lorsque les écoles hospitalières cédèrent la place aux collèges communautaires, les éléments comme la fidélité à un hôpital ou à une école en particulier, ou même les rituels soulignant la progression dans la hiérarchie, n'étaient plus aussi répandus dans l'éducation des infirmières, et la coiffe perdit beaucoup de sa signification symbolique. On abandonna les cérémonies de remise des coiffes et éventuellement l'idée même d'un uniforme pour distinguer les infirmières. Certaines infirmières retraitées et plusieurs patients ont déploré sa disparition. Cependant, les coiffes blanches bien empesées persistent toujours dans l'imaginaire collectif, et c'est une image que les médias utilisent encore pour représenter la profession.

Kirkwood décrit les luttes des dirigeantes du nursing pour obtenir une formation de niveau universitaire et fait ressortir combien l'acceptation des infirmières en tant que professionnelles autonomes, dignes de recevoir une éducation libérale, soulevait une profonde ambivalence chez les médecins et les administrateurs universitaires.

Qu'elles soient des travailleuses, des professionnelles ou quelque chose entre les deux, nombre d'historiens sont d'avis que les infirmières sont relativement privilégiées. Le degré d'instruction des infirmières — de race blanche, francophones ou anglophones, issues des classes dites respectables, jusqu'au milieu du XXe siècle ou même plus tard — était supérieur à celui des autres travailleurs et des autres femmes, et elles ont acquis un niveau de reconnaissance leur conférant une image publique positive. Il est admis de longue date dans l'historiographie que certaines infirmières, surtout celles travaillant en santé publique, disposaient d'une autorité considérable sur leur entourage. Marion McKay montre dans le chapitre 7 que les infirmières de la santé publique, tout en véhiculant des messages liés à la santé où se confondaient parfois les valeurs relatives à la santé et à la culture, fournissaient des services novateurs aux populations nécessiteuses.

Les infirmières de dispensaire, décrites dans le chapitre 9 par les auteures Dianne Dodd, Jayne Elliott et Nicole Rousseau, offraient une grande variété de services de santé indispensables, incluant les services de «sage-femmerie»; ces services vont bien au-delà des limites de la forme de pratique exercée en milieu urbain. Dans les communautés isolées où elles vivaient et travaillaient parmi leurs patients, leurs dispensaires et petits hôpitaux faisaient partie du décor. L'historiographie récente attire l'attention sur le fait que les fondements de l'État-providence moderne portent l'empreinte de ces pionnières. Toutes les infirmières, en fait, ont joué un rôle en ce sens, un domaine de recherche qui, nous l'espérons, suscitera un nouvel intérêt dans les années à venir.

Les historiennes ont mis en évidence la question du genre dans l'historiographie sur le nursing et se sont intéressées à la relation conflictuelle entre les infirmières et les hommes médecins[13]. À l'origine, l'histoire des femmes était centrée sur la louange des réalisations historiques de quelques pionnières féministes, et, dans le domaine de la santé, il s'agissait des femmes médecins ayant ouvert la voie de la profession aux femmes[14]. La question de savoir pourquoi les infirmières, un groupe pourtant supérieur en nombre, ont été si peu considérées est toujours pertinente. Certes il y avait, et il y a toujours, des réticences de la part des universitaires féministes à étudier la profession soignante — peut-être à cause de l'aura de «vertu féminine» inhérente à son dévouement ou à cause de sa subordination à la médecine. Heureusement, l'histoire des femmes est en évolution, et les historiens commencent à s'intéresser aux moyens subtils que les femmes ont utilisés pour prendre leur place, même dans des domaines traditionnels. L'importance du nursing, une des principales catégories professionnelles accessibles aux femmes à la fin du XIXe siècle et au début du XXe siècle, est indéniable. De fait, comme nous l'avons laissé entendre plus tôt, lorsqu'il s'agit d'examiner la manière dont le professionna-lisme s'exprime dans un milieu de travail différencié selon le genre, le nursing est souvent choisi comme objet d'étude de cas[15].

Les historiennes féministes ont aussi critiqué la perception voulant que les aptitudes soignantes soient naturellement le fait des femmes, et que celles-ci devraient dispenser des soins sans trop exiger de rémunération ou de reconnaissance. Ces croyances sont bien ancrées dans l'héritage historique que les infirmières traînent avec elles. Ainsi, toute tentative d'organiser, de professionnaliser ou même de syndiquer contribue à atténuer ces perceptions. Récemment, des historiennes ont cherché à retracer les racines du nursing dans le travail domestique non rémunéré. Les chapitres 1 et 2 portent sur cet aspect. Dans le chapitre 2, Cecilia Benoit et Dena Carroll s'intéressent au monde des sages-femmes autochtones, des sages-femmes traditionnelles autodidactes et des infirmières sages-femmes. Dans le chapitre 1, Judith Young et Nicole Rousseau ont porté leur regard sur les soignantes laïques qualifiées qui ont pris soin des parturientes comme des malades et des mourants en Nouvelle-France et au Canada avant la Confédération. Au cours de cette période où le nursing n'était pas encore une profession, le travail de soignante et le métier de sage-femme étaient indissociables, comme c'était le cas pour le nursing en régions éloignées.

Le champ de notre recherche : Qu'est-ce qu'une infirmière?

Il est impossible de prétendre qu'une recherche puisse être vraiment complète, et la nôtre ne l'est certes pas. Néanmoins, sa force réside dans le large spectre géographique et chronologique de notre vision de l'histoire du nursing au Canada. La première scène se déroule en Nouvelle-France, et le lecteur effectue la traversée de plus de 300 ans d'histoire de ce vaste pays jusqu'à nos jours. Plus encore, nous utilisons, délibérément, une interprétation aussi large que le permet la documentation disponible de ce qu'être une infirmière au Canada a pu signifier.

Qu'est-ce qu'une infirmière? Il n'est pas simple de répondre à cette question. Veronica Strong-Boag a mis au défi les historiens du nursing de reconnaître que l'histoire du nursing doit porter son regard au-delà du concept de l'infirmière professionnelle diplômée ou autorisée. Elle soutient que l'histoire du nursing devrait prendre en compte «la responsabilité séculaire des femmes dans la préservation de la santé de leur famille et de leur communauté»[16]. Cette approche intégrative permet à l'historien de mettre au jour l'influence des infirmières dans toute son étendue. Comme pour bien d'autres réalisations féminines, cette contribution demeure largement méconnue. Sont donc inclus dans cet ouvrage nombre de sujets mentionnés par Strong-Boag illustrant le rôle du nursing dans l'édification de la nation, comme les soignantes et sages-femmes autochtones, les religieuses hospitalières, les infirmières de dispensaire ayant joué un rôle majeur dans les nouvelles communautés et les nombreuses infirmières ayant participé à l'établissement de l'État-providence moderne. Nous souhaitons, nous aussi, souligner l'importance du travail des infirmières dans une perspective plus vaste que la profession elle-même.

Il reste toutefois que tous ne partagent pas cet avis. Meryn Stuart et Kate McPherson, par exemple, nous mettent en garde contre la tentation d'inclure tous les dispensateurs de soins dans le terme de «nurse» ou d'«infirmière». Une définition trop large du nursing pourrait nuire à la différenciation nécessaire des périodes historiques et des divers types de dispensateurs de soins. Alors qu'une soignante laïque autodidacte œuvrant dans le Haut-Canada pourrait être légitimement désignée comme une «nurse», en est-il de même pour l'épouse des années 1950 soignant un enfant malade dans son propre foyer? De plus, si tous les dispensateurs de soins sont considérés comme des infirmières, comment ferons-nous la distinction entre les homologues historiques de l'infirmière autorisée et de l'infirmière auxiliaire, ou entre l'infirmière sage-femme et l'infirmière obstétricienne? La nécessité de disposer d'appellations spécifiques ressort clairement[17].

Notre dessein n'est pas de redéfinir le nursing ni de récrire son histoire. Nous prenons l'esprit de l'appel à la prudence de Strong-Boag à cœur en incluant une discussion sur certaines des préfigurations du nursing. Nous croyons que ces dernières sont dignes de mention parce que les femmes qui remplissaient une partie de leurs rôles en matière de santé dans leur famille et dans leur communauté en prodiguant des soins de qualité constituent les assises sur lesquelles la profession du nursing s'est édifiée. Notre intention n'est pas de prétendre qu'elles faisaient le même travail, qu'elles devraient être désignées par le même nom ou que leur formation non officielle était inférieure ou supérieure à celle de l'infirmière diplômée. Au contraire, nous cherchons à faire valoir que les compétences, le savoir-faire traditionnel et les perceptions sociales entourant le nursing préprofessionnel ont influé sur la genèse du nursing professionnel. On peut voir son influence, qu'elle soit bonne ou mauvaise, sur la stratégie de professionnalisation qui reposait à l'origine sur une détermination à effacer toute trace du travail domestique. Il en va de même du ralliement des professions soignante et médicale, qui ont persécuté les sages-femmes traditionnelles afin de se tailler une place reconnue dans le système de santé, bien que la pratique de beaucoup d'infirmières incluait les accouchements. Enfin, nous observons le même phénomène dans la campagne qui a décrié le système de formation en milieu hospitalier et revendiqué le droit pour les infirmières d'accéder à un enseignement officiel dans les collèges et les universités du pays.

Il est intéressant de noter que les historiens de la médecine font remonter les origines de la profession aussi loin qu'à l'Antiquité grecque et romaine et ne soutiennent nullement que l'histoire médicale commence avec la médecine moderne. Les infirmières ne devraient-elles pas en faire autant? N'est-ce pas défendre un point de vue anhistorique que de soutenir que le nursing date du début de la période moderne, professionnelle? Il importe de rompre avec cette vision. La reconnaissance d'une longue tradition de soins prodigués intelligemment aux malades permettra aux historiens du nursing de trouver des termes adéquats pour désigner ces autres catégories de dispensateurs de soins, et même d'accroître leur légitimité. La stratégie de dénigrement du nursing traditionnel pouvait être une étape nécessaire de l'évolution d'une profession naissante et précaire, mais aujourd'hui, comme le nursing est en train d'acquérir une place légitime dans l'historiographie canadienne, les historiens peuvent enrichir les connaissances sur le sujet par une compréhension du nursing dans le contexte de la totalité de son continuum historique.

Des pistes pour la recherche : les lacunes de la documentation

Le travail des soignantes au sein des congrégations religieuses est beaucoup mieux documenté et diffusé que celui de leurs homologues, moins bien organisés, du reste du Canada. Dans le chapitre 4, Brigitte Violette décrit comment les Augustines ont créé un réseau d'hôpitaux catholiques à travers le pays. Certains historiens soulignent le rôle positif de ces femmes compétentes, efficaces et déterminées, qui effectuaient un travail avant-gardiste dans une société qui restreignait les choix pour les femmes hors du mariage et de la maternité[18]. Il reste tout de même que cette approche laisse plusieurs questions sans réponse. Quel prix ont-elles dû payer en échange de leur relative autonomie? De quelle manière leurs efforts pour accéder au salut céleste par l'accomplissement de bonnes actions affectaient-ils leur travail? Les religieuses utilisaient-elles, à l'instar des infirmières en santé publique, leur pouvoir sur les autres pour les endoctriner aux idéologies des élites dominantes?

Dans le chapitre 5, Kathryn McPherson décrit l'évolution du modèle de formation en nursing connu sous le nom de «système Nightingale», comme Violette le fait concernant le nursing francophone, mais il existe peu d'études comparatives de ce qui se produisait quand les deux systèmes étaient conjugués. Nous avons amorcé une réflexion en ce sens. Dans le chapitre 13, les auteures jettent un œil critique sur le mythe Nightingale à la lumière des dissensions suscitées au Québec, et, dans le chapitre 8, Pauline Paul s'est penchée sur le nursing religieux dans l'Ouest canadien, où elle mentionne l'influence positive des religieuses qui ont fondé, développé et géré des hôpitaux dans toutes les grandes villes de l'Ouest.

Certains historiens ont suggéré que, en matière de nursing, les similitudes entre les congrégations religieuses étaient plus grandes que les différences. Alors qu'il est largement reconnu que la religion occupait une place centrale dans le nursing catholique au Québec et ailleurs, le rôle de la religion dans le nursing protestant mériterait d'être étudié plus à fond. Même les hôpitaux charitables fondés par des groupes de femmes laïques avaient une connotation religieuse. L'influence du catholicisme sur les communautés protestantes n'est pas non plus très bien documentée[19].

Le nursing religieux évoque des images de voiles, d'habits et de croix, ainsi qu'un phénomène protestant similaire : les coiffes, les uniformes et les épinglettes. Peu d'historiens ont tenté de déterminer la fonction de ces vêtements[20]. Servaient-ils à distinguer les infirmières des autres femmes ou à les rattacher à une congrégation ou à un hôpital en particulier? Ou servaient-ils à cacher leur féminité et à les protéger des menaces de harcèlement et d'abus, fréquentes dans une société patriarcale? Beaucoup d'infirmières ont laissé entendre que leur uniforme leur conférait un statut ainsi qu'une plus grande mobilité que les autres femmes. Voilà deux questions intéressantes qui gagneraient à être étudiées de manière plus systématique.

L'autorisation d'une infirmière à prodiguer des soins ne procédait pas toujours d'une compétence, mais plutôt, d'une projection des valeurs sociales. Ce n'est pas un hasard si la pratique du nursing a été délibérément réservée aux femmes respectables anglophones de race blanche. Bien que plusieurs historiens aient cherché à découvrir ce que signifiait être une infirmière appartenant à une minorité et fait connaître l'histoire des infirmières pionnières qui ont lutté pour donner accès aux femmes de couleur et aux autochtones aux écoles de nursing, seule une recherche plus poussée permettra de vider la question.

En travaillant de concert, les historiens du nursing, des femmes, du travail et de la médecine ont graduellement élaboré une historiographie détaillée du nursing, que nous avons cherché à refléter dans notre ouvrage. Nous souhaitons d'abord porter notre attention sur le professionnalisme et les élites infirmières — qui était justifié au cours de la genèse de la profession — en utilisant les nouvelles avenues permettant d'appréhender l'histoire du nursing. Les lecteurs découvriront aussi la syndicalisation comme conséquence naturelle des changements survenus au cours du XXe siècle au sein de la pratique, l'influence de la technologie sur cette dernière, les prédécesseures du nursing officialisés et professionnel, de même que les façons dont les infirmières ont contribué à l'édification du Canada que nous apprécions, un pays où les soins de santé sont universels, accessibles à tous.

CHAPITRE 1

Le nursing laïc de l'époque de la Nouvelle-France à la fin du XIXe siècle (1608-1891)

Judith Young et Nicole Rousseau

Les œuvres des religieuses soignantes ont été assez abondamment décrites et sont d'ailleurs résumées dans les chapitres 4 et 8 de cet ouvrage; il en est autrement de l'action des laïques soignantes d'avant la fin du XIXe siècle. Contrairement aux communautés religieuses possédant de riches archives, ces dernières ont laissé peu de traces écrites de leur travail. À la pauvreté des archives sur le nursing laïc s'ajoute la difficulté de circonscrire ce domaine d'intervention puisque le titre d'«infirmière[1]» n'est apparu, chez les francophones, que durant la première moitié du XXe siècle et celui de «nurse» désignait, chez les anglophones, des intervenantes aux compétences très variables avant l'accès légal au statut de professionnelle. Entre les sages-femmes réputées de la Nouvelle-France, formées dans les écoles françaises, et les «sick nurses» (ou gardes-malades) autodidactes, essentiellement des exécutantes de prescriptions médicales, le degré d'autonomie professionnelle et de reconnaissance sociale différait considérablement. De cette grande variabilité, deux constantes émergent : les intervenants en nursing sont des femmes soignantes, et leurs activités de soins sont souvent associées à la maternité. Les travaux de Collière[2] permettent de différencier les activités de soins appartenant au nursing (soins élaborés par des femmes) de celles constituant d'autres professions, en particulier la profession médicale (soins élaborés par des hommes). Collière inclut dans la première catégorie les pratiques ayant pour but d'assurer le maintien de la vie;

ces pratiques ont été traditionnellement développées par les sages-femmes, les nourrices et les guérisseuses autour de la fécondité, de la naissance et du développement de l'enfant, ainsi que du corps souffrant.

Le contexte sociohistorique a façonné la formation, la nature des pratiques et les conditions de travail des laïques soignantes; aussi, il faut distinguer la réalité des francophones (essentiellement celle du Québec) de celle des anglophones. En ce qui concerne le Québec, la période couverte est subdivisée en trois : l'époque de la Nouvelle-France (1608-1759); les effets de la conquête (1760-1790); et le contexte du Bas-Canada devenu province de Québec (1791-1891). Pour ce qui est du Canada anglais, les trois périodes retenues sont : les premiers colons et les soins de santé (1713-1840); «monthly nurses» et «sick nurses» (1840-1875); les soignantes privées et les hospitalières (1875-1890). Seules les personnes pour qui le nursing a constitué l'occupation principale, rémunérée ou non, sont considérées ici comme des infirmières.

Le nursing laïc au Québec

L'époque de la Nouvelle-France (1608-1759)

En raison des multiples difficultés de l'entreprise de colonisation, les premiers colons français durent apprivoiser le territoire découvert souvent au péril de leur vie. Bien qu'on fasse remonter la fondation de Québec à 1608, c'est seulement en 1617 qu'y arrivait

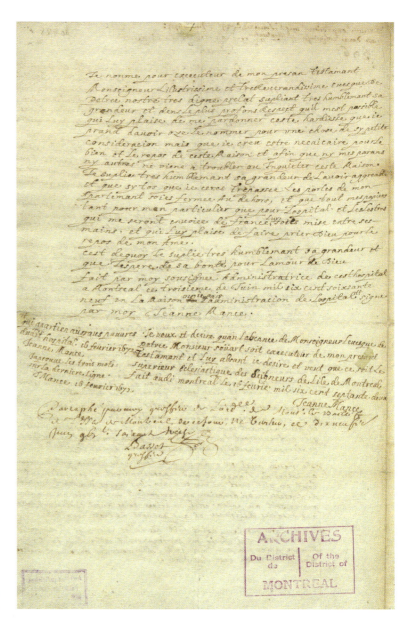

Figure 1
Testament de Jeanne Mance, extrait
1672
Archives nationales du Québec
Centre d'archives de Montréal,
CN601, S71, Greffe du notaire Bénigne Basset

la première famille française, celle de Louis Hébert et de Marie Rollet (Hubou du nom de son second mari). Dans la première histoire du nursing canadien, Gibbon et Mathewson considèrent Marie Rollet comme la première «infirmière» du Canada, car : «[...] elle passa la plus grande partie du temps dont elle disposait en dehors des tâches ménagères à rendre visite aux malades que les pères jésuites avaient recommandés à ses bons soins[3]». On ne peut cependant pas considérer que le nursing était son occupation principale; c'est d'ailleurs à titre d'assistante de son premier époux apothicaire que l'histoire des femmes a retenu son nom. Il faudra attendre le début d'un peuplement stable pour voir apparaître des femmes dont l'activité principale était de prodiguer des soins. Parmi toutes les femmes laïques que l'histoire de la Nouvelle-France mentionne, Jeanne Mance constitue une figure marquante.

Née à Langres, en Champagne, en 1606 et décédée à Montréal en 1673, Jeanne Mance a fait l'objet de nombreuses publications[4]. Peut-on la considérer comme la «première infirmière laïque d'Amérique» comme le font certains historiens? D'autres retiennent plutôt son nom comme cofondatrice de Montréal et fondatrice-administratrice de l'Hôtel-Dieu de cette ville[5]. Même pour cette héroïne de notre histoire, la rareté des sources, surtout concernant sa formation, son expérience acquise avant son départ pour le

Canada et la nature de son travail, nous oblige malheureusement à ne formuler que des hypothèses sur les différents aspects de sa vie. On croit qu'elle avait acquis sa préparation à soigner les malades en aidant à soigner les victimes de la guerre de Trente Ans et de la peste, deux fléaux qui ont ravagé Langres dans les années 1630. Les documents officiels et les témoignages de ses contemporains attestent qu'elle savait lire et écrire, ce qui était le fait d'une élite à l'époque, mais rien n'indique qu'elle avait reçu une préparation reconnue pour donner des soins; il existait pourtant déjà en France des écoles renommées de sages-femmes qu'elle ne semble pas avoir fréquentées. Il est plausible qu'elle ait eu accès à l'une des nombreuses rééditions de l'ouvrage de Marie Maupeou (1590-1681), un recueil composé à l'intention des dames charitables qui prenaient soin des pauvres malades[6].

Il semble que Jeanne Mance ait été, de 1642 (année de la fondation de Montréal) à 1653, la seule personne-ressource de la colonie en matière de santé, assistée par des servantes, entre une et quatre, et au moins deux autres femmes de la colonie : l'épouse de Louis d'Ailleboust et Madame de la Bardillière. Même si, dans presque tous les documents officiels, on désigne Jeanne Mance comme «administratrice de l'hospital de Montréal», quelques faits indiquent qu'on lui reconnaissait d'autres compétences. Ainsi, la Société Notre-Dame lui faisait parvenir, dès 1645, «des médicaments pour les malades, [et] des instruments de chirurgie[7]». À cet égard, il est important de considérer le titre qu'on attribue à Jeanne Mance dans le tout premier acte de baptême de la colonie, rédigé en latin, baptême où elle agit comme marraine. Cet acte révèle que le premier bébé, de sexe féminin, est né le 24 novembre 1648 et a été baptisé — ondoyé — par Jeanne, «pappe chirurgo», alors qu'on croyait qu'il était sur le point de mourir, puis baptisé officiellement par le père Dequen le même jour[8]. Il est plausible que Jeanne Mance ait agi comme sage-femme lors de cette première naissance puisque c'est elle qui a ondoyé le bébé mourant; c'est pourtant le titre de «chirurgo», ou chirurgien, qu'on lui attribue alors. Dans les autres actes des baptêmes où elle a été désignée comme marraine, de même que dans les autres documents officiels, elle est toujours présentée comme «administratrice de l'hospital de Montréal». Un seul témoignage rend compte de ses compétences comme soignante. Le 6 mai 1651, le colon Chiquot (ou Cicot) réussit à échapper de justesse à une attaque des Iroquois, mais «ils lui enlevèrent la chevelure avec un morceau du crâne. Mlle Mance, par les soins qu'elle en prit, parvint à le guérir, et Chiquot vécut encore près de quatorze ans[9].»

En 1672, la population de la Nouvelle-France avait plus que doublé atteignant 6 700 habitants. Déjà l'État prenait en charge certains services tels que la distribution ponctuelle de remèdes et autres secours aux pauvres, le soutien financier aux hôpitaux, l'asile aux déficients mentaux et aux enfants abandonnés. Des sages-femmes, venues de France, furent également rémunérées par l'État.

Parmi les sages-femmes, une femme s'est démarquée par sa contribution comme herborisatrice : Catherine Jérémie dit Lamontagne (1664-1744). À l'automne de 1702, elle s'installait avec son deuxième mari à Montréal où elle exerça son métier de sage-femme et se fit connaître comme herborisatrice. Comme les médecins Michel Sarrazin et Jean-François Gaultier, quoique dans une moindre mesure, cette femme ainsi que des naturalistes amateurs contribuèrent à faire connaître les propriétés médicinales de la flore canadienne. Elle accompagnait ses envois de plantes de notes indiquant les propriétés et les effets des simples[10], ce qui fit dire à l'intendant Gilles Hocquart, en 1740, qu'elle s'était «attachée depuis longtemps à connaître les secrets de la médecine des sauvages[11]».

Le travail de ces pionnières soignantes s'inscrivait dans une approche relativement interventionniste de l'État français comparée à celle du gouvernement britannique; ainsi, la conquête de la Nouvelle-France par l'Angleterre, en mettant fin au Régime français, eut des répercussions sur toutes les catégories d'intervenants du domaine de la santé.

Les effets de la Conquête (1760-1790)

Parmi les effets de la Conquête, notons d'abord que ce fut la fin du soutien financier de l'État. Ainsi, après la capitulation de Montréal, en 1760, la sage-femme entretenue quitta la colonie.

Outre l'influence culturelle des conquérants sur la formation et la pratique des médecins et chirurgiens, on observa un resserrement du contrôle des titres et pratiques qui eut un effet sur les femmes soignantes. En 1788, une ordonnance accordait au corps médical officiel un monopole de pratique[12]. À plus long terme, la Conquête devait avoir des effets désastreux sur l'ensemble des soignantes laïques; les perspectives de rémunération par l'État disparaissaient et la formation ne pouvait pas assurer une relève puisque les rares femmes qualifiées avaient été formées en

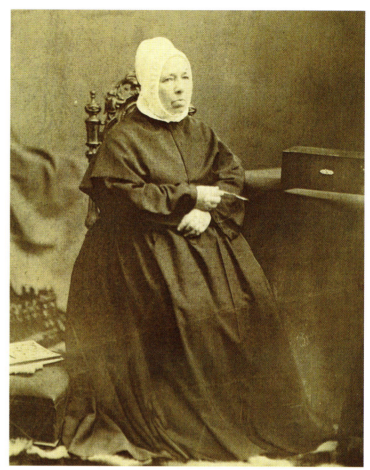

Figure 2
Marie Métivier, fondatrice de l'Hospice
Saint-Joseph de la Maternité de Québec
Archives, Maison Généralice
des Sœurs du Bon-Pasteur, Québec

France. Cependant, les grandes épidémies du début du XIXe siècle devaient forcer l'État à investir dans un minimum de services de santé. Ainsi, le gouvernement du Bas-Canada, créé en 1791, fut contraint d'embaucher un certain nombre de femmes comme «nurses».

Le contexte du Bas-Canada devenu province de Québec (1791-1891)

Le nursing et les épidémies

Pour faire face aux épidémies venant d'Europe, l'Assemblée du Bas-Canada adopta, en 1832, deux lois dont une visait à implanter une station de quarantaine à Grosse-Île, une petite île située dans le Saint-Laurent à proximité de Québec. On y avait construit des bâtiments pour accueillir les malades de même que des maisons pour les médecins et les «nurses»[13].

On peut se demander combien de «nurses» ont travaillé à Grosse-Île. En fait, la liste des employés de 1848 mentionne les noms de six femmes engagées à ce titre[14]. Il semble que la plupart aient été d'origine irlandaise, mais O'Gallagher affirme qu'en 1847, «madame Garneau et plusieurs infirmières moururent après s'être dévouées au service des malades dans l'île[15]». Une Norvégienne, Margaretta Zelius, est demeurée en poste de 1869 à 1879. Tout porte à croire que les «nurses» n'avaient pas de qualifications autres que celles acquises par leur travail puisque ces personnes, hommes ou femmes, passaient d'une fonction à l'autre selon les besoins. Chartré n'a trouvé qu'une seule mention relative à la qualification de ce personnel : une «professionnelle», Helen Gorman, fut embauchée en 1869 et travailla dans les hôpitaux de la station jusqu'en 1879. Les tâches des «nurses» se résumaient au nettoyage et au changement de vêtements du patient lors de son admission, à la surveillance de symptômes justifiant l'intervention du médecin, à la contention des patients qui déliraient, au changement de la literie et des chemises souillées des malades, à la distribution des médicaments et des repas et au nettoyage des patients et des salles[16].

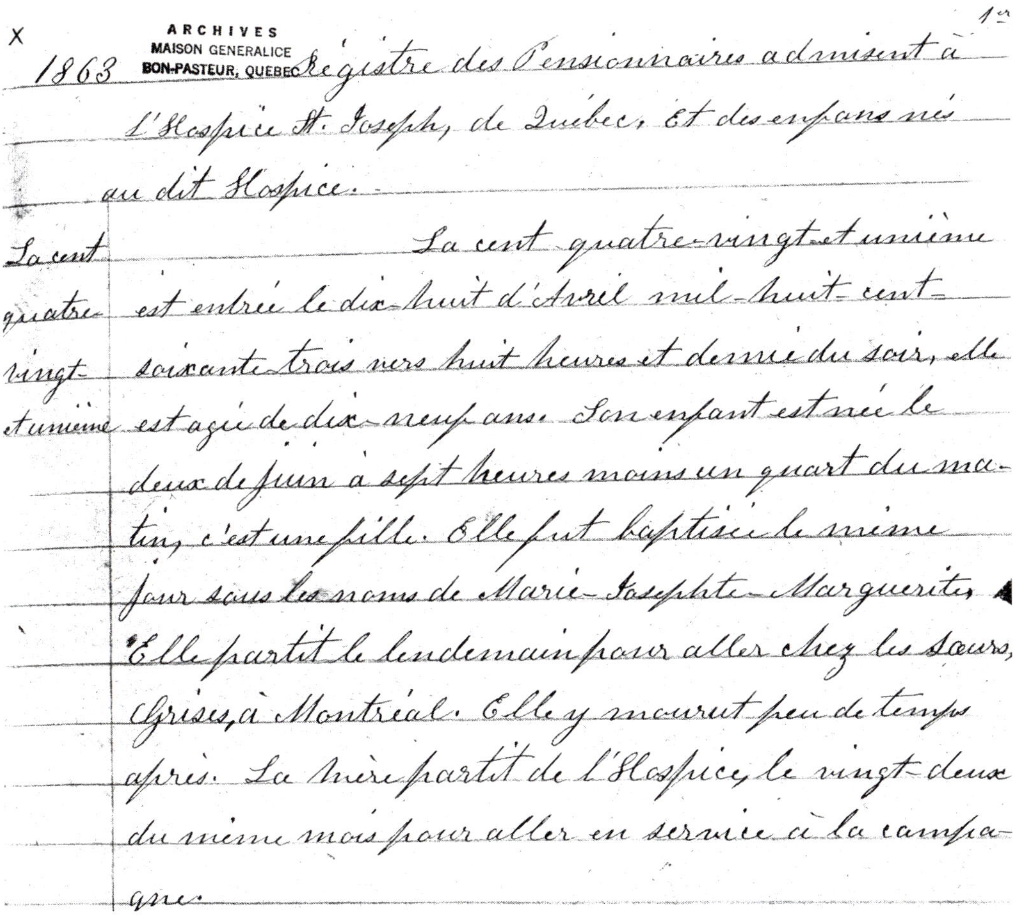
X ARCHIVES MAISON GENERALICE BON-PASTEUR, QUEBEC 1

1863 Registre des Pensionnaires admises à l'Hospice St. Joseph, de Québec, et des enfans nés au dit Hospice.

La cent quatre-vingt-et-unième

La cent quatre-vingt-et-unième est entrée le dix-huit d'Avril mil-huit-cent-soixante-trois vers huit heures et demie du soir, elle est âgée de dix-neuf ans. Son enfant est née le deux de juin à sept heures moins un quart du matin, c'est une fille. Elle fut baptisée le même jour sous les noms de Marie-Josephte-Marguerite. Elle partit le lendemain pour aller chez les Sœurs Grises, à Montréal. Elle y mourut peu de temps après. La mère partit de l'Hospice le vingt-deux du même mois pour aller en service à la campagne.

Figure 3
Registre d'enfants baptisés à l'Hospice Saint-Joseph de la Maternité de Québec, extrait 1863
Archives, Maison Généralice des Sœurs du Bon-Pasteur, Québec

Le nursing et les œuvres charitables

Les mesures de quarantaine et les ressources déployées pour accueillir et soigner les milliers d'immigrants malades s'avérèrent vite insuffisantes de sorte que plusieurs milliers d'immigrants contaminés arrivèrent à Québec et à Montréal où les hôpitaux existants furent débordés. C'est alors que les organisations fondées au début du XIXe siècle par des dames charitables étendirent leur champ d'action initial consistant à aider les pauvres pour s'engager dans les soins aux immigrants et l'accueil des orphelins dont le nombre ne cessait de croître en raison des épidémies[17]. Beaucoup de ces femmes ont contribué à soulager la souffrance en mettant à profit leurs relations privilégiées au bénéfice d'œuvres de bienfaisance, en faisant des dons d'argent ou en s'occupant avec talent de la gestion d'organismes d'aide, constituant ainsi un vaste réseau d'entraide. Certaines ont poussé leur engagement jusqu'à participer directement aux soins en plus des tâches administratives qu'elles assumaient au sein d'organismes charitables.

Il n'est pas facile de départager les femmes dont le travail résidait dans le domaine du service social de celles qui ont œuvré comme soignantes laïques, rémunérées ou non; ne sont retenues ici que celles qui ont donné des soins directs (gîte, nourriture, soins d'hygiène, soins visant à soulager la souffrance et à réconforter) à des femmes enceintes, à des personnes âgées ou malades, à des enfants orphelins ou abandonnés et à des infirmes. Dans cette catégorie, quatre femmes ont fait leur marque pour avoir initié des œuvres devenues par la suite des institutions permanentes.

Angélique Blondeau-Cotté (1755-1837) fondait en 1827, à l'âge de 72 ans, l'Association des Dames de charité avec une cinquantaine de femmes de l'élite montréalaise de l'époque[18]. Lorsque Montréal fut envahie par les victimes de l'épidémie de choléra de 1832, madame Cotté et ses compagnes s'organisèrent rapidement afin d'assurer une distribution efficace des secours, malgré les dangers de contagion, en se partageant les quartiers de la ville. La même année, l'Association fondait l'Orphelinat catholique de

Montréal dans la Maison des Récollets; celui-ci ne fut confié au Séminaire de Saint-Sulpice qu'en 1877. Voilà donc une œuvre établie et prise en charge par des femmes laïques pendant 50 ans.

L'œuvre de Marie-Rosalie Cadron-Jetté, qui, après être devenue veuve, a commencé à accueillir chez elle des filles-mères et qui a éventuellement fondé une congrégation religieuse vouée aux soins de maternité des «pénitentes», sera décrite plus en détail dans le chapitre 4.

Fortunée et issue de la haute société de Montréal, Émilie Tavernier-Gamelin (1800-1851) devenait veuve sans enfant à 27 ans; elle joignit, dès 1827, l'Association des Dames de charité, ce qui l'amena à effectuer des visites à domicile et à ouvrir, en 1830, un premier refuge pour femmes âgées, malades ou infirmes et démunies[19]. Le 18 septembre 1841, l'Assemblée législative reconnaissait «l'existence légale du refuge de Madame Gamelin sous le nom d'Asile de Montréal pour les femmes âgées et infirmes» et, en décembre de la même année, la Corporation de l'Asile de Montréal entreprenait la construction de l'Asile de la Providence. Deux ans plus tard, monseigneur Bourget décidait de fonder une nouvelle communauté religieuse et de confier à madame Gamelin la direction du nouvel asile qu'elle avait elle-même mis sur pied! Il autorisa madame Gamelin à agir comme supérieure de cette communauté qu'elle joignit alors, à l'âge de 43 ans, mais elle ne prononça ses vœux que le 29 mars 1844, jour où la communauté acquit le statut canonique. Elle survécut à la fièvre typhoïde en 1838 puis au typhus en 1847, mais elle fut emportée par le choléra lors de l'épidémie de 1851.

Marie Métivier (1811-1885) accepta, en 1852, la proposition de l'abbé Auclair, curé de Notre-Dame-de-Québec, de fonder l'Hospice Saint-Joseph. Célibataire, elle était connue en tant que «matrone», titre attribué à une femme respectée, souvent responsable d'une institution tel l'Hospice qu'elle dirigea pendant 24 ans sans salaire. La mission de l'Hospice, administré par 13 dames patronnesses, était : «[...] de recevoir les filles enceintes, de leur faire faire leurs couches, [de] les soigner pendant leur maladie, [de] placer leurs enfants et elles-mêmes autant que possible[20]». Limitée à une capacité d'accueil de 12 pensionnaires, l'institution ne suffisait plus à la demande lorsque les Sœurs du Bon-Pasteur ouvrirent l'Hospice de la Miséricorde de Québec; ces dernières prirent officiellement en charge l'œuvre de Marie Métivier, en 1876.

Il n'est pas étonnant que tant de femmes aient cherché à se réaliser comme soignantes par le bénévolat, car les médecins acquéraient lentement mais sûrement le monopole dans le domaine de la santé. Si les ordonnances édictées aux XVIIe et XVIIIe siècles visaient principalement les hommes qui se prétendaient médecins ou chirurgiens sans avoir obtenu une licence, celles du XIXe siècle cherchaient à exclure les femmes du champ de la médecine en réservant aux médecins la profession d'accoucheur, de sorte qu'à partir de 1891, les sages-femmes disparurent des recensements. De plus, dans l'histoire du Canada anglais, on a pu observer la même évolution conduisant à la mainmise des hommes sur les soins de santé professionnels, où les femmes furent reléguées à des tâches serviles ou à des tâches marginales non spécialisées et non reconnues.

Le nursing laïc au Canada anglais

En cas de maladie ou pour les accouchements, les premiers colons au Canada anglais ne pouvaient compter que sur leurs propres ressources, et c'était aux femmes de la famille qu'incombaient les soins. Contrairement au gouvernement de la Nouvelle-France, qui, dans une certaine mesure, soutenait financièrement les hôpitaux et les sages-femmes ayant une formation, ainsi que l'assistance aux démunis et les soins aux enfants abandonnés ayant une déficience mentale, le gouvernement colonial britannique n'avait pas jugé bon de financer des services civils de santé. Et il faudra attendre plusieurs décennies avant que les religieuses soignantes du Québec s'aventurent au Canada anglais. Plus tard, avec la poussée démographique, et probablement en réponse à une demande croissante de la classe moyenne pour de l'aide familiale, un groupe de soignantes rémunérées issues de la classe ouvrière s'est constitué. Dès le milieu du XIXe siècle, au Canada anglais, on peut dire que le nursing était devenu un «métier» qu'exerçaient des femmes (et quelques hommes) de la classe ouvrière aux compétences et aux degrés de respectabilité variés. Le reste de ce chapitre sera surtout consacré à ces soignantes autodidactes dont on a souvent dit du mal dans les livres d'histoire. Qui étaient ces femmes? Étaient-elles aussi mauvaises que l'histoire les a dépeintes? Bien que les premières soignantes aient laissé peu de traces écrites de leur vie, les archives publiques comme les recensements, registres et répertoires municipaux contiennent des informations utiles à leur sujet, permettant de suivre le cheminement de certaines carrières[21].

Mary Gapper O'Brien (1798-1876)

Jane Errington, Collège militaire royal du Canada et Université Queen's

Dans le Haut-Canada de la première moitié du XIXe siècle, la densité de population était faible, les familles étaient souvent isolées les unes des autres, et il revenait aux femmes de donner les soins de santé de base et de «s'occuper du bien-être d'autrui». Mary Gapper arriva dans la colonie en 1828-1829, épousa Edward O'Brien deux ans plus tard, et en 1838, la famille comptait cinq enfants. Se succédaient les jours consacrés à une série de tâches : «nursing, cuisine, nursing encore, couture, nursing, repas, couture, nursing, conversation, nursing, chant». Mary était une mère responsable qui veillait à préserver la santé de sa famille et évitait d'exposer ses enfants aux situations risquant de causer des «fièvres» ou autres «maladies infectieuses». Mais là comme maintenant, ses enfants n'étaient pas à l'abri de maladies comme les rhumes, les grippes, les oreillons, ou autres maladies infantiles. Mary jouait donc souvent le rôle de soignante dans sa famille. En effet, plusieurs dans la colonie croyait qu'un enfant malade était bien mieux soigné par sa mère, dont l'amour, les attentions et la connaissance des remèdes maison consti-tuaient souvent le meilleur «traitement» — meilleur encore, affirmaient certains, que ce qu'offrait un médecin. Mary O'Brien aidait aussi à soigner voisins et amis si nécessaire et était elle-même assistée par une «mamie» locale lors de ses accouchements. Dans le Haut-Canada, il existait bien des sages-femmes offi-ciellement formées, hautement qualifiées et rémunérées, mais elles étaient rares. Souvent, une femme plus âgée, déjà mère de plusieurs enfants, se voyait entraînée malgré elle à dispenser de tels services. Mary Gapper se rappelait qu'on avait appelé sa belle-sœur Fanny et elle-même, alors célibataire, pour soigner «une pauvre femme du Yorkshire qui avait apparemment immédiatement besoin de l'assistance d'une mamie». Nullement expérimentées, elles étaient cependant les seules ressources disponibles et — comme voisines et comme femmes — s'étaient senties obligées d'offrir tout le soutien dont elles étaient capables. Au cours de la décennie suivante, Mary assista au moins cinq autres femmes «dont le temps était venu». La confiance de Mary en ses compétences d'infirmière sage-femme s'est affirmée avec les années. Et comme femme, épouse, mère et voisine, elle fut l'une des nombreuses gardiennes de la santé de la colonie.

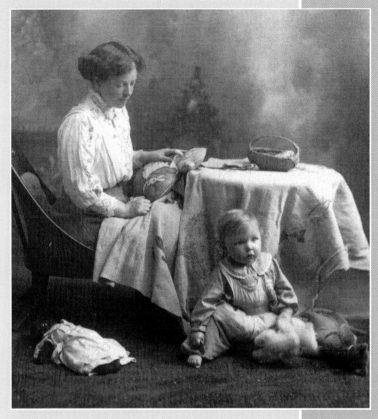

Figure 4
Une mère et son enfant
Vers 1900
Archives de l'Université Queen's, Collector Grier, 2326, Harriet Cartwright Dobbs File

---

Sources : Archives de l'Ontario, MS199, journal de Mrs. E. G. O'Brien, 1828-1838; Archives de l'Ontario, MS78, Macaulauy Papers, lettre d'Ann Macaulay à son fils John, 23 juillet 1840.

Dans tous les récits sur le travail de soignante de cette époque, le nursing et la profession de sage-femme sont quasi indissociables. Certaines femmes s'occupaient à la fois des soins aux malades, des accouchements et du suivi de la mère et du nouveau-né au cours du premier mois suivant la naissance (période des relevailles), appelé «monthly nursing». Brosser un tableau du nursing aux XVIIIe et XIXe siècles implique donc forcément que l'on parle du métier de sage-femme. Dans les prochaines pages, nous relaterons l'histoire des soignantes au début de la colonisation, puis au milieu du XIXe siècle, où le nombre des soignantes rémunérées était en hausse, et enfin à la fin de ce siècle, juste avant que les programmes de formation se mettent à proliférer. Même si notre récit a comme toile de fond Halifax, Saint John et Toronto, les soignantes qui y sont décrites peuvent être considérées représentatives de l'ensemble des soignantes laïques du Canada anglais de l'époque.

Les premiers colons et les soins de santé (1713-1840)

En 1713, la colonie française peu peuplée de l'Acadie (aujourd'hui la Nouvelle-Écosse) fut cédée à la couronne d'Angleterre, mais en raison des incessants conflits avec la France, puis avec les États-Unis, le XVIIIe siècle fut pour elle une période très mouvementée. Le port d'Halifax se constitua en tant que garnison britannique, mais la colonisation s'effectuait lentement. Après la guerre de l'Indépendance américaine (1775-1782), un flot d'immigrants, qu'on appelait les loyalistes de l'Empire-Uni, se sont dirigés vers le nord et installés en Nouvelle-Écosse et le long des berges du Saint-Laurent jusque dans le Haut-Canada (aujourd'hui l'Ontario). Le gouvernement colonial donnait accès à des soins médicaux et hospitaliers au personnel militaire, mais très peu aux civils. Certains officiers furent détachés pour venir en aide aux colons; en 1755, par exemple, le commandant de Lunenburg, que le haut taux de mortalité infantile préoccupait, ordonna que deux sages-femmes y soient affectées. Nous ignorons toutefois si son ordre fut exécuté. Face à la maladie, les colons ne pouvaient compter que sur leurs propres moyens et remèdes. Ils acquièrent aussi des connaissances médicinales des Autochtones du Canada.

Catherine Parr Trail, une femme distinguée mais pauvre qui s'établit avec son mari en Ontario dans les années 1830, s'occupait de soigner sa famille nombreuse et apportait même son aide à son entourage. À partir de cette période, on trouvait autant de médecins que de sages-femmes dans les villes. Toutefois, comme les chemins menant aux petits villages isolés étaient difficiles, obtenir l'aide de voisins était souvent pour leurs citoyens le seul recours. Mrs. Trail se qualifiait de «bonne vieille guérisseuse» mais affirmait tenir ses connaissances de «sources respectables». Elle utilisait des remèdes à base de plantes comme un baume de cerises sauvages pour les cas de bronchite et préconisait le recours à l'usuel traitement vésicatoire dans les cas d'inflammation comme les maux de gorge. Elle soutenait que ce traitement «désagréable [permettait] de chasser les démons intérieurs[22]». Les médecins, quand ils étaient disponibles, s'occupaient des cas les plus graves et de certains accouchements, mais, au début du XIXe siècle, c'étaient de toute évidence surtout les sages-femmes qui aidaient les femmes à accoucher.

Les sages-femmes soignantes

Pour les plus pauvres, les sages-femmes représentaient une option plus économique que les médecins, puisqu'elles demeuraient plus longtemps auprès de la famille et participaient aux tâches ménagères. Le journal du capitaine Johnson de Georgina (Ontario) mentionne qu'en 1832, il a versé 5 $ à une dénommée Mrs. Elwes pour qu'elle accouche sa fille; cette somme aurait inclus les soins postnatals[23]. Plusieurs sages-femmes étaient connues pour leur polyvalence. Le journal de Martha Ballard, une sage-femme de la Nouvelle-Angleterre de la fin du XVIIIe siècle, révèle qu'elle faisait aussi des visites aux malades, préparait herbes et pilules et arrangeait les corps en vue de leur enterrement. Dans le Haut-Canada, les organismes de secours aux plus démunis avaient des sages-femmes à leur emploi. À York (aujourd'hui Toronto), la Female Society for the Relief of Poor Women in Childbirth avait aidé, au cours de sa première année (1820), 17 femmes à qui on avait offert «des vêtements confortables, les services d'une sage-femme, et d'un médecin (si nécessaire)[24]».

Deux sages-femmes, Mrs. I. Bennett et Mrs. McCaul, apparaissent dans le premier répertoire de Toronto en 1833. Mrs. Bennett a probablement été la première sage-femme dans cette ville. En 1810, «Isabella Bennett, sage-femme de Glasgow», avait posé une enseigne sur sa maison et publié plus tard un changement d'adresse dans le Colonial Advocate, un quotidien de York[25]. On retrouve son nom dans les répertoires jusqu'en 1846. La seconde serait déménagée à Brockville (Ontario) pour exercer son métier de sage-femme sous le nom de Mrs. Margaret

La Female Benevolent Society de Kingston : les soins aux malades démunis au début du XIXe siècle au Canada anglais

Judith Young, infirmière retraitée,
maîtrise en histoire

Au début du XIXe siècle, à Kingston, en Ontario, la Female Benevolent Society dispensait les seuls soins hospitaliers disponibles aux malades les plus pauvres. Les femmes de la classe moyenne ont joué un rôle important dans l'assistance aux citoyens moins fortunés. La détresse des immigrants démunis incita les femmes de Kingston (de Montréal et de Toronto) à se rassembler pour apporter leur aide, mais elles souhaitaient aussi « encourager les pauvres à s'aider eux-mêmes ». Elles établirent d'abord un hôpital temporaire en 1818 pour « éviter les frais d'hébergement des malades ». Mais les années s'écoulèrent, et comme la ville ne remplissait toujours pas sa promesse de construire un hôpital permanent, l'établissement devint une installation saisonnière. De novembre à mai, dans un blockhaus militaire abandonné, les femmes fournissaient nourriture, abri et soins aux indigents; à d'autres, on « procurait soins et traitements médicaux à domicile ». Des médecins locaux offraient gratuitement leurs services. En 1830, l'œuvre caritative prit un essor grâce à des sympathisants masculins qui réussirent à obtenir une petite subvention gouvernementale.

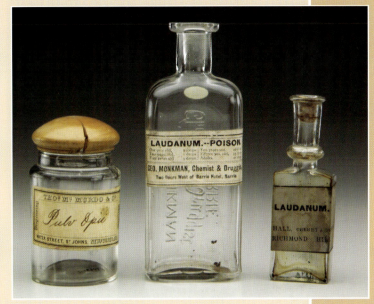

Figure 5
Bouteilles d'opium et de laudanum
XIXe siècle
Photographe : Doug Millar
Musée canadien des civilisations, D-16702
(don de Mrs. John Outram), D-14284, D-13639

Mais, en 1838, un incendie ravagea le bâtiment hospitalier. L'hôpital ne rouvrit qu'après plusieurs années, cette fois dans l'entrepôt abandonné d'une brasserie. Pendant ce temps, la ville avait construit un hôpital permanent, mais n'avait pas les fonds nécessaires pour l'exploiter (les installations se sont révélées utiles pendant la courte période où Kingston était la capitale désignée puisqu'elles ont servi de Chambre d'assemblée). En 1845, manquant toujours de fonds, les autorités de la ville cédèrent l'hôpital à la Female Benevolent Society. La somme de 200 £ qu'avait recueillie l'organisme permit d'équiper deux salles communes, d'embaucher une infirmière-domestique et sa fille, et de rouvrir l'hôpital. Les membres de la Société en supervisaient le fonctionnement par des visites quotidiennes. Quatre ans plus tard, après une terrible épidémie de typhus, les femmes de Kingston en transférèrent la gestion à un conseil d'administration, mais poursuivirent d'autres activités charitables. Pendant 30 années d'immigration et d'épidémies, les femmes de Kingston ont fourni des soins hospitaliers des plus essentiels aux malades et indigents de leur communauté.

Source : Margaret Angus, *Kingston General Hospital: A Social and Institutional History*, Montréal et Kingston, McGill-Queen's University Press, 1973.

McCaul. Elle fit paraître une annonce dans le Brockville Chronicle de septembre 1835, comptant sur la «bonne réputation acquise à Toronto» pour gagner la faveur des femmes de la localité. Les sages-femmes récemment immigrées auraient reçu une certaine formation officielle. De nombreuses villes européennes possédaient des maternités bien établies, dans lesquelles des cours étaient dispensés aux sages-femmes et aux étudiants en médecine. Mrs. Mahon, mentionnée dans le répertoire de Toronto en 1843, avait annoncé son arrivée en provenance de Dublin dans le Christian Guardian et assuré à ses clients qu'elle était «une personne dévouée ayant les connaissances et l'expérience requises». Il est difficile de connaître le genre de vie que menaient les sages-femmes. L'adresse des trois femmes ne porte aucune mention d'un mari, ce qui pourrait signifier qu'il s'agissait de veuves cherchant à joindre les deux bouts. Les affaires de Mrs. Bennett, résidente de longue date d'un quartier insalubre de la ville, étaient peu prospères, mais, comme ses collègues, elle était instruite et suffisamment astucieuse pour annoncer ses services.

Les premières soignantes hospitalières

Nous savons peu de choses des soignantes embauchées dans les premiers hôpitaux canadiens, mais de toute évidence on considérait le nursing hospitalier au même titre que les travaux domestiques les plus vils. Au cours du XVIIIe siècle et de la plus grande partie du XIXe siècle, les hôpitaux publics constituaient le dernier recours des indigents. Dans les villes de garnison qu'étaient Toronto, Halifax et Saint John, les premiers hôpitaux étaient destinés au personnel militaire et de la marine, et c'étaient des officiers de service qui prodiguaient les soins. Un hôpital fut bâti pour les premiers colons à Halifax par le gouvernement britannique, mais il fut de courte durée. L'évolution des premiers hôpitaux publics dans ces trois villes s'est faite en dents de scie. Faute de fonds d'exploitation suffisants, il fallut attendre neuf ans avant que l'Hôpital général de Toronto, établi en 1820 à partir de contributions publiques, admette des patients. L'institution s'est révélée par la suite inapte à répondre aux besoins grandissants de la population.

Les épidémies et les immigrants

Les villes coloniales britanniques disposaient de peu de moyens pour répondre aux besoins de leurs citoyens en matière de santé; ces lacunes furent mises en évidence lors des épidémies de choléra et de typhus qui sévirent dans les années 1830 et 1840, avec leur flot d'immigrants malades et sans ressources. Inefficacité des bureaux de santé publique, état pitoyable des hôpitaux temporaires, qualité lamentable des soins, tout concourait au piètre portrait que l'on peut faire du travail de soins lors de ces épidémies. Un chirurgien nommé à la tête de l'hôpital établi à Toronto lors de l'épidémie de choléra en 1832 se plaignait des soignantes qu'il jugeait «tout à fait incapables de l'assister[26]». Cette incapacité peut aussi bien désigner des compétences insuffisantes que des qualités personnelles médiocres, comme l'alcoolisme. Devant les immenses difficultés et dangers que présentait le travail de soigner les patients atteints de choléra dans un cadre improvisé où installations, équipements et matériel étaient déficients, il n'est pas surprenant que ces soignantes, mal préparées, n'aient pas été à la hauteur.

Bien que le nombre d'immigrants affluant au Canada anglais était plus faible qu'au Québec, aucune ville portuaire ne fut épargnée. Une station de quarantaine fut d'abord érigée sur l'île de Partridge (Saint John) en 1832, puis agrandie, mais nombreux furent ceux qui, en période de pointe, devaient dormir en plein air. À Toronto, on construisit des baraques à proximité de l'Hôpital général, et un citoyen relata plus tard qu'il avait vu un grand nombre d'immigrants irlandais «étendus sur des lits ou des brancards dans de longues rangées d'abris ouverts sur quatre côtés[27]»; les soins étaient tout aussi rudimentaires. En l'absence de congrégations religieuses soignantes, il était difficile de trouver du personnel pour travailler dans les hôpitaux, surtout en période d'épidémies. En raison de conditions de travail déplorables, tout porte à croire que les hôpitaux étaient contraints de recruter leur personnel dans les couches sociales inférieures et même parmi les plus pauvres. En revanche, on peut considérer que les sages-femmes soignantes indépendantes, également issues de la classe ouvrière, figuraient au sommet de la hiérarchie des dispensateurs de soins.

«Monthly nurses» et «sick nurses» (1840 à 1875)

Elizabeth Innes

Elizabeth Innes, de Saint John, fut l'une des rares soignantes du début du XIXe siècle à avoir laissé un journal derrière elle. Fille d'un sergent écossais et

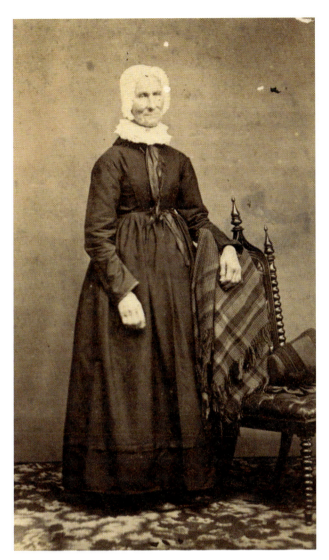

Figure 6
Elizabeth Innes
Vers 1865
Musée du Nouveau-Brunswick, Saint John, N.-B., 7176

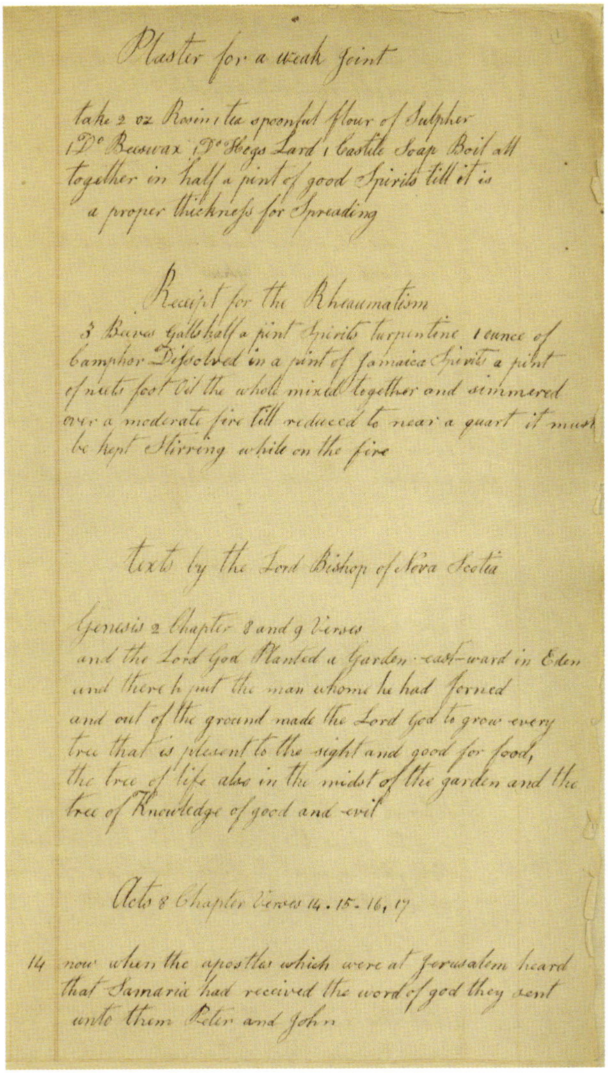

Figure 7
Page du journal d'Elizabeth Innes
1840-1853
Musée du Nouveau-Brunswick, Saint John, N.-B., A273

d'une mère quakeresse, elle naquit à Saint John en 1785. Célibataire, elle vécut toute sa vie à proximité de sa ville natale, dans la paroisse de Portland. Une grande partie de son journal, rédigé avec soin, est constituée de faits relatifs à sa famille et à sa communauté, ainsi que de textes religieux, mais Innes y rapporte ceci : « Au cours de ma vie, j'ai soigné 168 femmes en relevailles et 150 femmes en couches », indiquant par là qu'elle œuvrait autant comme « monthly nurse » que comme sage-femme. Elle prenait également soin des malades et avait noté comment fabriquer un « emplâtre pour articulations fragiles » : « arcanson, soufre, cire d'abeille, savon de Castille, axonge, faire bouillir dans une demi-pinte de bon alcool jusqu'à consistance assez épaisse pour pouvoir l'étaler »; ou un remède contre les rhumatismes : « bile de bœuf, camphre, huile et térébenthine »[28]. Une photographie de cette femme montre une vieille dame au port noble vêtue de manière respectable.

Malgré que nous disposions de peu d'information sur Mrs. Innes, il y a tout lieu de penser que cette femme instruite et pieuse venant en aide aux malades était appréciée des médecins de sa localité. Au milieu du siècle, les soignantes engagées peinaient pour se forger une place, qu'elles occupaient parfois en complémentarité avec les autres praticiens, parfois de

Le nursing laïc de l'époque de la Nouvelle-France à la fin du XIXe siècle (1608-1891)

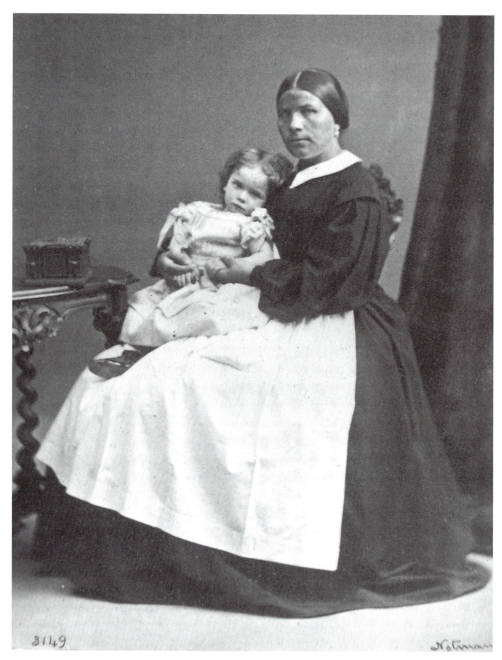

Figure 8
Infirmière et enfant de R. Masson
Montréal, Québec
1862
Archives photographiques Notman
Musée McCord d'histoire canadienne, Montréal, 1-3149.1

manière indépendante. Elles faisaient partie d'un ensemble disparate de dispensateurs de soins, incluant les médecins, pharmaciens et sages-femmes, que l'on consultait plus couramment, et les praticiens auxquels on recourait moins fréquemment, comme les homéopathes. Au début, les médecins encourageaient la pratique du métier de sage-femme. Cependant, leur mainmise graduelle subséquente sur l'obstétrique se révéla préjudiciable aux sages-femmes. On ne peut guère s'étonner que certaines sages-femmes se soient tournées vers les soins aux femmes en relevailles.

La soignante auprès des femmes en relevailles ou «monthly nurse»

Dans les années 1860, à Toronto, Mrs. Catherine Cole, une soignante venant en aide aux femmes en relevailles («monthly nurse»), était une veuve d'âge mûr. Anglaise de souche, elle pratiquait depuis plusieurs années quand, en 1871, elle fut affectée aux soins d'un nouveau-né au domicile d'un avocat. La «monthly nurse», ou «ladies» ou «lady's nurse», était probablement la soignante la plus fréquemment embauchée dans les années 1850 et 1860. Catherine Parr Trail, qui n'avait pu être présente lors des deuxièmes relevailles de sa fille Mary, se disait heureuse d'avoir trouvé «une bonne "nurse"». Il est écrit dans le Beeton's Book of Household Management (1861), un ouvrage britannique populaire, qu'une bonne «monthly nurse» doit «être d'une propreté exemplaire de sa personne, très ordonnée, honnête, sobre, [...] aimer naturellement les enfants, avoir des nerfs d'acier en situation d'urgence[29]». Il était attendu de la «nurse» qu'elle soit observatrice et capable d'identifier toute maladie, de prêter assistance en cas de problèmes d'allaitement et d'appliquer les directives d'un médecin à la lettre. On considérait les femmes de 30 à 50 ans comme idéales puisqu'elles avaient à la fois la maturité et la résistance nécessaires pour être en service jour et nuit.

Au début des années 1860, Mrs. Scott, demeurant sur Richmond Street West (Toronto), offrait ses services tant aux femmes enceintes qu'à celles en relevailles. Irlandaise de souche, cette veuve vivait dans une maison de plain-pied en bois avec ses adolescents, Annie, une couturière, et Ian, un imprimeur. On trouve des traces de la carrière d'une sage-femme soignante d'Halifax, Catherine Adams, pendant deux décennies à partir de 1871. Veuve de 35 ans en 1871, elle avait neuf enfants toujours à la maison, âgés entre 3 et 16 ans. D'origine britannique ou irlandaise, Mrs. Adams est née en Nouvelle-Écosse et était instruite. Vingt ans plus tard, trois enfants demeuraient toujours avec elle, incluant ses deux plus jeunes fils, exerçant respectivement les métiers de marchand et d'imprimeur. En l'absence d'un soutien de famille masculin, les deux femmes devaient compter sur le salaire de leurs enfants comme revenu d'appoint, tout en veillant à ce qu'ils apprennent un métier respectable.

La garde-malade ou «sick nurse»

On retrouve le terme peu répandu de «sick nurse» (signifiant «garde-malade») dans les archives, ce qui permet de différencier le travail de soins au XIXe siècle. Isabella Beeton met l'accent sur l'aération, la propreté, l'alimentation, l'importance d'observations rigoureuses, et une conduite convenable dans la chambre des malades, instructions tirées telles quelles du populaire ouvrage de Florence Nightingale, *Notes on Nursing*. Cette dernière met les soignantes en garde contre une «attitude téméraire», et Beeton leur conseille de mettre leurs propres remèdes de côté et de suivre les directives des médecins. Les médecins de l'époque attendaient des gardes-malades qu'elles les assistent lors d'interventions comme les saignées, qu'elles exécutent leurs prescriptions de médication et de régime, et qu'elles appliquent les traitements recommandés (par exemple les cataplasmes et les injections). Décrivant un cas post-partum «inusité» dans le *Canadian Lancet*, un médecin disait compter sur la garde-malade de service pour qu'elle observe la patiente attentivement, administre les médicaments toutes les quatre heures, effectue les lavements, applique les cataplasmes chauds et donne une nourriture fortifiante. Pour cette patiente, «toute autre présence que celle de sa garde-malade suscite chez elle divers malaises[30]». Un autre médecin explique l'usage des «injections d'eau chaude dans les cas de maladies utérines», traitement qui devait «être appliqué de préférence par une garde-malade intelligente». Comme il n'existait aucun programme de formation pour les soignantes au Canada au moment où ces études furent effectuées, les médecins se fiaient aux compétences d'une garde-malade expérimentée mais sans formation officielle.

De toute évidence, l'accroissement de la population et du niveau de richesse dans les villes s'est accompagné d'une hausse de la demande pour des soins privés. À partir des années 1860, les archives comportent davantage de mentions de «monthly nurses» que de sages-femmes. Il est possible que certaines sages-femmes aient dissimulé leur pratique derrière le titre de «nurse». En Ontario, après 1865, cette hypothèse est d'autant plus plausible que c'est à partir de ce moment qu'on se mit à poursuivre les sages-femmes pour avoir pratiqué sans licence. Que plusieurs aient préféré le travail plus régulier et plus rémunérateur de soignante auprès des femmes en relevailles n'aurait rien d'étonnant.

Les soignantes privées et les hospitalières (1875 à 1890)

Industrialisation et croissance de la population

L'industrialisation urbaine et la croissance démographique ont contribué à faire des dernières décennies du XIXe siècle une période de grands bouleversements. Toronto, dont la population était en forte hausse, vit le nombre de ses soignantes privées croître de manière significative. Cette progression n'était pas aussi accentuée à Saint John et à Halifax, où l'industrialisation se faisait à un rythme plus modeste; à Winnipeg, il fallut attendre un bon moment avant que la ville soit suffisamment populeuse pour pouvoir soutenir des soignantes privées. L'expansion du nursing privé reposait vraisemblablement sur l'existence d'une classe moyenne prospère. Les médecins apportaient leur soutien aux soignantes privées et, en 1883, la Toronto Medical Society élabora un répertoire de soignantes qui, à l'époque, était certainement surtout composé d'autodidactes. De pair avec l'évolution du métier, les villes se dotèrent d'hôpitaux publics, la majorité d'entre elles ayant le sien propre dès les années 1870. Le nombre d'hôpitaux proliféra tant dans l'est que dans l'ouest du Canada, qui était en plein essor. C'est tout un réseau de soignantes, de réputations variées, qui continua de prodiguer les soins hospitaliers.

Les soignantes hospitalières dans les années 1870 et 1880

En 1871, Halifax et Saint John possédaient chacune un hôpital général qui perpétuait la tradition militaire d'embaucher des hommes soignants. Le personnel de l'hôpital de Saint John était composé d'une «matrone» et de deux soignants : William Grant de descendance africaine, âgé de 32 ans et né au Nouveau-Brunswick, et Susan Smith, une veuve de 22 ans. Plus tard, à Halifax, le recensement révèle que quatre soignants vivant avec femmes et enfants étaient désignés comme «soignants hospitaliers». L'Hôpital général de Toronto avait à son emploi en 1871 une «matrone» et cinq soignantes, âgées de 18 à 46 ans. Ces données sur les premières personnes à exercer ce métier sont disponibles grâce à Charles Clarke, directeur médical, et à Mary Agnes Snively, qui acquit le titre de directrice du personnel féminin en 1884. Au sujet du personnel des années 1870, Clarke note plus tard que deux ou trois avaient de l'expérience et que les autres étaient «inexpérimentées et incultes [mais] tout de même d'assez bonnes filles». Eliza, une femme plus âgée, arrivait à maintenir l'ordre parmi les patients durant la nuit, mais on ne la tenait pas pour une bonne soignante[31]. Snively décrit les soignantes sans formation comme étant généralement illettrées et dans certains cas intempérantes. Ses commentaires relatifs à l'absence d'instruction ne sont pas réellement confirmés dans les recensements puisque, à partir de 1871, toutes les soignantes de l'Hôpital général figuraient comme étant instruites. Le qualificatif d'intempérance renvoie certainement davantage à un usage excessif d'alcool, si répandu dans la société victorienne. Les conditions de vie dans l'hôpital étaient pénibles. Les soignantes dormaient sur des matelas de paille dans l'unité de soins et mangeaient leur repas au sous-sol. Leur rémunération mensuelle était de 9 $, et celle-ci était haussée à 10 $ si l'employée renonçait à l'indemnité quotidienne allouée pour la bière.

Margaret Davis, l'une des 16 soignantes de l'Hôpital général de Toronto en 1881, est l'une des rares femmes dont il est possible de faire une description détaillée. Veuve d'âge mûr, elle continua de travailler à l'hôpital après la création de l'école de nursing en 1881 et était vue comme un lien entre l'ancienne et la nouvelle génération de soignantes. Dans une notice nécrologique parue en 1905 dans la toute nouvelle revue *The Canadian Nurse*, on décrit Mrs. Davis, qu'on disait «dotée d'un bon jugement, loyale et disciplinée[32]», comme étant dépourvue de formation professionnelle, mais capable de faire du «bon travail» selon ses compétences.

Les premières soignantes au Hospital for Sick Children (HSC) de Toronto étaient des femmes respectables de la classe ouvrière. Bien qu'il n'était pas toujours aisé de trouver du personnel adéquat, le Ladies Committee, qui fonda l'hôpital en 1875, n'aurait jamais accepté d'embaucher des femmes peu recommandables. Soucieuses du bien-être de leur personnel, les administratrices lui procurèrent des conditions de logement décentes, et certaines des travailleuses plus appréciées avaient le droit de garder leurs enfants à charge plus âgés auprès d'elles. Les soignantes donnaient le bain aux enfants, les nourrissaient, les habillaient, les amenaient en promenade à Queens Park, pansaient leurs blessures, les soulageaient lorsqu'ils étaient malades et leur enseignaient leurs prières du soir.

À l'inverse de la situation qui prévalait au HSC, les hôpitaux temporaires de contagieux «recrutaient» occasionnellement leur personnel dans la lie de la société. Dans les années 1870, à Halifax, Margaret Howard fut forcée de travailler comme «soignante» dans un hôpital pour varioleux. Cette dernière, régulièrement devant la cour pour ivresse ou agression, dut accepter cette affectation comme condition pour obtenir une réduction de peine. Ces deux femmes, Mrs. Davis de l'Hôpital général de Toronto et Mrs. Howard, représentent ce qu'il y avait de meilleur et de pire parmi les soignantes hospitalières sans formation.

Les soignantes privées dans les années 1870 et 1880

Fait intéressant à souligner au sujet des soignantes privées du XIXe siècle : la majorité étaient des veuves.

Outre leur appartenance à la classe ouvrière, le veuvage représentait la caractéristique dominante des soignantes privées et des sages-femmes jusqu'à l'avènement des écoles de formation. Lors du recensement de 1871 à Toronto, Rosanna Baillie, une «monthly nurse», vivait au domicile d'un médecin et de sa femme pour prendre soin de leur nouveau-né. Nous ne savons pas quand elle devint veuve, mais il ressort qu'elle travaillait toujours pour gagner sa vie en 1891. Annie Bell, de Saint John, était une veuve de 58 ans en 1881. Elle travaillait toujours comme garde-malade dix ans plus tard, demeurant avec ses deux filles célibataires, une couturière et une opératrice dans un magasin de fourrures. Eliza Schwartz, une soignante d'Halifax dans les années 1880, se distinguait par le fait qu'elle ne savait ni lire ni écrire. Elle travaillait toujours à l'âge de 66 ans. Il était rare que les recensements rapportent qu'une soignante privée était analphabète, détail permettant de s'interroger sur la manière dont les femmes exerçant ce métier sont souvent dépeintes dans l'histoire.

Conclusion

Il apparaît assez évident que, dans le Canada français d'avant le XIXe siècle, c'est comme sages-femmes que les laïques pouvaient légitimement donner des soins, lesquels ne se limitaient pas à l'accouchement proprement dit, comme en témoigne, par exemple, le cas de Catherine Jérémie. Après la conquête, il faut faire un saut au XIXe siècle pour trouver des soignantes laïques dont on peut décrire la contribution particulière. À part le travail des «nurses» de Grosse-Île, ces femmes ont presque toujours fourni leur apport bénévolement au sein d'organisations charitables devenues des institutions religieuses. La contribution des femmes laïques aux soins de santé dans le Canada français du XIXe siècle est considérable puisque, en plus des soins directs qu'elles prodiguaient aux besogneux, certaines ont fondé et géré des institutions de soins financées par la charité publique. Trois des quatre fondatrices retenues dans ce chapitre présentent un portrait semblable. Il s'agit de mesdames Blondeau-Cotté, Cadron-Jetté et Tavernier-Gamelin. C'est lorsqu'elles sont devenues veuves qu'elles se sont engagées dans leur œuvre et qu'elles en ont posé les fondations; et elles ont toutes trois bénéficié du soutien financier de la bourgeoisie de Montréal. Une d'entre elles, Angélique Blondeau-Cotté, n'a jamais prononcé de vœux religieux, tandis que les deux autres ne l'ont fait que tardivement (madame Jetté à 54 ans!), et probablement davantage pour assurer la permanence de leur œuvre que par désir de mieux s'épanouir au sein d'une communauté religieuse[33].

Les soignantes laïques autodidactes au Canada anglais, bien que faisant indubitablement partie de la classe ouvrière, se caractérisaient par une diversité de compétences et de traits de caractère, allant de la praticienne hautement respectable et intelligente à celle qui était ignorante et peu recommandable. Selon l'historienne britannique Anne Summers, la majorité ne manquaient «ni de qualifications ni de gentillesse, seulement de raffinement[34]». Au cours du XIXe siècle, les soins prodigués par la famille cédant la place aux soins privés, les femmes de la classe ouvrière qui gagnaient leur vie comme soignantes privées, habituellement des veuves d'âge mûr ou même plus âgées, virent leur nombre augmenter. Il est peu probable que ces femmes aient été acceptées dans les familles de la classe moyenne sans un certain degré de respectabilité, et le métier qu'exerçaient leurs enfants laisse supposer que bon nombre d'entre elles provenaient des niveaux supérieurs de la classe ouvrière. Les toutes premières soignantes hospitalières étaient plutôt mal vues, mais à mesure que s'améliorait l'organisation des hôpitaux, ces derniers se seraient mis à attirer des femmes plus compétentes et plus respectables. Les archives publiques permettent de suivre le déclin de la profession de sage-femme, mais il y a de bonnes raisons de croire que certaines sages-femmes se seraient «réinventé» une carrière en devenant soignantes. Nous ne pouvons toutefois que présumer que celles qui pratiquaient toujours leur métier de base le faisaient sous le couvert du nursing. Après la création des écoles de formation, les jeunes stagiaires supplantèrent rapidement les soignantes hospitalières existantes. Le nursing privé évolua différemment : les anciennes soignantes furent nombreuses à continuer d'y œuvrer bien au-delà du tournant du siècle suivant.

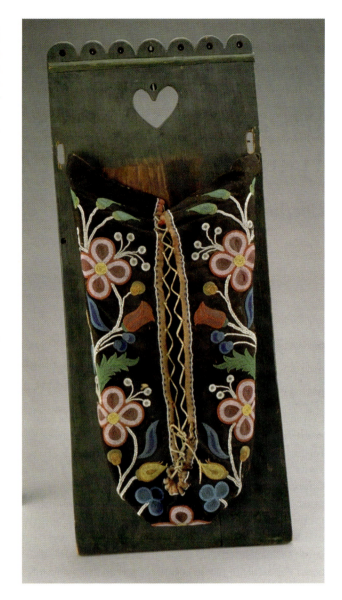

Figure 1
Porte-bébé
Plaines du Nord canadien
Vers 1895
Musée canadien des civilisations, X-V-110

commençaient à jouer leur rôle que plus tard dans leur vie, et elles assistaient les femmes de leur famille lors de l'accouchement afin de se doter d'une base solide relativement aux connaissances locales et aux rituels. On leur montrait parfois à reconnaître l'«énergie de la naissance», cette communication unique entre la femme en travail et son bébé. Leurs apprentissages portaient sur la préparation et l'administration de remèdes à base de plantes, ainsi que sur l'acquisition de notions anatomiques et des savoirs culturel et spirituel liés à la naissance.

Des études récentes en linguistique suggèrent que le terme «sage-femme» fait référence aux rôles et aux responsabilités qu'impliquent les soins à donner aux femmes dans le besoin, et l'engagement de toute une vie envers leurs enfants et leur famille. En Colombie-Britannique, chez les Nuu-chah-nulth de la côte ouest, le mot «sage-femme» se traduit par «celle qui peut tout faire»; chez les Salish de l'île de Vancouver, elle est «celle qui veille et qui soigne»; et chez les Chilcotin de la région de Cariboo-Chilcotin, «celle qui aide les femmes». L'anthropologue Franz Boas décrit l'organisation sociale complexe de la grossesse et de l'accouchement dans les sociétés autochtones, soulignant que, souvent, une ou plusieurs sages-femmes expérimentées demeuraient au chevet de la femme pendant le travail[2]. Les contes et les danses traditionnels, comme les masques Atlak'am et les légendes de G*exsem des Kwakiutl, illustrent le lien spirituel et culturel qui unit la sage-femme, la mère et l'enfant.

Les femmes âgées autochtones (désignées aussi sous le nom de «mamies» ou de «taties») assistaient les femmes lors des accouchements. Katsi Cook Bareiro, une sage-femme d'Akwesasne, directrice du Programme de «sage-femmerie» Lewirokwas («retirer le bébé de la terre») et ancienne enseignante au centre de naissance des Six Nations de la rivière Grand, en Ontario, attire l'attention sur la transmission des rôles de génération en génération. Elle note aussi que ses consœurs n'étaient nullement obligées d'obtenir l'autorisation de quelque autorité médicale, juridique ou politique que ce soit, ni aucun permis officiel pour exercer leur métier. Elles étaient considérées comme les «gardiennes de la culture» à cause de leur longue expérience personnelle des accouchements et des autres aspects de la vie d'une femme, et leur rôle était de favoriser la transmission des valeurs morales et éthiques aux générations futures[3].

Pour les accouchements, on avait recours à une approche holistique, qui s'applique toujours de nos jours, et beaucoup de temps et d'attention étaient consacrés à répondre aux besoins et aux préoccupations de la parturiente ainsi qu'à veiller à l'accomplissement de ses devoirs. Les femmes enceintes devaient remplir certaines obligations, suivre des règles et des rituels bien précis, surveiller attentivement leurs activités et éviter certains réseaux sociaux et certains aliments afin de préserver leur bébé de tout danger. La sage-femme demeurait très présente dans l'environnement familial du nouveau-né durant la «période de guérison» (les relevailles) d'une durée de quatre

Regilee Ootova, sage-femme inuite, Mittimatalik (Pond Inlet)

Cecilia Benoit, Université de Victoria (C.-B.), et Dena Carroll, chercheure autochtone

L'histoire de Regilee Ootova illustre comment les connaissances traditionnelles des sages-femmes ont survécu à travers les âges et s'avèrent toujours utiles à notre époque moderne. Regilee amorça sa carrière de sage-femme après avoir consulté sa grand-mère, elle-même sage-femme traditionnelle, et l'épouse de son oncle maternel d'Ikpiarjuk (baie de l'Arctique) pour connaître les pratiques traditionnelles inuites en matière d'accouchement. Elle effectua ses apprentissages auprès de parentes et commença à pratiquer le métier à l'âge de 30 ans. Sa tante paternelle Aksi contribua aussi à plusieurs reprises à sa formation lors d'accouchements à domicile, incluant celui de sa fille (la cousine de Regilee). Dans son travail comme sage-femme traditionnelle inuite, elle put apprécier le haut niveau de compétences nécessaires pour aider les femmes à accoucher dans leur communauté. Elle parle des relations familières établies avec les femmes et de ses habiletés à exercer une surveillance étroite qui l'ont aidée à réduire le temps de travail. En 1989, elle soumettait à l'Assemblée législative des Territoires du Nord-Ouest un texte de sa plume, soulignant l'importance pour les femmes inuites de ramener l'accouchement dans la communauté et dans leur foyer. Elle a beaucoup appris sur les pratiques traditionnelles; elle reconnaît et soutient que l'accouchement n'est pas une maladie. Auparavant, dit-elle, l'accouchement reposait sur le savoir-faire inuit, et les femmes donnaient naissance après avoir marché toute la journée. Le travail était considéré comme quelque chose de normal et ne les inquiétait pas outre mesure.

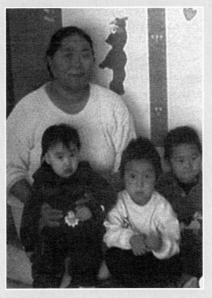

Figure 2
Regilee Ootova
Vers 2000
Avec la permission de Regilee Ootova,
Inuktitut 88 (2000)

Source : J. Kusugarmit, «President's Message: Inuit Midwifery», *Inuktitut Magazine*, n° 88, 2000, p. 7-10.

semaines et pouvait même continuer de prodiguer des soins tout au long du cycle de vie de l'enfant et de la mère. Il était plus facile de donner ce type de soins dans les petites communautés, où les gens vivaient près les uns des autres.

La sage-femme supervisait aussi une foule de préparatifs pour le travail, l'accouchement et l'accueil du nouveau bébé dans la communauté. Chez les Cris, les tâches consistaient à rassembler du bois, à façonner le *tikinagan* (ou porte-bébé) et à le garnir de perles, à préparer «les mains qui accouchent» par des purifications et des prières, à rendre hommage au placenta, à confectionner les remèdes traditionnels pour faciliter le travail, à apprêter des peaux de lapins, à ramasser de la mousse et à cuisiner des plats spéciaux. Pour les femmes inuites, les préparatifs de la naissance incluaient aussi la fabrication de l'amauti, le vêtement traditionnel conçu pour le transport du nouveau-né dans la poche arrière du parka de la nouvelle mère. Le placenta faisait également l'objet de soins particuliers. Une aînée décrit comment «le placenta était placé sur un linge propre de couleur blanche, puis attaché à un arbre pour qu'il sèche de façon naturelle. Cette pratique symbolisait le nettoyage de l'estomac. On coupait le cordon ombilical d'un garçon, qu'on faisait sécher et qu'on déposait sous les traces de chevreuils ou d'orignaux. S'il s'agissait d'une fille, on enterrait le cordon sous un arbre baccifère.» Les cordons ombilicaux étaient parfois fixés sur le dos des nouveau-nés pour qu'on ne les perde jamais de vue, gardés dans un linge blanc dans un tiroir ou cachés sous la maison pour que l'enfant devenu grand ne fasse jamais de fugue. Dans d'autres groupes, on fabriquait une amulette avec le cordon du bébé, que l'on suspendait au berceau ou que l'on attachait à ses vêtements pour le protéger des mauvais esprits. Des pratiques culturelles apparentées consistaient à nommer le bébé d'après sa relation à la nature et à éviter d'intervenir dans le processus de croissance en ne coupant pas ses cheveux[4].

L'adoption des lois et politiques coloniales, l'introduction de l'alcool et l'imposition de la «médecine des Blancs» causèrent la disparition du métier de sage-femme chez les Autochtones, ce qui eut des effets néfastes sur leur état de santé. Des médecins étaient souvent placés sous la responsabilité d'agents autochtones désignés par le gouvernement, mais n'ayant habituellement aucune connaissance médicale. Nombre de sages-femmes autochtones et autres guérisseurs furent l'objet de menaces, de punitions ou d'ostracisme de la part de missionnaires et de fonctionnaires non autochtones. Toutefois, Mary Wiha, une sage-femme tsimshian de l'île de Vancouver, morte en 1917 à l'âge de 87 ans, fait figure d'exception. Une notice nécrologique parue dans un journal local fait état du rôle vital qu'elle continua à jouer au sein de sa communauté, même après l'arrivée des colons. D'autres sages-femmes autochtones furent cependant qualifiés de charlatans, et leur pratique fut jugée dépassée et dangereuse. La transmission de l'inestimable savoir-faire traditionnel qui s'effectuait généralement d'une génération à l'autre, d'une sage-femme à son apprentie, fut découragée. Dès 1922, des infirmières visiteuses offraient des services complémentaires au travail des médecins, et le gouvernement fédéral avait fini par établir des postes de soins dans les communautés autochtones rurales nordiques, où les soins pré et postnatals étaient assumés par des infirmières de dispensaire, souvent des infirmières sages-femmes. Bien que les femmes autochtones aient pu continuer d'accoucher dans leur communauté, la plupart des infirmières sages-femmes avaient reçu une formation selon le modèle biomédical occidental, et ces étrangères ne donnaient pas toujours des soins adéquats[5].

Dans les années 1970, le gouvernement fédéral avait fermé la plupart des dispensaires, et on fit pression sur les femmes autochtones pour qu'elles se rendent dans des hôpitaux urbains éloignés pour accoucher. Certaines résistèrent à cette évacuation et continuèrent à donner naissance dans leur environnement, avec l'assistance de sages-femmes plus âgées ou de membres de leur famille et de leur communauté. Celles qui quittaient leur milieu pour accoucher bénéficiaient des services d'infirmières et de médecins anglophones qui ne savaient à peu près rien des langues et des traditions autochtones, et leur vie familiale était souvent soumise à de graves perturbations. Ces circonstances contribuèrent aussi à éroder le rôle crucial que remplissaient les sages-femmes autochtones, et l'accès au métier de sage-femme et à la médecine autochtone traditionnelle fut de plus en plus restreint. Une aînée de la bande de Stony Creek résume l'impact de ces événements extérieurs sur leur culture jusqu'alors intacte : «Des années 1920 jusqu'en 1993, notre population a connu de grands bouleversements. Avant, il n'y avait pas de médicaments; on utilisait des herbes pour se soigner. L'art de la profession de sage-femme était enseigné par les mères et les grands-mères[6].»

Le vent finit toutefois par tourner en faveur des Autochtones et du renouveau culturel dans les années

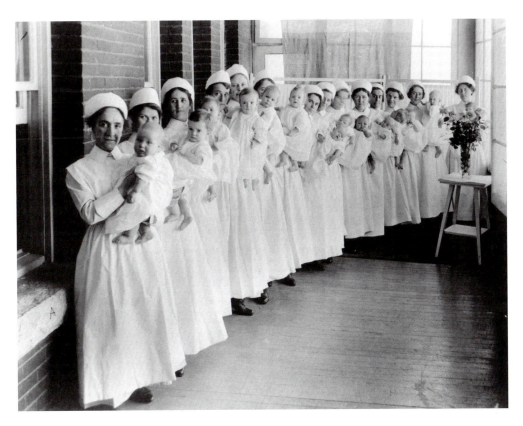

Figure 3
Étudiantes infirmières tenant des bébés
Grace Hospital, Winnipeg, Manitoba
1914
Archives provinciales du Manitoba, collection Foote, 1522

1970 et 1980, avec la création d'un mouvement national pour l'établissement au niveau local de programmes sociaux, d'éducation et de santé dans les communautés autochtones à travers le Canada. Par exemple, on mit sur pied un programme novateur, le Programme de représentants en santé communautaire, qui joua un rôle clé en permettant aux femmes autochtones d'accoucher dans leur communauté[7]. On implanta aussi des centres locaux de naissance ou de maternité. Le premier d'entre eux fut inauguré au Québec, soit le Centre de maternité de Puvirnituq, un projet pilote pour les « stagiaires » inuites, qui ouvrit ses portes au milieu des années 1980. Ce programme a permis aux femmes inuites d'accoucher parmi les leurs, avec l'aide d'accoucheuses inuites parlant l'inuktitut. De plus, cette initiative procure aux femmes inuites un modèle de formation pour apprenties. En 2000, les sages-femmes inuites ont prodigué des soins à 70 ou 80 femmes inuites. La possibilité de recevoir des soins dans leur langue et d'enfanter dans leur collectivité, à l'abri des procédures judiciaires, constitue une avancée majeure pour les femmes inuites. Malheureusement, une récente législation provinciale ne reconnaît la compétence que des cinq sages-femmes inuites existantes ayant reçu une formation et restreint leur droit de pratique au seul territoire du Nunavik, refusant à toutes les autres sages-femmes autochtones le droit d'adhérer à l'Ordre des sages-femmes du Québec. Les sages-femmes autochtones de la province font présentement campagne pour que cette loi soit abolie.

D'autres initiatives virent le jour, comme le centre de naissance et de formation connu sous le nom de Tsi Non:we Ionnakeratstha [« l'endroit où ils naîtront »] Onaigrahsta' [« le lieu de l'accouchement] — Six Nations Maternal and Child Centre, situé sur la réserve des Six Nations, à Hagersville, dans le sud de l'Ontario. Ce centre de naissance unique en son genre intègre les pratiques traditionnelles et les services modernes de « sage-femmerie », et offre aux sages-femmes autochtones une formation de trois ans. Même si les sages-femmes des Six Nations n'ont actuellement aucun privilège officiel en milieu hospitalier, elles sont titulaires d'un permis officiel les autorisant à exercer comme « sage-femme autochtone » et travaillent en étroite collaboration avec des médecins. En 2002, deux sages-femmes communautaires diplômées ainsi que deux apprenties sages-femmes autochtones y ont supervisé quelque 200 naissances. Le Programme de « sage-femmerie » Iewirokwas, situé à Akwesasne, une réserve mohawk chevauchant le Québec, l'Ontario et l'État de New

York, constitue un autre développement récent. Ce groupe fait actuellement campagne dans le but d'obtenir pour les sages-femmes autochtones une exemption à la loi régissant la pratique au Québec afin de ramener cette dernière entre les mains des communautés. Enfin, un autre centre de naissance digne de mention est celui de Rankin Inlet, au Nunavut, qui fournit des services vitaux, uniques sur le plan culturel, aux femmes de la région, bien qu'il fonctionne hors des normes imposées par la législation provinciale.

En résumé, la récente législation a eu pour effet de revitaliser les méthodes d'accouchement traditionnelles autochtones et de favoriser l'éclosion de programmes visant la mise sur pied de centres de naissance, tant dans le cadre des lois en vigueur qu'en vertu d'exemptions. Toutefois, seule une poignée de sages-femmes autochtones diplômées exercent leur métier de nos jours au Canada. Il est également préoccupant de constater qu'il ne reste qu'un nombre restreint d'aînées aptes à transmettre le savoir culturel entourant la naissance et l'éducation traditionnelle des enfants dans le but d'aider ces sages-femmes, formées à l'occidentale, à marier les pratiques modernes et traditionnelles en matière de périnatalité. D'un autre côté, les sages-femmes autochtones, dont la pratique professionnelle unique est davantage reconnue, retiennent de plus en plus l'attention du public et ont commencé à s'organiser à l'échelle nationale.

Les sages-femmes traditionnelles autodidactes

C'est au XVIIIe siècle que commencent à s'établir au Canada des groupes importants d'immigrants. Avec le temps, les colons ont développé des systèmes de soins de maternité consistant en un amalgame des coutumes et traditions de leur pays d'origine et des pratiques en vigueur dans leur pays d'adoption. Les sages-femmes traditionnelles autodidactes qui prodiguaient des soins aux femmes des colons durant leur grossesse et leur accouchement étaient pour la plupart des femmes plus âgées du milieu, n'ayant que peu d'instruction sinon aucune, mais qui avaient acquis de solides habiletés et étaient bien intégrées dans leurs communautés aux origines variées. L'une des premières références aux sages-femmes autodidactes apparaît dans un document officiel publié par un certain monsieur Massicotte, qui révèle que «les dames de Ville-Marie [Montréal], dans une assemblée solennelle tenue à huis clos le 12 février 1713, ont élu Dame Catherine Guertin sage-femme de la communauté[8]».

Tout comme leurs homologues autochtones, les sages-femmes autodidactes des colonies suivaient les règles protocolaires locales relatives à leurs rôles, à leurs devoirs et à leurs responsabilités, et eurent aussi des démêlés avec la justice au cours des siècles qui suivirent. L'influence des médecins sur la législation en matière de santé se fit sentir dès 1795 dans le Haut-Canada (aujourd'hui l'Ontario), avec l'adoption de la première *Loi médicale*, qui rendit illégal l'exercice de la profession de sage-femme sans permis. Devant les difficultés que présentait l'application de cette loi, les quelques diplômés de la profession médicale, la plupart habitant les rares centres urbains, prêtèrent le flanc à la critique populaire, et la loi fut abrogée en 1806. De 1806 à 1866, la profession de sage-femme traditionnelle demeura à l'abri des lois de l'Ontario Medical Board régissant la pratique. Toutefois, en 1866, le gouvernement provincial retira aux sages-femmes la permission d'exercer leur métier sans permis, et, à partir de ce moment, les médecins furent les seuls habilités à procéder aux accouchements. Comme aucune femme ne fut autorisée à pratiquer la médecine en Ontario avant les années 1880 et que peu choisirent cette profession avant plusieurs décennies, les hommes médecins avaient officiellement le monopole des naissances et des autres actes définis comme médicaux. Dans les grandes villes de l'Ontario, la concurrence que se livraient les médecins et les sages-femmes au sujet du droit d'effectuer des accouchements à domicile se poursuivit plusieurs décennies après la Confédération. Bien que les médecins accoucheurs furent appelés à devenir la norme, les sages-femmes continuèrent pendant quelque temps à accoucher les femmes des régions rurales et éloignées de la province, de même que les femmes démunies des zones urbaines ne pouvant assumer les honoraires d'un médecin.

À l'extérieur de l'Ontario, les sages-femmes œuvrant dans d'autres colonies demeurèrent actives longtemps après que leurs consœurs ontariennes furent supplantées. Au Bas-Canada (aujourd'hui le Québec), dès 1788, des sages-femmes qualifiées (un service de santé évaluait leurs compétences) se virent accorder le droit d'exercer leur métier à l'instar des médecins, tandis que les sages-femmes traditionnelles autodidactes continuaient à faire leur travail dans les zones rurales sans voir leur pratique réglementée, n'ayant de comptes à rendre qu'au clergé et à leurs clientes. En 1879, à l'exemple de l'Ontario, le Collège

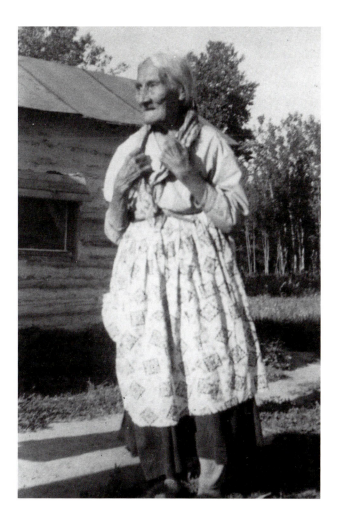

Figure 4
Mrs. Adam Callihou, sage-femme métisse
Hazelmere, Alberta
1955
Archives Glenbow, Calgary, Alberta, NA-1271-1

des médecins et chirurgiens de la province de Québec étendit sa mainmise sur les soins de maternité pour inclure la «sage-femmerie» traditionnelle. Les sages-femmes furent toutefois autorisées à pratiquer dans les régions rurales pendant encore un demi-siècle, à la condition que leurs compétences soient certifiées par un médecin. Cette situation prévalait aussi au Nouveau-Brunswick et en Saskatchewan, où, jusqu'en 1924, au moins 50 % des femmes accouchaient sans l'assistance d'un médecin.

Dans les années 1930, l'avenir semblait prometteur pour les sages-femmes du centre du Canada, alors que les réformateurs de la santé les plus influents recommandaient la mise sur pied d'«équipes de soins» composées de sages-femmes, de médecins et d'infirmières en santé publique travaillant de concert dans des cliniques communautaires, selon un modèle importé de pays européens comme la Suède. Toutefois, les associations de médecins et d'infirmières, craignant que l'intégration des sages-femmes ne prive leurs membres de travail, firent pression contre l'adoption de ces recommandations. C'est ainsi qu'une équipe composée d'un médecin rattaché à un hôpital et d'une infirmière obstétricienne remplaça la sage-femme de la communauté auprès de la parturiente, d'abord dans la classe moyenne urbaine puis graduellement dans d'autres couches de la société. L'infirmière obstétricienne finit par être désignée comme la «servante du docteur» et devait manifester «une obéissance de bonne épouse au médecin, un dévouement maternel à ses patientes, et une sorte de discipline maîtresse-serviteur envers les subalternes[9]». La vision adoptée et véhiculée par les professions médicale et infirmière de l'époque se résume ainsi : «[L]'ère de la sage-femmerie est révolue; la science de l'obstétrique est l'aboutissement de toutes les connaissances ancestrales[10].» Toutefois, tous ces changements s'inséraient dans un continuum historique. Les femmes continuaient de s'entraider durant la grossesse et l'accouchement. Malgré l'état de subordination des infirmières obstétriciennes aux médecins et l'inaccessibilité d'une formation technique qui leur aurait permis de devenir des dispensatrices de soins de maternité autonomes, il n'en demeure pas moins que, dans la réalité, nombre d'entre elles accouchaient les femmes, parfois même avec l'assentiment du médecin.

Du côté des communautés d'immigrants, qui avaient un accès limité aux professionnels de la santé, l'histoire de la profession de sage-femme est encore plus complexe. Il existe de nombreux récits relatant comment des hommes proches de la parturiente avaient été obligés d'aller quérir la sage-femme, s'il n'était pas trop tard et si le temps le permettait, pendant que la femme en travail restait seule ou, avec un peu de chance, en compagnie d'une voisine. Dans bien des cas, l'accoucheuse arrivait trop tard et les personnes sur place avaient fait tout leur possible pour faciliter l'accouchement. La sociologue Nancy Langford, qui a mené une enquête sur les naissances dans les provinces des Prairies entre 1880 et 1930, raconte que les fermières sur le point d'accoucher espéraient obtenir l'aide d'une sage-femme expérimentée. Certaines devaient se fier à des voisines profanes qui ne voulaient pas exercer le métier d'accoucheuse, mais qui le sont devenues par la force des choses. Mrs. Elisabeth Akitt, une Albertaine d'Edmonton qui a accouché avec l'aide d'un médecin et d'une infirmière ayant une formation de sage-femme, déclara : «Je sais ce que les femmes n'ayant pas accès à un médecin ont dû traverser; souvent, il n'y avait que la voisine, aucune sage-femme.» En se rappelant ses premières contractions, une immigrante albertaine de la première génération raconte que «de bonnes amies nous accompagnaient; l'une d'elles n'était pas vraiment une sage-femme, mais c'est comme ça qu'on l'appelait». Sa petite-fille Karen Kobb, une sage-femme diplômée en Grande-Bretagne qui pratique actuellement à St. John's (Terre-Neuve), souligne qu'Eileen Lilian Cleary, de Beaver Harbour dans le comté d'Halifax, en Nouvelle-Écosse, a aidé tant par générosité que par nécessité à mettre au monde sept de ses nièces et neveux à la fin des années 1940 et au début des années 1950. Elle a aussi accouché sept autres femmes de sa localité[11].

La profession de sage-femme traditionnelle a survécue durant une bonne partie du XXe siècle à Terre-Neuve-et-Labrador; c'est d'ailleurs dans cette province que l'on trouve probablement les archives les plus complètes au pays au sujet des soins de maternité. Dans les provinces de l'est du Canada, on utilisait souvent les termes «mamie» (*granny*) ou «tatie» (*auntie*) pour désigner les sages-femmes, marquant ainsi la sagesse et le savoir-faire qui viennent avec l'âge et l'expérience et soulignant le respect que leur communauté rurale et éloignée leur témoignait. Tout comme leurs homologues autochtones, beaucoup de sages-femmes traditionnelles téneliennes[12] ont appris leur métier grâce à des femmes de leur famille ou à des sages-femmes expérimentées, et à travers leurs propres expériences (la plupart ayant déjà enfanté et, souvent, plus d'une fois); elles ont donc appris par l'observation et par la *pratique*, tout simplement. Une «mamie» de la côte ouest de l'île témoigne : «J'ai d'abord appris à soigner les gens du village de ma chère maman. J'ai appris à donner au nouveau-né une décoction de graines de carvi, par exemple, [et à être] présente tout au long du travail pour encourager et guider la future mère.» On faisait souvent appel à ces sages-femmes traditionnelles pour qu'elles fournissent toute une gamme de soins de santé aux familles locales, qui, pour la plupart, n'avaient pas accès à des services professionnels : «Je devais effectuer bien d'autres tâches en plus d'aider les bébés à naître parce que, pendant longtemps, il n'y avait pas d'infirmière ici. Je devais donc faire aussi ce travail, et, lorsque quelqu'un était malade, on m'appelait.» Le témoignage de tatie Gertie Legge, sage-femme à Heart's Delight, dans l'est de Terre-Neuve, est similaire : «nous comprenions la maladie, nous remettions les os en place, et bien d'autres choses; nous soignions même les bêtes». Mamie Clara Tarrant, qui exerça sa profession de sage-femme à St. Laurence (Terre-Neuve) jusqu'à l'arrivée des infirmières sages-femmes et l'établissement du petit hôpital en 1953, décrit ainsi son expérience : «J'ai dû le faire [agir comme sage-femme] à cause d'un concours de circonstances où il n'y avait personne d'autre que moi. J'avais déjà assisté à des accouchements et j'ai moi-même enfanté. Il faut voir pour croire, mais il n'y a rien comme le vivre[13].»

Pendant une bonne partie du XXe siècle, la plupart des familles labradoriennes, comme les Terre-Neuviens, vivaient dans de petits villages de pêcheurs ou dans des collectivités rurales de fermiers très éloignées les unes des autres. L'accès aux services des sages-femmes était essentiel à leur survie. Bertha Anderson, ou tatie Bertha, comme on la surnommait affectueusement dans la localité de Makkovik au Labrador, était l'une de ces sages-femmes locales; elle a voyagé «par tous les temps», en traîneau à chiens, par bateau ou par route «pour répondre à un appel à l'aide[14]». Susan Andersen (1914-2000), une autre sage-femme autodidacte du Labrador, a mis au monde 50 bébés au cours de sa carrière, et beaucoup l'ont été au White Elephant, un bâtiment à vocations multiples situé à Makkovik, où les femmes des villages de pêche avoisinants venaient pour accoucher.

Malgré des disparités sur le plan des compétences et du dévouement au travail, ce qui caractérisait avant tout ces sages-femmes traditionnelles autodidactes de la côte est et des Prairies était leur volonté de fournir des soins aux parturientes, souvent avec peu ou pas de rémunération pour les services rendus. Tatie Ri, de l'Anse-au-Loup sur la côte du Labrador, se rappelle : «J'ai reçu 5 $ une fois, et c'était pour un mois de travail à Pinware. Je recevais habituellement 1 $, et parfois rien du tout.» Les sages-femmes étaient rarement payées en argent, mais fréquemment en nature (légumes, lait ou beurre frais, gibier). Une sage-femme de la côte ouest de Terre-Neuve affirme : «Quand on ne me donnait pas d'argent, c'étaient des légumes et toutes sortes de choses. En fait, c'était aussi apprécié que de l'argent, ma chère.» Sophia Anstey, de la Saskatchewan, qui a été sage-femme durant la première moitié du XXe siècle, était rarement payée pour son travail, mais on lui offrait parfois un bon repas

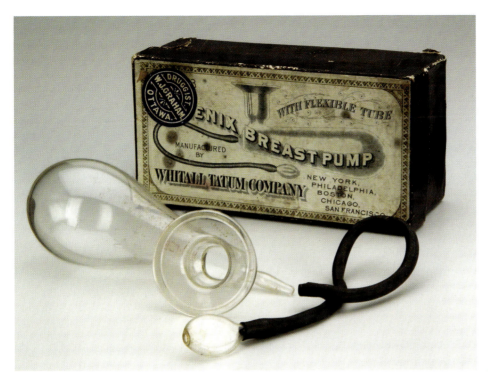

Figure 5
Tire-lait
Début du XXᵉ siècle
Photographe : Doug Millar
Musée canadien
des civilisations, D-1583
(don de Mrs. John Outram)

chaud. Beaucoup de sages-femmes faisaient face à la même situation, même si la plupart étaient veuves et n'avaient pas d'autre moyen d'assurer leur subsistance et celle de leur famille. Une sage-femme de Terre-Neuve décrit ainsi l'une de ses consœurs : «C'était une pauvre grand-mère assez âgée, une femme très démunie. Elle demandait 5 $, mais c'était trop cher pour certaines personnes. J'avais pris l'habitude de lui donner mes vieux vêtements[15].»

Au même titre que leur expérience, leurs aptitudes et leur rétribution, le contenu de leur «trousse de maternité» et les instruments disponibles variaient considérablement. Madame Hubert, une sage-femme québécoise, transportait dans sa trousse «un linge roussi pour le cordon ombilical; un ciseau pour couper le filet de la langue; une cuillère pour l'huile de ricin servant à "éliminer le flegme" dans la gorge du bébé». Mamie Gertrude Thomas, à Terre-Neuve, s'est vu offrir par un médecin de sa région un «gros livre traitant de divers sujets médicaux» et une «trousse de maternité» contenant des fournitures médicales et des objets personnels accumulés au cours de sa carrière de sage-femme : des serviettes propres, de l'huile d'olive, du savon, des ciseaux, des aiguilles et du fil, du vinaigre, du bicarbonate de soude, une bouillotte, de la vaseline, des épingles de sûreté, des couches et des vêtements de bébé, ainsi que des «gouttes médicinales» pour les yeux du bébé.

Tatie Lou Dove, de Chanceport à Terre-Neuve, se rappelle que sa mère, elle aussi une sage-femme traditionnelle autodidacte, parlait de sa trousse de maternité comme de son «bagage personnel[16]».

Dès la fin des années 1800, les sages-femmes autodidactes des zones urbaines du centre du Canada étaient déjà soumises à une vive opposition de la part des médecins et des infirmières. Et, au milieu du XXᵉ siècle, la profession de sage-femme avait presque disparu, à l'exception des sages-femmes traditionnelles pratiquant auprès des populations rurales et des nombreux groupes d'immigrants dans les grandes villes et dans les colonies de l'est et de l'ouest du pays. Celles-ci continuèrent d'exercer leur métier pendant quelque temps, peut être parce qu'elles étaient les seules personnes disponibles pour aider ou simplement parce que les femmes des zones rurales et de diverses origines ethniques les préféraient aux infirmières ou aux médecins, qu'elles jugeaient plus sensibles aux besoins des femmes blanches de la classe moyenne des centres urbains. Périodiquement, ces dispensateurs de soins professionnels entraient en concurrence directe avec les sages-femmes autodidactes communautaires, alors qu'à d'autres moments, les deux groupes travaillaient main dans la main et, à l'occasion, aux côtés d'une troisième catégorie de sages-femmes décrites dans les archives canadiennes, soit les infirmières sages-femmes.

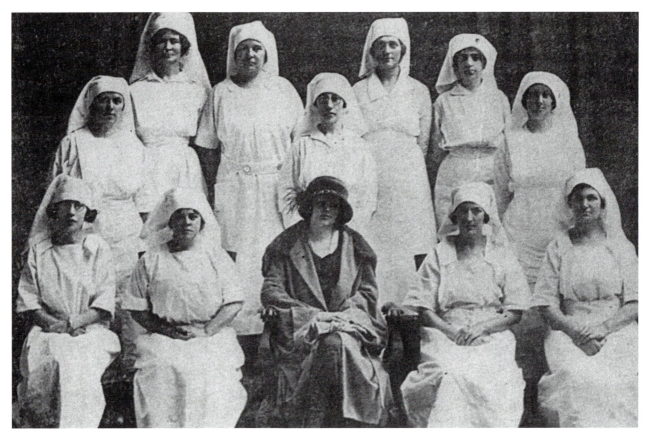

Figure 6
Une classe de sages-femmes diplômées du Club des sages-femmes
St. John's, Terre-Neuve
1924
Newfoundland Quarterly, automne 1924; Harry Cuff Publications

Les infirmières sages-femmes

Les infirmières sages-femmes étaient le seul groupe de sages-femmes légalement autorisées à pratiquer au Canada pendant la majeure partie du XXe siècle jusqu'au milieu des années 1990, mais le gouvernement leur imposait tout de même certaines restrictions. Dans le contexte canadien, la plupart de ces femmes, formées à l'étranger et doublement diplômées (en nursing et en « sage-femmerie »), n'avaient généralement le droit de prodiguer des soins primaires qu'aux femmes enceintes des zones rurales et des communautés autochtones du nord du pays, là où il y avait pénurie ou même absence de médecins et d'infirmières qualifiés.

Les archives canadiennes relatant le travail des infirmières sages-femmes remontent au moins aux années 1920 et 1930, période correspondant à l'établissement de postes de soins par la Croix-Rouge en Ontario et aux actions conjuguées d'associations comme la United Farm Women et la United Farmers of Alberta ainsi que du Conseil national des femmes du Canada, qui firent pression sur leur gouvernement pour que des services de sages-femmes soient disponibles dans les communautés mal desservies. Elisabeth Hutchison, une infirmière sage-femme originaire du comté de Durham en Angleterre, immigra avec son mari à New Waterford, en Nouvelle-Écosse, vers 1919-1920. Sa formation comme infirmière sage-femme la plaçait sur un pied d'égalité avec le médecin local, qui lui laissait carte blanche pour les accouchements, sauf en cas de complications. Mrs. Hutchison disait avoir appris à retourner un bébé dans l'utérus et pouvoir se servir des instruments obstétricaux. Toutes les infirmières sages-femmes n'avaient pas cette chance. À Vancouver, durant les années 1930, la plupart des mères immigrantes japonaises étaient assistées par des infirmières sages-femmes qualifiées en provenance du Japon, mais n'ayant pas droit de pratique en Colombie-Britannique[17].

Les institutions locales répondirent aux besoins des femmes enceintes par la création de programmes de formation des sages-femmes en périnatalité. À Terre-Neuve, en 1920, un groupe de femmes de St. John's et d'autres régions de l'île reçurent une formation en «sage-femmerie» et en nursing, et devinrent les premières diplômées du Club des sages-femmes. Une Terre-Neuvienne qui a reçu cette formation explique : «Lorsque j'étais jeune, ma grand-mère était une bonne sage-femme. J'en ai connu deux ou trois autres. Mais lorsque je suis arrivée [à St. John's], elles étaient devenues trop vieilles pour travailler. J'ai toujours aimé secourir les gens et je n'avais jamais fait d'accouchement avant de suivre ce cours [...]. Père Thomas m'a conseillé d'aller à l'école de St. John's. On voulait du sang neuf.» Une de ses consœurs s'exprime ainsi : «J'avais 32 ans, j'ai fait ma valise et je suis partie à St. John's [...]. J'ai suivi le cours et j'ai obtenu mon diplôme. Je pratique aujourd'hui le métier de sage-femme[18].» Comme les sages-femmes traditionnelles avant elles, ces jeunes infirmières sages-femmes avaient un rôle très exigeant. Olive Bishop, originaire de Pass Island sur la côte sud de Terre-Neuve, dans la baie de l'Hermitage, s'est occupée d'un bon nombre d'accouchements normaux et anormaux, de la naissance de jumeaux à des présentations par le siège[19].

Comme il est souligné dans le chapitre 9, entre 1925 et 1934, la Newfoundland Nursing and Industrial Association recruta des infirmières sages-femmes, pour la plupart originaires des îles Britanniques, pour travailler dans les régions éloignées. L'infirmière sage-femme Myra Grimsley Bennett quitta la Grande-Bretagne pour Terre-Neuve au début des années 1920 et épousa éventuellement un Terre-Neuvien de Daniel's Harbour, sur la côte nord-ouest, où elle s'installa pour exercer sa profession. En 1938, il existait 143 postes de soins, et les villages avaient accès à des sages-femmes de formation dans 23 districts. Vers la fin des années 1940, on avait mis en place un réseau d'hôpitaux pavillonnaires, constitué de 18 hôpitaux locaux; les cas plus préoccupants devaient être transférés dans 3 hôpitaux régionaux. Dans la capitale de St. John's, on implanta aussi une base hospitalière gérée par le ministère de la Santé. Quatorze autres petits établissements locaux et un hôpital régional plus important furent établis dans le nord de la province sous les auspices de l'International Grenfell Association, l'association religieuse philanthropique qui deviendra plus tard la Grenfell Regional Health Services; ces infrastructures furent éventuellement reprises par le gouvernement. Les petits hôpitaux comportaient entre 30 et 50 lits et employaient un personnel composé d'un ou de plusieurs médecins, d'un certain nombre d'infirmières et d'infirmières sages-femmes, et d'une petite équipe de soutien. Margaret Maloney, une infirmière sage-femme retraitée du petit hôpital de Burgeo, au sud-ouest de Terre-Neuve, se souvient : «Pour les femmes de Burgeo, accoucher dans cet hôpital était presque une partie de plaisir, vous savez [...]. Et les gens avaient en moyenne cinq ou six enfants; nous connaissions donc très bien les mères[20].»

D'autres infirmières sages-femmes, recrutées au Royaume-Uni, en Nouvelle-Zélande et en Australie, furent employées par l'International Grenfell Association et installées dans la partie ouest de Terre-Neuve et dans certaines régions du Labrador. L'association dépendait grandement de l'expertise de ces infirmières sages-femmes immigrantes qui donnaient des soins aux femmes enceintes dans ces régions peu peuplées et mal desservies sur le plan médical; certaines étaient des sages-femmes d'origine canadienne ayant reçu leur formation en Grande-Bretagne[21]. L'une de ces infirmières sages-femmes immigrantes relate son expérience au centre de maternité de l'hôpital de Goose Bay, dans le sud du Labrador, à la fin des années 1980 :

> J'étais à Goose Bay et nous ne chômions pas. Nous étions sages-femmes et travaillions comme nulle part ailleurs au Canada dans le système hospitalier. Nous faisions les accouchements et nous donnions les soins. [...] [N]ous avions un obstétricien [britannique] qui avait l'habitude de travailler avec des sages-femmes, et il était vraiment bon. [...] [M]ême les omnipraticiens sur place, s'ils étaient sur appel et que tout semblait bien se dérouler, nous disaient souvent : «Eh bien, allez-y!»[22]

En 1944, à Edmonton, en Alberta, on inaugura le premier programme de formation en obstétrique, l'*Advanced Practical Obstetrics Course for District Nurses*. Un autre programme de formation pour les infirmières praticiennes vit le jour en 1967 à Halifax (Nouvelle-Écosse); et un programme similaire, auquel on donna le nom audacieux de *Nurse-Midwifery* [littéralement : «sage-femmerie» infirmière], fut lancé en 1978 à St. John's (Terre-Neuve). Ces deux initiatives sont une bonne illustration de l'expansion de la

Mary «Jo» Lutley

Cecilia Benoit, Université de Victoria (C.-B.), et Dena Carroll, chercheure autochtone

D'origine anglaise, Mary «Jo» Lutley a travaillé pendant 26 ans dans le domaine des soins de santé dans le Nord canadien. Elle a passé de longues périodes au Labrador, dans le nord du Québec et au Manitoba à accoucher les femmes dans des tipis, des dispensaires et même des avions. En 1953, elle obtenait du Royal College of Midwives de Grande-Bretagne ses attestations d'études en «sage-femmerie» et en nursing. Sa formation incluait l'accompagnement des femmes pendant leur travail et la mise au monde de leur bébé, à l'hôpital comme dans la communauté. Jo choisit de pratiquer dans l'East End, un district de la classe ouvrière de London. Elle affirme «s'être vraiment aguerrie» au métier ici au pays et «s'être rendue des plus utiles» grâce à son travail dans le Nord canadien. Jo a pratiqué dans des foyers de l'East End où «les souris couraient partout» et a dû envoyer son mari chercher des trappes à souris à ses propres frais! Jo a reçu en cadeau une sculpture de stéatite pour avoir accouché une femme dont le bébé avait le cordon ombilical enroulé autour du cou.

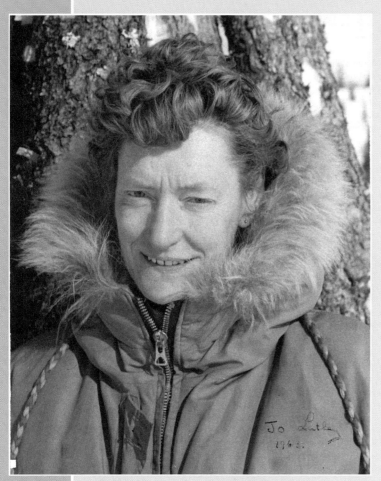

Figure 7
Kathleen Mary «Jo» Lutley
1962
Gracieuseté de Jo Lutley et de Cecilia Benoit

Source : Communication personnelle avec Kathleen Mary «Jo» Lutley, mai et juin 2000.

pratique des infirmières sages-femmes dans les régions rurales et éloignées du Canada.

À la fin des années 1950 et au début des années 1960, Santé et Bien-être social Canada établit des réseaux de dispensaires et d'hôpitaux pavillonnaires et rendit les services d'infirmières sages-femmes accessibles dans le nord du pays. Nombre de ces dernières provenaient de la Grande-Bretagne, où elles avaient reçu leur formation, et n'œuvraient dans ces régions éloignées que pour de courtes périodes. Ensuite, elles pouvaient soit retourner chez elles, soit immigrer et s'établir dans les centres urbains, peut-être à titre d'infirmières en obstétrique. D'autres y restaient plus longtemps. Par exemple, l'une d'elles, Lesley Knight, une infirmière sage-femme britannique, a travaillé à Gjoa Haven, dans les Territoires du Nord-Ouest, au milieu des années 1970 et a pratiqué ensuite son métier à Pond Inlet sur l'île de Baffin et à Inuvik. Mrs. Knight était particulièrement appréciée de la population locale pour ses interventions visant l'intégration des sages-femmes traditionnelles au sein du système de soins de maternité, souvent malgré l'opposition des autorités médicales[23]. C'était aussi le cas pour Glad Reardon, une infirmière sage-femme australienne qui a longtemps travaillé auprès des Premières Nations dans le nord du pays, et de Kathleen Mary «Jo» Lutley, qui a exercé son métier d'infirmière sage-femme pendant un quart de siècle dans le Nord canadien[24].

Pat Kaufert et John O'Neil soulignent l'influence positive des infirmières sages-femmes auprès des femmes inuites de la région de Keewatin, dans le nord du Manitoba :

> [Les sages-femmes] étaient décrites comme des personnages importants dans les histoires que les femmes racontaient à propos de leur accouchement dans les dispensaires, mais on se souvenait aussi d'elles comme des représentantes du gouvernement, donc des figures d'autorité. Malgré cette ambivalence, les femmes ont amèrement déploré la disparition des sages-femmes, qu'elles considéraient comme la clé pour la réintégration de l'enfantement au sein de la communauté[25].

Leurs connaissances de la grossesse et de l'accouchement étaient certainement utiles aux infirmières sages-femmes lorsqu'il s'agissait de distinguer les parturientes qui présentaient de réels risques sur le plan médical de celles qui pouvaient accoucher sans problème dans leur communauté. Une sage-femme de formation et d'origine écossaise, Pearl Herbert, se rappelle son tout premier accouchement dans une communauté autochtone du nord de l'Ontario.

> La femme venait de commencer ses contractions lorsqu'ils m'ont appelée. Elle avait déjà eu plusieurs enfants et je l'avais déjà vue au dispensaire. Lorsque je suis arrivée chez elle, je lui ai dit : «Où voulez-vous accoucher?» Je savais qu'ils avaient nettoyé une peau [de phoque] pour l'occasion. Je lui ai donc demandé : «Avez-vous une bonne peau?» «Oui, j'en ai plein qui sont bien propres.» Alors lui ai-je dit : «Où voulez-vous accoucher? Sur le lit?» «Non, je préfère le plancher.» Elles se servent du plancher pour mieux pousser. Une femme s'assoit derrière elle pour lui servir d'appui. [...] Bref, je l'ai accouchée. Les femmes présentes commentaient tous mes gestes, et je ne connaissais pas assez la langue pour comprendre tout ce qu'elles disaient, mais j'imagine que j'ai dû mériter leur approbation parce qu'on a presque toujours fait appel à moi par la suite pour les accouchements[26].

Malgré ces résultats encourageants, la politique de Santé et Bien-être social Canada en vigueur à la fin des années 1970 et au début des années 1980 a contraint toutes les femmes enceintes résidant dans les régions éloignées du Canada à quitter leur communauté plusieurs semaines avant la date prévue de l'accouchement pour se rendre dans un grand hôpital urbain. Cette politique réduisit les perspectives de travail pour les infirmières sages-femmes, et des politiques d'immigration plus restrictives diminuèrent la disponibilité d'infirmières sages-femmes pouvant exercer le métier de façon autonome.

Sur un autre front, en 1973, un groupe d'infirmières sages-femmes décida d'adresser un mémoire à leur association provinciale ontarienne, proposant des solutions en vue de leur intégration au système canadien de périnatalité. La participation de May Toth, une sage-femme de formation britannique, à la conférence de l'International Confederation of Midwives, tenue à Washington l'année précédente, joua un rôle catalyseur dans ces premières démarches. Comme la plupart des membres de ce qui deviendra l'Ontario Nurse-Midwives Association (ONMA) avaient reçu leur formation en Grande-Bretagne, le modèle de soins préconisé était plutôt celui de la «sage-femmerie» britannique autonome. Souhaitant éviter la confrontation pour faire avancer leur cause, les infirmières sages-femmes lui substituèrent le modèle américain de «sage-femmerie» dans leurs revendications, un modèle de soins moins controversé limitant

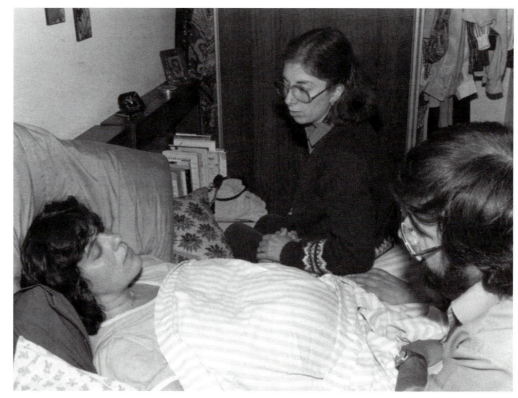

Figure 8
Sage-femme Bobbi Soderstrom assistant une femme en couches
Ottawa, Ontario
Années 1980
Photographe :
Bonnie Johnson
Gracieuseté de
Bobbi Soderstrom

leur pratique au cadre institutionnel. Les infirmières sages-femmes de la Colombie-Britannique, de l'Alberta, de la Saskatchewan, des Territoires du Nord-Ouest et du Yukon adoptèrent la position de leurs consœurs ontariennes et fondèrent la Western Nurses-Midwives Association. Par la suite, on forma un comité national chargé d'examiner la problématique des infirmières sages-femmes dans le but de promouvoir leur métier à l'échelle du pays[27].

Ces interventions reçurent l'appui de l'ensemble de la profession grâce à l'Association des infirmières et des infirmiers du Canada (AIIC), un revirement par rapport à l'approche adoptée au cours des premières décennies du XXe siècle. En 1974, l'AIIC recommanda que les infirmières sages-femmes soient reconnues comme étant «les professionnelles de la santé les plus aptes à répondre aux besoins grandissants en services de consultation et à assurer une continuité adéquate des soins dans ce domaine spécifique du système de santé[28]». En Ontario, la Registered Nurses Association of Ontario (RNAO) revendiqua l'intégration des infirmières sages-femmes en tant qu'élément complémentaire au système provincial de soins de maternité, position adoptée dans la foulée des initiatives de l'ONMA et à la suite de la recommandation du Committee on Healing Arts (constitué par le gouvernement en 1970) d'intégrer la pratique des infirmières sages-femmes au système de santé, une stratégie envisagée comme une solution à la pénurie de médecins et comme un moyen rentable d'assurer des services de maternité. La RNAO proposa ensuite que des négociations soient engagées entre l'Ordre des infirmières et infirmiers de l'Ontario, les organisations médicales provinciales et le gouvernement ontarien en vue de la préparation d'un avant-projet de loi visant à régir la profession. Ces négociations n'ont toutefois jamais eu lieu, en grande partie à cause de l'opposition de la profession médicale et de la soumission populaire à son autorité. En définitive, le Canada restera donc pendant un bon moment le seul pays industrialisé à ne pas disposer de loi encadrant la pratique de la «sage-femmerie».

La profession de sage-femmes de nos jours

Alors que la cause pour une plus grande reconnaissance des infirmières sages-femmes n'avançait que timidement dans les grands courants de pensée au Canada, la résurgence du féminisme finira par favoriser une forme de «sage-femmerie» traditionnelle dans certains secteurs ruraux et urbains du pays. En

Colombie-Britannique, la lutte des «sages-femmes autodidactes indépendantes» pour l'accès à une formation conduisit à la création de leur propre école clandestine, initiative qui fut toutefois de courte durée; d'autres s'initièrent au métier aux côtés de sages-femmes d'expérience. Certaines détenaient un diplôme ou une autre attestation comme sage-femme ou comme infirmière d'une école étrangère ou canadienne, alors que d'autres n'avaient reçu aucune formation avancée.

Au Canada, on estime qu'une centaine de sages-femmes autodidactes travaillaient à plein temps au début des années 1990, chacune d'elles ayant donc procédé à environ 40 accouchements par année. Le nombre de sages-femmes faisant cinq accouchements ou moins par année aurait été du même ordre. À cause de la loi interdisant la pratique, plusieurs sages-femmes indépendantes couraient le risque d'être poursuivies pour pratique illégale de la médecine. Malgré tout, de petits groupes continuaient à exercer leur métier clandestinement, utilisant parfois des codes secrets durant leurs conversations téléphoniques au cas où elles auraient été mises sous écoute. D'autres, attirées par les écoles américaines de «sage-femmerie», choisiront de s'expatrier chez nos voisins du Sud pour parfaire leur formation et acquérir une certaine accréditation professionnelle.

Au début des années 1990, plusieurs gouvernements provinciaux s'alarmaient de plus en plus devant le nombre de poursuites intentées contre des sages-femmes non reconnues par des médecins s'opposant aux accouchements à domicile ou par des clients mécontents des services reçus. Parallèlement, certaines sages-femmes, préoccupées par les risques auxquels elles étaient exposées, cherchèrent à se doter d'une réglementation par l'entremise d'une association professionnelle. Le temps s'avéra propice, alors que plusieurs provinces souhaitaient restructurer leurs services de santé et subissaient d'importantes pressions de la part de groupes internationaux et locaux pour la légalisation de la pratique de «sage-femmerie». Comme on l'a vu, le Canada était le seul pays industrialisé à ne pas reconnaître la profession des sages-femmes comme étant distincte de celle des infirmières sages-femmes.

Dans la deuxième moitié de la dernière décennie, les chefs de file en Ontario, au Québec et en Colombie-Britannique sont parvenues à faire instaurer un programme de formation universitaire à l'intention des sages-femmes indépendant de ceux s'adressant aux infirmières et aux médecins. Le Manitoba travaille actuellement à la mise sur pied d'un baccalauréat en «sage-femmerie» à l'Université du Manitoba et de programmes d'apprentissage approuvés par le College of Midwives of Manitoba. Ces deux voies éducatives permettront à la future sage-femme d'acquérir les compétences requises pour pratiquer dans la province. Des programmes de certification ont aussi été créés en Ontario, en Colombie-Britannique, au Québec, au Manitoba et en Alberta, cette dernière étant toutefois la seule province à ne pas accorder de financement public. La Midwives Act a été adoptée en Saskatchewan, mais n'a pas encore été sanctionnée. D'autres législations sont à l'étude dans d'autres provinces et territoires.

En comparant la pratique actuelle de la «sage-femmerie» à celle qui prévalait à des époques antérieures, on constate qu'elle a subi des changements considérables. Les sages-femmes certifiées ont appris à utiliser des instruments obstétricaux, peuvent prescrire certains médicaments ainsi que des remèdes homéopathiques et naturels, et ont le droit de faire des accouchements dans des hôpitaux, des maisons de naissance ou des centres de femmes, selon la législation en vigueur dans la province. L'Ordre professionnel des sages-femmes a été créé, et les sages-femmes certifiées doivent maintenir un certain niveau de clientèle chaque année et cotiser à une assurance médicale similaire à celle des médecins.

Conclusion

Ce survol historique a mis en lumière l'œuvre de divers types de sages-femmes au Canada avant l'arrivée des colons européens jusqu'à nos jours, fournissant des services indispensables à la santé et au bien-être des femmes et de leur nouveau-né. Le travail des sages-femmes au pays trouve son pendant dans celui des infirmières qui, comme presque toutes les femmes d'ailleurs, ont répondu à l'appel d'un membre de leur communauté nécessitant des soins.

Les sages-femmes indépendantes ont été pour la plupart des soignantes courageuses, disposées à assister les parturientes en l'absence d'un médecin ou d'une infirmière, et à soigner les malades ou les victimes d'accident ou de blessure, malgré des conditions de travail difficiles et une rétribution incertaine. C'est peut-être pour cette raison que les sages-femmes canadiennes ont toujours joui par le passé d'un statut relativement élevé dans leurs communautés respectives, même si cette considération ne s'est traduite par une reconnaissance officielle de leur profession qu'au cours de la dernière décennie.

Le modèle dominant de «sage-femmerie» répandu aujourd'hui dans nombre de provinces canadiennes est le résultat d'un siècle d'histoire de femmes soignant d'autres femmes durant la grossesse, l'accouchement et les relevailles, sous l'influence des sociétés autochtones précoloniales et des vagues d'immigrantes en provenance de Grande-Bretagne, des États-Unis et d'autres pays. Alors que la plupart des sages-femmes autodidactes au Canada anglais et français ne pratiquaient plus dans les villes au tournant du XXe siècle, leurs homologues au sein des communautés autochtones et des nombreux groupes ethniques des grandes villes et des colonies rurales de l'est à l'ouest du pays continuaient de prodiguer des soins jusque dans la période de l'après-guerre. Les professions voisines que sont le nursing et la médecine ont joué un rôle important dans cette situation; en effet, dans le cas des infirmières sages-femmes, l'association professionnelle qui les représentait regroupait des infirmières et non des sages-femmes, qui n'étaient pas reconnues à l'époque.

Il y a certes eu des chevauchements et des discours antagoniques au sein même de la profession au sujet de la formation des sages-femmes, de leurs lieux de travail et de l'usage de la technologie. Très récemment, une forme autonome de «sage-femmerie» a été légitimée dans plusieurs régions du Canada, et les sages-femmes certifiées ont enfin réussi à se créer une niche stable au sein du système de santé moderne aux côtés de leurs consœurs infirmières. Il ne fait aucun doute que la profession de sage-femme, à l'instar de celle d'infirmière, continuera à évoluer, comme elle l'a fait dans le passé, pour répondre aux préoccupations et aux besoins changeants des femmes en couches, de leurs familles et de leurs communautés à travers le Canada.

CHAPITRE 3

Les infirmières en service privé et les Infirmières de l'Ordre de Victoria (1900-1950)

Barbara Keddy et Dianne Dodd

Dans ce chapitre, nous examinons le secteur passablement négligé des soins à domicile, principalement ceux en service privé, métier que pratiquait la vaste majorité des infirmières diplômées avant la Deuxième Guerre mondiale, ainsi que les services de soins généraux qu'offraient des organismes comme les Infirmières de l'Ordre de Victoria du Canada (Victorian Order of Nurses, VON). Alors que la demande pour des infirmières en service privé était forte durant les deux premières décennies du XXe siècle, elle déclina durant l'entre-deux-guerres, particulièrement pendant la crise, laissant beaucoup de soignantes sous-employées et souvent incapables de se faire payer. À la suite des changements majeurs survenus dans le réseau de la santé, particulièrement le recours croissant à l'hospitalisation pour les naissances, les chirurgies et autres traitements médicaux, ainsi que l'implantation de l'assurance-maladie dans les années 1950 et 1960, la plupart des infirmières autonomes se retrouvèrent à l'emploi des hôpitaux.

Le domaine des soins privés occupe une place relativement obscure dans l'histoire du nursing, surtout parce qu'il est associé à la sphère domestique et que les documents historiques font défaut. Les historiens commencent toutefois à pouvoir en esquisser les grandes lignes. Les soins en service privé exerçaient sans aucun doute un grand attrait sur beaucoup d'infirmières diplômées qui travaillaient en quelque sorte à leur compte et recevaient des honoraires au même titre que les médecins. Leur travail était souvent gratifiant, et leurs tâches, complexes; elles jouissaient d'une certaine autonomie contrairement aux infirmières sous supervision travaillant dans les hôpitaux ou en santé publique. Toutefois, comme toutes les femmes, elles évoluaient dans un marché de l'emploi discriminatoire à leur endroit. Les patients comme les médecins associaient le nursing à des traits «féminins» comme la compassion et la sollicitude, et il devenait dès lors évident que la profession n'atteindrait jamais qu'à une reconnaissance partielle. Les conditions de travail n'étaient pas toujours idéales, le salaire était bas, et la sécurité d'emploi, inexistante. Comme on assistait de plus en plus au transfert des soins de santé du foyer à l'hôpital, bon nombre de ces infirmières optèrent pour la sécurité d'un emploi à temps plein à l'hôpital et se tournèrent vers la syndicalisation pour protéger leurs intérêts professionnels. Actuellement, alors que les soins de santé sont à nouveau rapatriés à la maison, il semblerait bien que la profession infirmière soit revenue à son point de départ.

Qu'est-ce qu'une infirmière?

Le concept de «nurse» (ou infirmière) et de nursing a toujours été quelque peu ambigu. Jusqu'à la fin du XIXe siècle, au Canada, une «nurse» était une femme qui prodiguait des soins à domicile, habituellement à des membres de sa famille, à des amis malades ou à des femmes en couches. Cet acte de nature intime pouvait s'étendre jusqu'à inclure la préparation des morts pour l'enterrement, une tâche qui relevait du domaine domestique pour laquelle la plupart des femmes étaient vues comme naturellement douées. À une époque où les traitements médicaux de haute technicité

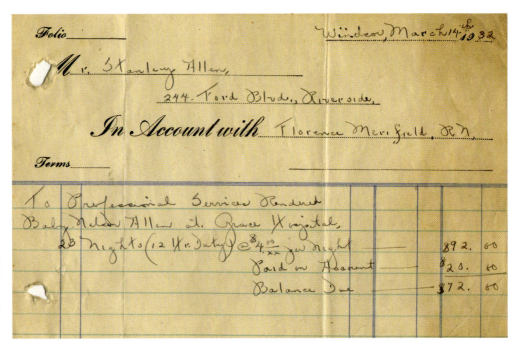

Figure 1
Facture pour les services postnatals privés de Florence Merifield, inf. aut.
Grace Hospital, Windsor, Ontario
1932
Archives du Musée canadien des civilisations; don de Lynn Kirkwood

L'infirmière Merifield chargeait 4 $ par nuit pour prodiguer des soins à une mère et à son nouveau-né.

n'existaient pas encore, ces qualités de soignante font des femmes les candidates idéales pour prendre soin du malade, le laver, nettoyer sa chambre, changer ses pansements, préparer ses repas, voir à son bien-être et, à la limite, lui administrer quelques remèdes à base de plantes. Les hôpitaux étaient alors des établissements de soins en milieu surveillé pour les plus démunis — ceux qui n'avaient pas les moyens de se faire soigner à la maison. Ces hospices disposaient de peu de ressources pour guérir leurs patients. La prestation des soins en milieu familial constituait donc la norme et la «nurse» était rarement payée pour ses services. En fait, de nombreuses femmes, notamment celles appartenant à une communauté religieuse, acceptaient de prodiguer des soins pour des raisons humanitaires ou religieuses.

Les bouleversements radicaux en médecine et l'importance grandissante de l'hôpital favoriseront l'émergence de l'infirmière «qualifiée». Comme la chirurgie, les nouveaux outils de diagnostic et autres techniques médicales se répandaient avec succès dans l'univers hospitalier, les hôpitaux devenaient des centres de traitements médicaux spécialisés. Dans ce contexte, les patients payants s'attendaient à bénéficier de soins, à se rétablir puis à recevoir leur congé. Avec l'évolution des hôpitaux, il devenait évident qu'une main-d'œuvre soignante qualifiée, instruite et diplômée devait remplacer les femmes de la classe ouvrière, souvent d'anciennes patientes d'hôpital, qui avaient jusque-là fourni des soins de manière non officielle.

Dès la fin du XIXe siècle, de nouvelles écoles de nursing rattachées aux hôpitaux, influencées au Canada anglais par la tradition britannique de Nightingale et au Canada français par les religieuses hospitalières, formaient systématiquement des infirmières. Les étudiantes infirmières travaillaient comme apprenties pour payer leurs études et accomplissaient à peu près toutes les tâches de soins requises dans l'hôpital. Quelques rares infirmières autorisées les supervisaient pendant leur formation. Le travail des étudiantes était très exténuant : elles travaillaient 12 à 14 heures par jour et n'avaient droit qu'à une maigre allocation de 8 $ à 10 $ par mois[1]. De plus, elles étaient exposées à de graves maladies contagieuses dans les salles d'hôpital. Beaucoup d'historiens les décrivent comme des personnes exploitées, opprimées et le plus souvent au bout du rouleau[2]. Il n'en demeure pas moins que les infirmières purent ainsi acquérir les compétences nécessaires pour soigner les patients malades à l'aide de techniques modernes d'asepsie et d'antisepsie, essentielles pour empêcher la propagation des maladies contagieuses et infectieuses.

Au fur et à mesure que les diplômées de ces écoles intégraient le marché du travail, l'image de l'infirmière se transformait et passait de celle d'une travailleuse domestique, dont la seule qualification reposait sur son aptitude à servir les autres, à celle d'une «professionnelle» qualifiée. Pendant ce temps, l'élite infirmière multipliait les efforts pour différencier la profession infirmière de la main-d'œuvre domestique non qualifiée que l'on associait jusqu'alors au nursing. L'infirmière nord-américaine revendiquait la légitimité sociale et le prestige pour l'un des rares métiers considérés pour les femmes comme socialement acceptable. En effet, les infirmières, sur la base de leur éducation et de leur statut, formaient en quelque sorte un groupe privilégié comparativement aux autres travailleuses. Elles étaient choisies parmi les classes respectables de la société canadienne anglaise et française, les écoles d'infirmières demeurant d'accès difficile pour les femmes d'autres ethnies, les Autochtones et les femmes de couleur jusqu'au milieu du XXe siècle au Canada. Même s'il faudra attendre les années 1940 pour que le terme «infirmière autorisée» soit répandu par suite de l'adoption de législations dans la plupart des provinces, ces infirmières de la première heure réclamèrent l'usage exclusif du terme «infirmière». Elles lui ajouteront celui de «qualifiée» ou de «diplômée» afin de se distinguer des femmes autodidactes qui s'affichaient comme soignantes sous le titre de «nurse».

Une majorité oubliée

Les diplômées des nouvelles écoles de nursing, estimées à près de 300 au tournant du siècle, constitueront une main-d'œuvre de plus de 20 000 au début de la Grande Guerre. La plupart de cette première génération d'infirmières qualifiées exerçaient en service privé, le plus souvent au domicile du patient. Il appert qu'avant la Deuxième Guerre mondiale, les infirmières autonomes constituaient entre 35 % et 45 % de la main-d'œuvre infirmière totale, et ce nombre incluait les 40 % qui cessèrent de travailler après leur mariage. Kathryn McPherson note que, durant la période de l'entre-deux-guerres, 43 % des infirmières travaillaient dans le secteur privé, alors que 26 % étaient employées dans des institutions et 20 % en santé publique[3].

Pourtant, malgré ces chiffres, la plupart des écrits traitant de l'histoire du nursing ne rendent compte que de la petite minorité d'infirmières travaillant dans les hôpitaux et en santé publique. Pourquoi cette indifférence à l'égard des infirmières du secteur privé? Une documentation déficiente à leur sujet pourrait expliquer ce silence, mais seulement en partie. Car il faut considérer un élément tout aussi important, soit l'existence d'une échelle de valeurs au sein de la profession, particulièrement au niveau de l'élite. Les hôpitaux publics ou même privés, les communautés religieuses et les organismes comme le VON tenaient des registres, ce que la majorité des infirmières autonomes ne faisaient pas. Et malgré la disponibilité de sources indirectes, comme les journaux et les rapports d'infirmières contenant des informations sur la pratique privée, les infirmières autonomes elles-mêmes s'exprimaient rarement. Peu de biographies, de lettres ou de journaux intimes éclairent leur quotidien. À l'inverse, les propos de l'élite de la profession, soit à ceux des directrices des soins dans les hôpitaux, sont fort bien documentées. Elles fondent des associations amicales et professionnelles; elles se battent pour des résidences d'infirmières par souci d'améliorer la vie étudiante, pour une meilleure qualité de l'enseignement, pour la reconnaissance de la profession tant à l'intérieur qu'à l'extérieur de l'hôpital. Les infirmières hygiénistes ou de district jouissaient d'une image tout aussi positive et étaient souvent désignées comme modèles. Ces infirmières, dont la formation était poussée et qu'on choisissait souvent pour des qualités dites bourgeoises comme le tact et l'esprit d'initiative, étaient considérées comme des phares dans la longue ascension vers la reconnaissance professionnelle. Un autre groupe apparenté aux infirmières hygiénistes est celui des infirmières de dispensaire. Certaines de ces pionnières héroïques ont été encensées tant en littérature que dans leur communauté, où elles ont œuvré auprès de populations nouvellement installées dans des territoires reculés.

À l'opposé, les infirmières autonomes, à l'instar des femmes qui élevaient leurs enfants, des domestiques qui gagnaient leur vie, des ouvrières qui peinaient dans les manufactures, représentaient le versant moins flamboyant de la pratique soignante : la prestation de soins généraux au jour le jour. Trop souvent, leur travail se confondait avec les tâches ménagères, et c'est précisément cette association au travail domestique qui alimenta parfois les discussions sur les soins privés puisqu'elle était vue comme un obstacle pour l'atteinte de l'objectif de toujours, celui de la professionnalisation. L'histoire du VON est une bonne illustration de ce préjugé. Des sources de seconde main font état du travail en santé publique de cette organisation, des controverses entourant ses origines et des batailles menées contre médecins et infirmières à propos des sages-femmes œuvrant auprès des populations pauvres et isolées. Par contre, il existe relativement peu d'informations concernant les soins à domicile ou de chevet qui constituaient pourtant le cœur du travail de cet organisme, et les femmes qui y ont œuvré à l'époque n'ont pas vraiment eu voix au chapitre. La plupart des informations historiques au sujet du VON ont été glanées dans des registres annuels qui sont en fait des comptes-rendus de sommes reçues et un inventaire des cas dont les infirmières s'étaient occupées. Comme pour les infirmières en service privé, nous savons peu de choses à propos des infirmières visiteuses du VON, de leurs aspirations

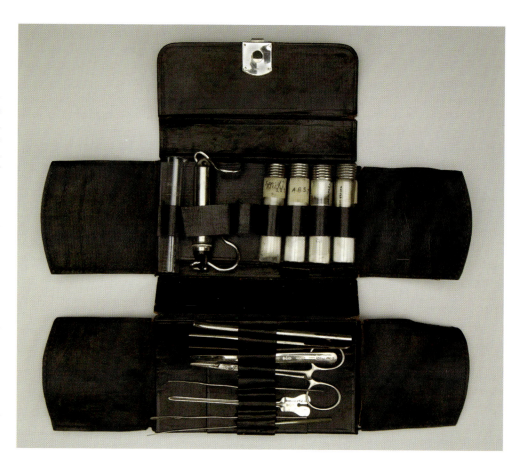

Figure 2
Trousse d'infirmière utilisée par Ruth Vivian Hart, diplômée Royal Victoria Hospital School of Nursing
Montréal
1916
Photographe :
Doug Millar
Collection de l'Association des infirmières et infirmiers du Canada
Musée canadien des civilisations, 2000.111. 492

Une trousse contenant des instruments, des médicaments, un thermomètre et une balance était essentielle à l'infirmière en service privé pour faire son travail.

et défis, de leurs combats et récompenses, et de leurs réalisations.

Récemment, un regain d'intérêt pour les infirmières au bas de l'échelle s'est dessiné. Plusieurs historiens et infirmières ont réalisé des entrevues pour tenter de combler les lacunes au sujet de ce pan important du nursing du début du XXe siècle. Mais comme les données éclairantes ont été tirées d'un faible nombre d'entrevues qui ne couvrent que la période à partir de 1920, ce que nous savons des infirmières autonomes des deux premières décennies est très limité, et le peu d'information que nous en avons provient de l'élite infirmière, qui avait sa propre perception du marché des soins privés[4].

Les premières années des soins en service privé

À l'origine, les soins en service privé étaient un travail relativement bien rémunéré pour les femmes, si l'on considère les options limitées offertes aux femmes «respectables» sur le marché de l'emploi. À part l'enseignement, il existait peu de débouchés pour une jeune femme «qualifiée» qui voulait tirer parti du statut associé à cette marque distinctive. Il n'est donc pas étonnant que le port de l'uniforme, un symbole de leur statut au sein de la communauté, ait été la fierté de plusieurs. Comme l'a noté l'historienne Kathryn McPherson, les infirmières étaient relativement privilégiées par rapport aux autres travailleuses parce qu'elles bénéficiaient d'un certain degré d'indépendance. En effet, l'aventure que représentait le métier d'infirmière attirait beaucoup de femmes. Les entrevues réalisées montrent que la majorité des infirmières croyaient que leur uniforme leur permettrait de voyager plus librement que la plupart des femmes, ce qui n'était pas toujours le cas. McPherson cite une jeune infirmière qu'un homme importunait dans un autobus alors qu'elle revenait chez elle. En descendant, elle lui cria : «À défaut de me respecter, vous auriez tout de même pu respecter mon uniforme[5].»

Il était facile pour les premiers groupes d'infirmières diplômées des nouvelles écoles hospitalières de se trouver un emploi en service privé, puisque la profession était en expansion. La plupart des infirmières autonomes demeuraient au domicile de leur patient, étaient payées à la journée, pour des périodes fluctuant selon les besoins. En 1934, une infirmière autorisée recevait environ 5 $ par jour pour une période de 12 heures, 4 $ par jour pour 8 heures de travail et

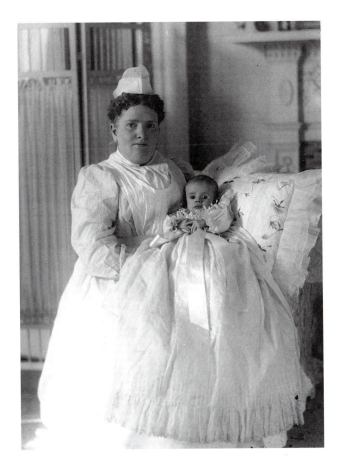

Figure 3
Infirmière et nourrisson de Mrs. Allan
Montréal, Québec
1898
Archives photographiques Notman
Musée McCord d'histoire canadienne, 11-127160

6 $ par jour pour 24 heures[6], ces taux variant quelque peu d'une province à l'autre. C'était la famille du patient qui payait les infirmières, et dans certains cas, leurs honoraires étaient remboursés par des assurances privées. On retrouvait aussi des infirmières autonomes dans les hôpitaux où elles étaient engagées par des gens aisés pour prendre soin d'un patient 24 heures sur 24; on les qualifiait d'«infirmières particulières». Même si elles s'occupaient du patient à l'hôpital même, comme c'était le cas pour les médecins, leur rémunération était versée par le patient. Pendant la guerre, les soins privés à domicile auront sensiblement décliné au profit des emplois hospitaliers.

Les historiens se sont demandé si les étudiantes infirmières acceptaient de travailler au domicile de leur patient par souci d'autonomie ou par nécessité. Veronica Strong-Boag, par exemple, souligne le fait que les infirmières en service privé avaient l'avantage d'être leur propre patron dans la maison et que, si l'époque s'y prêtait, elles pouvaient même choisir leur lieu de travail. Cette situation était probablement accueillie comme un souffle de libération par beaucoup d'infirmières qui venaient de terminer leurs études, où elles avaient été encadrées et supervisées de près. Selon McPherson, qui a interviewé plusieurs infirmières autonomes : «Les périls inhérents au marché non réglementé des soins privés étaient plus que compensés par l'autonomie, la variété, la mobilité et l'égalité dont elles jouissaient.» Mais la plupart n'avaient pas vraiment le choix devant la rareté des emplois dans les hôpitaux et en santé publique. La majorité offriront donc leurs services comme infirmières autonomes[7].

Bien que moins limité qu'en milieu hospitalier, ce travail n'était toutefois pas complètement indépendant. L'infirmière devait avoir de bonnes relations avec un ou plusieurs médecins puisqu'elle devait compter sur ces derniers pour se faire adresser des patients. Il existait habituellement des registres centraux à l'hôpital, parfois parrainés par des associations d'anciennes étudiantes ou disponibles dans des cabinets de médecins, que les patients pouvaient consulter pour trouver une infirmière qualifiée qui prendrait soin d'eux. Le marché était soumis à une vive concurrence malgré le fait que ces emplois étaient plutôt exigeants[8].

Quel genre de travail ces infirmières faisaient-elles? Il est bien évident que les soins de chevet à l'époque différaient grandement de ceux d'aujourd'hui. Beaucoup d'interventions mineures et autres traitements médicaux que nous associons de nos jours à l'hôpital avaient lieu à la maison. Les naissances à domicile étaient courantes, et des soins de longue durée aux malades y étaient requis. Avant la découverte des sulfamides, de la pénicilline et autres antibiotiques et vaccins, les infirmières devaient employer des mesures exigeantes pour combattre les infections susceptibles de coûter la vie à la mère ou au nouveau-né. Le rétablissement se faisait souvent lentement. Les taux de mortalité maternelle et infantile étaient élevés, et les maladies contagieuses comme la tuberculose, la variole, la rougeole et la scarlatine, répandues. Les infirmières diplômées acquéraient de l'expérience dans le traitement de ces maladies potentiellement mortelles, et pourtant, elles étaient souvent confrontées à la mort de leurs patients par suite d'infections résultant d'un accident, d'une fièvre puerpérale ou d'une pneumonie. Elles couraient, bien sûr, aussi le risque de contracter une maladie et devaient faire preuve de vigilance pour protéger leur santé.

Les infirmières en service privé et les Infirmières de l'Ordre de Victoria (1900-1950)

Le travail des infirmières en service privé était très diversifié. Elles soignaient les malades chroniques, les grands brûlés, les victimes d'accidents, les enfants atteints de maladies infantiles, les jeunes adultes ou les enfants tuberculeux, les nouveau-nés et leurs mères ainsi que les personnes âgées. Certains types de travail semblent avoir été plus recherchés que d'autres. Par exemple, les postes en régions rurales, les horaires de 24 heures (au lieu de 8 ou 12 heures), les cas de contagion semblent avoir été les moins populaires, alors que les cas de maternité étaient souvent les plus appréciés. George Weir, dans son étude sur les années 1930, souligne que les infirmières autonomes des provinces des Prairies, les plus touchées par la crise, étaient plus susceptibles que dans les endroits mieux situés d'accepter les horaires de 24 heures, tant détestés, et d'exécuter des tâches ménagères. Les infirmières développaient sans doute une expertise considérable avec le temps. Et les compétences acquises dans les écoles hospitalières leur étaient certainement grandement utiles, même si les conditions dans les maisons privées différaient sensiblement de celles qui prévalaient dans les établissements hospitaliers hautement réglementés[9].

Les premières infirmières diplômées étaient en concurrence avec celles qui s'annonçaient comme des «nurses» sans avoir ni formation ni diplôme. Alors que la distinction était claire pour l'infirmière qualifiée, la population n'était souvent pas à même de voir la différence. Beaucoup d'infirmières qualifiées portaient l'uniforme et la coiffe, qui constituaient une preuve visuelle de la supériorité de leur compétence et de leur formation, afin de convaincre le public des avantages de faire appel à une infirmière diplômée.

À cette concurrence avec les «nurses» sans formation, s'ajoutait la pression d'effacer les frontières entre les fonctions soignantes et domestiques. En service privé, l'infirmière devait souvent préparer les repas, et même effectuer des «tâches ménagères plus substantielles». Tout dépendait des ressources et du bon vouloir du patient et de sa famille. Alors que les infirmières particulières dans les hôpitaux étaient généralement embauchées par des gens aisés, la situation était bien différente dans les maisons privées. Dans les rares foyers où l'on employait des domestiques, le travail de l'infirmière s'en trouvait simplifié. Toutefois, à l'instar de la gouvernante, l'infirmière autonome pouvait être tiraillée entre son acceptation sur un même pied d'égalité par les membres de la famille et le besoin de ces derniers d'affirmer une certaine autorité sur le personnel domestique. Dans bien des cas, l'infirmière autonome était perçue comme la «femme à tout faire» et devait exercer les fonctions de servante, de parent, de dame de compagnie, de cuisinière et de gouvernante. Les tâches étaient souvent de nature personnelle et domestique et faisaient de l'infirmière qualifiée une sorte de parent pauvre de la famille, sous l'autorité du médecin, du patient et de sa famille qui la payait pour «résoudre leurs problèmes de personnel». Même si l'on s'attendait dans les hôpitaux des années 1920 et 1930 à ce que les infirmières exécutent un grand nombre de ces tâches ménagères, elles le faisaient dans le cadre réglementé d'une institution publique en compagnie de leurs consœurs étudiantes. De son côté, c'est dans la solitude, dans un lieu étranger que la garde-malade professionnelle au foyer d'un patient accomplissait les tâches domestiques, souvent plus exigeantes. Certaines infirmières ne pouvaient dormir que pendant le sommeil de leur patient. Elles travaillaient de longues périodes sans jour de congé, ce qui rendait leur vie sociale difficile. Et elles faisaient face, d'un foyer à l'autre, à une grande disparité des installations et des ressources permettant d'effectuer adéquatement leur travail[10].

Le rôle de l'infirmière autonome pouvait se mêler à des dynamiques familiales singulières. Celle-ci pouvait avoir l'impression d'être à la merci d'un patient ou de sa famille. Comme la maladie constitue une période de tension extrême, les infirmières autonomes devaient éviter de se laisser entraîner dans des conflits et des histoires de famille. Bien que peu d'entre elles souhaitent aborder la question, il reste que certaines ont subi de la violence sexuelle ou physique de la part de patients, de leur famille, ou même du médecin dont elles étaient censées exécuter les ordres. L'infirmière autonome pouvait choisir de quitter son emploi pour fuir un tyran ou une situation conflictuelle, mais elle ne disposait d'aucun soutien institutionnel, contrairement à ce qui aurait pu se passer si elle avait travaillé dans un hôpital. Face à de tels problèmes, il leur fallait certes une bonne dose de détermination et d'assurance, et nous pouvons présumer que ces femmes ont acquis un sens des affaires, des qualités d'entregent et d'initiative, tout en ayant développé leurs compétences infirmières.

Travailler dans des maisons privées avait cependant ses avantages. La variété des emplois occupés permettait à l'infirmière d'apprendre à composer avec divers états de santé, d'acquérir de l'expérience et une plus grande autonomie au quotidien. Une relation étroite avec le patient et sa famille pouvait aussi constituer une occasion enrichissante. L'infirmière Rebecca Bancroft fut affectée aux soins d'un homme, à son domicile, qui souffrait d'une appendicite perforante

Sans frontières

Apparence et procédures : les manuels de nursing du VON

Christina Bates, Musée canadien des civilisations

De 1920 à 1950, époque où le service de soins à domicile du VON était florissant, l'organisme a procédé à la publication périodique de manuels de nursing, comprenant des instructions détaillées sur l'apparence personnelle et les procédures strictes que devaient suivre les infirmières. Comme les infirmières en santé publique, les infirmières du VON devaient adopter un comportement distingué, asexué : « Les infirmières qui rentrent dans les écoles et les foyers des pauvres, portant un chemisier décolleté en soie, une jupe à la mode, des bas de soie et des chaussures à talons hauts, ne feront qu'éveiller l'hostilité [...]. Toute infirmière en service se doit d'avoir une tenue soignée, élégante, mais simple », écrivait Lina Rogers Struthers, la première infirmière scolaire de Toronto.

Pour éviter toute contamination, et peut-être aussi pour montrer au patient et à sa famille combien l'infirmière était raffinée voire méticuleuse, on avait inclus dans les manuels une procédure rigoureuse que l'infirmière devait observer au moment de franchir le seuil de la maison d'un patient : « L'infirmière doit placer son manteau et son chapeau sur une chaise de bois éloignée du mur, le manteau plié, la doublure à l'intérieur, les manchons posés à l'intérieur du chapeau. » Dans une section du manuel, on décrivait méthodiquement le matériel et l'usage qu'il fallait faire du sac du VON, des accessoires essentiels pour donner des soins à domicile : « [...] L'infirmière roule ses manches jusqu'au-dessus du coude [...] ouvre son sac et en retire une serviette de papier, un essuie-mains et la bouteille de savon vert. Elle étend la serviette de papier sur la table préalablement recouverte de papier journal, puis y dépose le savon vert et l'essuie-mains [...]. Elle lave bien ses mains [...]. [Elle] retourne à son sac et en retire le tablier qu'elle enfile [...]. Elle ferme ensuite le sac et, si elle doit le rouvrir, l'infirmière doit alors nettoyer de nouveau minutieusement ses mains. »

Bonne tenue vestimentaire et stricte observance de procédures donnaient à l'infirmière du VON un air d'autorité dans les foyers où l'on percevait une certaine résistance, puisque le succès des soins à donner dépendait de la collaboration des familles.

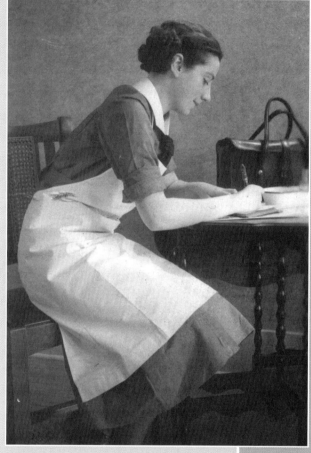

Figure 4
Portrait d'une infirmière du VON
Années 1920
Gracieuseté du bureau national du VON, Ottawa

Tout est bien ordonné sur cette photographie d'une infirmière du VON prise en studio.

Sources : Lina Rogers Struthers, *The School Nurse*, New York, Putnam's Sons, 1917 ; Infirmières de l'Ordre de Victoria du Canada, *Nursing Manual*, Ottawa, VON, 1942.

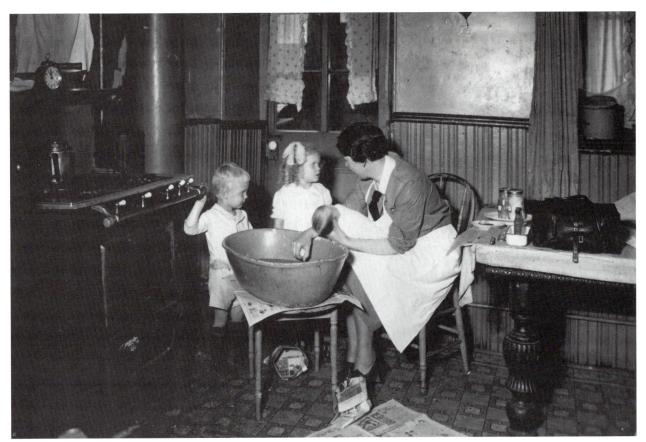

Figure 5
Infirmière du VON faisant une visite à domicile
Winnipeg, Manitoba
Années 1920
Gracieuseté du bureau national du VON, Ottawa

et qui dut subir trois interventions chirurgicales à cause d'un traitement tardif. La relative aisance de cet homme faisait qu'il n'avait pas de problèmes à la payer les premiers jours, mais cela ne dura qu'un certain temps. Pourtant, elle insista pour demeurer auprès de lui pendant toute la durée de sa convalescence. Pour elle, apprendre de cet homme qui exerçait le métier d'antiquaire était une compensation en soi. Nul doute qu'elle ait éprouvé une satisfaction à le soigner et à l'épauler jusqu'à sa complète guérison[11].

En 1897, au milieu de tous ces débats relatifs à la définition de la profession infirmière, le VON voit le jour. Il n'est guère surprenant que cet organisme de renom ait sélectionné les meilleures candidates, qui bénéficieront d'une formation pour faire partie de leur personnel soignant, et qu'il ait fondé des écoles où elles seront formées en nursing de santé publique ou de district pendant six mois, les premières écoles du genre au Canada. En santé publique, les infirmières visiteuses du VON se devaient d'être à la fois les ambassadrices d'un mode de vie sain et le fleuron de la nouvelle profession infirmière. Au départ, le VON espérait combler le besoin criant d'infirmières dans les dispensaires ou même de sages-femmes dans les régions les plus reculées du pays. Mais le coût de leurs services s'avéra prohibitif, et des rivalités professionnelles viendront aussi miner leur action[12]. Toutefois, au début du XXe siècle, le VON est devenu une force silencieuse et efficace qui dispense au quotidien des soins généraux aux pauvres des zones urbaines comme aux populations ouvrières et ethniques. Les infirmières, pour la plupart des jeunes femmes célibataires, vivaient généralement dans de petites habitations dans les villes, semblables à celles des colonies, souvent situées dans les quartiers ouvriers à proximité de leurs patients. Elles portaient leur propre uniforme et visitaient les familles qui ne pouvaient se payer les services d'une infirmière en service privé. À part le fait

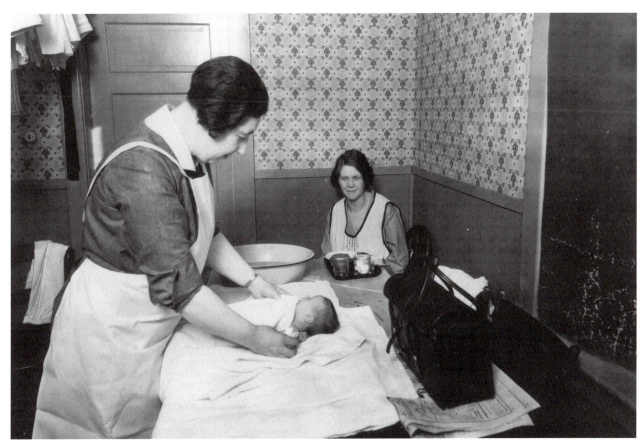

Figure 6
Infirmière du VON
Calgary, Alberta
1929
Archives Glenbow, Calgary, Alberta, NA-3445-17

qu'elles ne résidaient pas chez leurs patients, elles accomplissaient le même travail : effectuer un suivi auprès des nouvelles mères et de leur bébé et, dans certains cas, faire des accouchements lorsque la famille ne voulait ou ne pouvait faire appel à un médecin, soigner les enfants atteints de maladies infantiles, administrer les premiers soins et changer les pansements, prendre soin des personnes âgées et des malades chroniques, et s'occuper des tuberculeux souvent négligés. Alors que le travail des infirmières visiteuses du VON se comparait à celui des infirmières en service privé, les premières bénéficiaient d'un soutien institutionnel, de la compagnie de collègues, de meilleurs salaires et d'une plus grande stabilité d'emploi. De plus, à l'inverse des infirmières autonomes, l'infirmière visiteuse du VON était habituellement issue d'une classe sociale supérieure à celle de son patient et pouvait donc exercer sur lui une certaine autorité.

Le VON espérait que, en offrant à ces familles les soins de santé dont elles avaient tant besoin, il serait possible de profiter de l'occasion pour les renseigner sur des questions de santé publique. Tout en soignant le nouveau-né et sa mère, l'infirmière pouvait, par exemple, informer cette dernière sur les nouvelles techniques en matière de soins à l'enfant, de soins prénatals et de prévention des maladies. Il faut reconnaître que les infirmières visiteuses du VON ont fait la preuve que les soins généraux et les soins de santé publique étaient pratiquement indissociables. Et on pourrait même se laisser aller à conjecturer sur la somme de temps que l'infirmière en service privé consacrait elle aussi à la transmission de ces mêmes messages liés à la santé.

L'entre-deux-guerres : la crise des soins en service privé

À la fin des années 1920, s'amorça une ère de chômage et de pénurie d'emplois pour la plupart des infirmières autonomes, crise qui s'aggrava durant les années 1930.

L'instabilité économique qui régnait à l'époque pourrait à elle seule expliquer le phénomène, mais il faut également compter parmi les causes le trop grand nombre de recrues formées dans les écoles hospitalières ainsi que le déplacement des soins du foyer à l'hôpital. Les étudiantes infirmières représentaient le gros des effectifs pour les hôpitaux, qui n'étaient pas prêts à renoncer à cette source de main-d'œuvre. Parallèlement, la chirurgie devenait une procédure de moins en moins risquée; les hôpitaux amélioraient leurs pratiques d'hygiène et leurs installations sanitaires et se procuraient de nouveaux outils technologiques de traitement et de diagnostic. De plus en plus de patients étaient disposés à payer pour recevoir des soins à l'hôpital. Et la mauvaise réputation de cette institution, vue comme un lieu malpropre, dangereux et tout juste bon à servir de mouroir pour les pauvres, s'estompait. Les accouchements étaient lentement transférés de la maison à l'hôpital. Le nombre des infirmières particulières dans les hôpitaux augmentait et les directrices des soins s'efforçaient souvent de trouver du travail dans l'hôpital pour leurs diplômées au chômage.

Lorsque la crise éclata, et que le nombre de familles ne pouvant plus assumer les coûts des soins de santé s'accrut, le marché de l'emploi fut inondé d'infirmières autonomes en quête de travail. Les effets furent dévastateurs pour beaucoup d'entre elles. L'historienne Mary Kinnear, dont les études sur les femmes professionnelles portaient notamment sur les infirmières manitobaines, souligne que le salaire des infirmières autonomes variait entre 4 $ et 6 $ par jour selon le nombre d'heures de travail fournies[13]. De plus, de tels emplois étaient rares puisqu'on utilisait toujours les étudiantes infirmières comme main-d'œuvre bon marché dans les hôpitaux et que les employeurs de la santé publique, aussi aux prises avec des difficultés financières, embauchaient de moins en moins de personnel. Les infirmières en service privé se retrouvèrent dans la situation où de plus en plus de familles ne pouvaient se payer leurs services. Désireuses de continuer à vivre de leur métier même en ces temps difficiles, plusieurs devaient se résoudre à travailler au rabais. «Nous étions simplement très contentes de décrocher un travail comme soignantes. Il y avait tellement de chômage. Des infirmières offraient même leurs services contre le gîte et le couvert», confiera une infirmière à propos de ses expériences en Nouvelle-Écosse durant les années 1920 et 1930. D'autres devront solliciter l'aide de leur famille. Comme le raconte une infirmière: «Nous attendions qu'on nous offre un travail d'infirmière particulière, c'était tout ce que nous pouvions faire; c'était pendant la crise, vous savez. J'ai perdu les 30 $ que j'avais épargnés, une fortune à l'époque; la petite banque avait fermé si vite; je ne me suis jamais remise de cette perte. Je suis revenue à la maison en décembre, c'était ça ou mourir de faim[14].» La crise força certaines infirmières à travailler comme employées de bureau ou serveuses; d'autres choisirent d'émigrer aux États-Unis où leurs compétences étaient recherchées.

Travailler à son compte signifiait pour l'infirmière en service privé des conditions de précarité d'emploi et des risques de mauvaises créances, problèmes de plus en plus fréquents aussi chez les médecins pendant la crise. Des semaines, voire des mois peuvent s'écouler entre deux affectations. Kinnear cite une infirmière du Manitoba qui préférait travailler en service privé plutôt qu'à l'hôpital, mais reconnaissait qu'«on pouvait rester un mois sans travailler». Susan Reverby utilise des termes comme «honte», «désespoir», «disgrâce» et l'expression «vouloir du travail et non la charité» pour décrire l'état d'esprit de l'infirmière autonome américaine, toujours en attente d'un nouveau travail. Alors que l'intervalle entre deux emplois s'allongeait, le problème des patients mauvais payeurs se généralisait dans certaines régions. Une infirmière autonome se souvient: «Oh, bien sûr qu'on acceptait le travail. On ne leur demandait pas d'argent. Peut-être aurions-nous un sac de pommes de terre en échange. Une femme m'a déjà donné un pot de savon[15].»

Malgré ces conditions, cette même infirmière se montra plus que réticente à fuir ce qu'elle considérait comme sa responsabilité. Elle raconte:

Mon frère avait une épicerie bien ravitaillée en viande et en pommes de terre et lorsque les gens avaient besoin de moi, ils m'appelaient et j'y allais. Je me suis disputée avec lui une seule fois: j'étais sortie, je travaillais beaucoup, et quelqu'un est venu me chercher pour que je me rende à la rivière. Une femme était très malade là-bas. Mon frère ne m'a pas fait le message. Je lui ai dit: «Walter, tant que je vivrai ici, ne t'avise jamais de me refaire ce coup.»[16]

À l'évidence, les origines charitables du nursing ne s'effacent pas facilement. «Il m'a dit qu'il croyait que c'était trop de travail pour moi et qu'il savait que ces gens n'avaient pas d'argent. Je lui ai répondu de ne plus jamais recommencer, et il ne l'a plus jamais fait... Il ne s'est jamais plus mêlé de mes affaires.» Manifestement, les infirmières faisaient face à des choix complexes, où s'opposaient parfois survie économique et soins à prodiguer aux malades. D'une part, l'infirmière autonome avait besoin d'argent pour vivre, mais elle était aussi entièrement dévouée à ceux qu'elle soignait ou qu'elle aurait peut-être à soigner

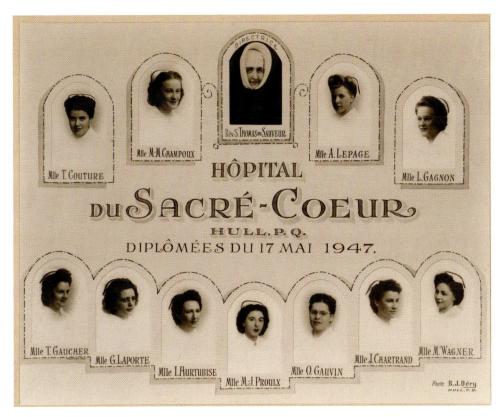

Figure 7
Gertrude Laporte sur une photographie de diplômées
Hôpital du Sacré-Cœur, Hull, Québec
1947
Photographe : Harry Foster
Musée canadien des civilisations, 988.1.34
(don de Charles Morin)

Gertrude Laporte apparaît dans la rangée inférieure, en deuxième place à partir de la gauche.

un jour. L'étendue du travail que les infirmières effectuaient sur une base charitable est difficile à estimer[17].

Kinnear note que les infirmières autonomes «éprouvaient souvent des difficultés financières tandis que celles qui avaient réussi à obtenir un poste dans un hôpital ou en santé publique avaient au moins la garantie d'un emploi permanent[18]». Bien que les infirmières hygiénistes aient été reconnaissantes de bénéficier d'une plus grande sécurité d'emploi, d'un salaire plus élevé et de meilleurs avantages que les infirmières autonomes, elles souffraient elles aussi des effets de la crise. Elles assistaient à un décuplement de l'indigence dans les familles qu'elles visitaient. La clientèle du VON augmentait, et de nombreux patients, qui avaient autrefois les moyens de payer, n'y arrivaient plus. Les familles de plus en plus nécessiteuses étaient au bord du gouffre, situation tout à fait propice à l'éclosion de maladies. Le temps des visites dans les familles démunies s'allongeait, alors que les infirmières devaient parfois en consacrer autant à apporter conseils et soutien, à organiser des secours de base (nourriture, vêtements et combustible), qu'à apporter les soins proprement dits. Les hôpitaux, à court de fonds, se mirent à retourner les patients chez eux plus tôt que prévu. Le VON n'avait d'autre choix que de prendre le relais.

D'un autre côté, il existait toujours de riches patients auprès de qui la prestation de soins était une toute autre expérience. Une infirmière avait pris soin d'une parente pendant huit ou neuf mois en tant qu'infirmière accompagnatrice. Elle se rappelle qu'il n'y avait pas de salaire prédéterminé, mais qu'ils la payaient ce qu'ils croyaient être équitable et ils étaient assez généreux. La femme dont elle s'occupait souffrait d'une légère atteinte cardiaque, mais jouissait autrement d'une bonne santé, quoiqu'elle était sénile :

> Je devais demeurer à ses côtés tout le temps. C'étaient son fils et sa belle-fille qui s'en occupaient, mais comme cette dernière avait des problèmes de santé, le médecin lui avait suggéré de prendre un peu de repos. Ils sont alors partis en Angleterre pendant que je prenais soin d'elle avec l'aide d'une servante; mais je ne l'ai pas quittée une seconde. Lorsque je l'entendais remuer le matin, je me levais à mon tour et elle était très matinale. Je n'avais aucun temps libre. Je la mettais au lit le soir. Ils avaient un chauffeur [...] et elle faisait une promenade tous les après-midi[19].

La crise économique ne fit qu'exacerber les inégalités qui prévalaient alors dans les conditions d'emploi des infirmières en service privé. Les médecins exerçaient un grand pouvoir sur le travail infirmier — tout particulièrement en ces temps difficiles où l'éventail des choix s'offrant aux infirmières

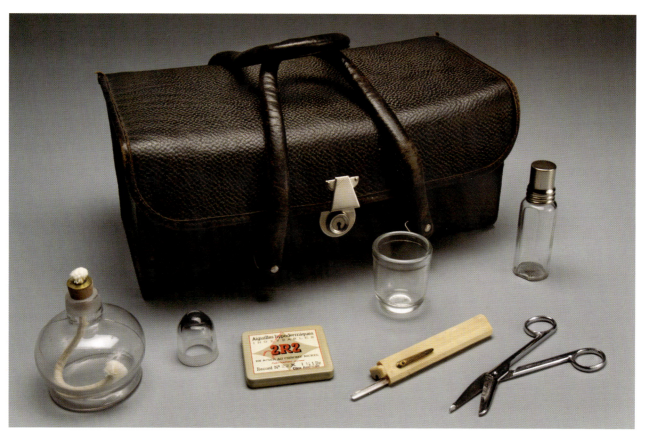

Figure 8
Trousse d'infirmière de Gertrude Laporte
Photographe : Doug Millar
Musée canadien des civilisations, 988.1.1-40 (don de Charles Morin)

La trousse de bonne taille de Gertrude Laporte, infirmière en service privé, contenait plus de 50 objets, depuis un brûleur à alcool pour la stérilisation des aiguilles à une médaille de saint Christophe.

était restreint. Certains hôpitaux pouvaient recommander des infirmières pour des emplois dans la communauté, mais il arrivait souvent le médecin téléphone directement à l'infirmière, surtout si celui-ci — à l'époque les médecins étaient pour la plupart des hommes — avait une favorite. Des témoignages relatifs à la période des années 1920 et 1930 font état de l'existence d'une relation fort complexe entre les infirmières et les médecins susceptible d'influer sur la situation économique de l'infirmière. Décrivant l'expérience des infirmières américaines à ce propos, Susan Reverby mentionne la préférence des médecins pour des infirmières en service privé à la fois «jeunes», «jolies» et «vigoureuses» parce qu'elles étaient censées «prodiguer de meilleurs soins». Bien que rien ne prouve que les médecins canadiens préféraient les infirmières «plus jolies», ils avaient très certainement leurs favorites qu'ils amenaient avec eux. Sœur Alice Clare Salterio, par exemple, raconte avoir pris le train pour la Nouvelle-Écosse en compagnie d'un médecin qui devait enlever les amygdales à cinq enfants d'une même famille dans un petit village à environ 100 kilomètres d'Halifax. Le médecin la laissa ensuite seule avec les enfants, une expérience qu'elle qualifiera de traumatisante[20].

Les témoignages entendus montrent bien la confiance qu'accordait le médecin à l'infirmière en service privé, mais ils révèlent aussi les aléas de sa situation financière. Flora McDonald, du Cap-Breton en Nouvelle-Écosse, soignait un patient comateux sans espoir de survie. Elle décida de téléphoner au médecin qu'elle décrit comme un excellent chirurgien. «"Docteur Green, lui dis-je, j'ai peur que nous perdions notre patient." Je suis au téléphone et toute la famille écoute notre conversation, et il me répond : "Voilà une malchance pour vous", signifiant par là qu'on était en pleine crise et que les emplois étaient rares[21].»

Les infirmières autonomes se chargeaient souvent des cas d'obstétrique, particulièrement dans les régions les moins peuplées, et il semble bien qu'elles faisaient parfois des accouchements, au même titre que les infirmières hygiénistes et de dispensaire. Une infirmière se souvient avoir reçu un appel de la femme d'un médecin, retenu au chevet d'une femme atteinte d'éclampsie, lui demandant de se rendre auprès d'une femme en couches. Elle prit donc sa sacoche brune et se mit en route. Elle savait que c'était elle qui l'accoucherait et dit à la future mère : «Je vais vous aider du mieux que je peux.» Elle décrira la maison comme très ordinaire, mais aussi très propre et bien rangée. Elle ajoute : «Je ne lui ai pas dit, mais j'étais assez craintive, enfin, bref, elle a eu une belle petite fille.» Elle savait bien sûr ce qu'elle devait faire avec le placenta et comment attacher le cordon, et lorsque tout fut terminé, elle fut ravie de s'asseoir et de manger le repas que lui avait préparé la sœur de sa patiente, elle-même sur le point d'accoucher[22].

Dans les années 1930, les infirmières autonomes travaillant à domicile montraient des signes d'insatisfaction croissante au sujet de leurs conditions : précarité des emplois, salaire dérisoire, fardeau des tâches ménagères et absence de vie sociale. En désespoir de cause, Mabel McMullen, une infirmière autonome de St. Stephen au Nouveau-Brunswick, demanda dans un exposé à la réunion annuelle de l'Association du Nouveau-Brunswick que l'on se penche sur la recherche de solutions «pour améliorer la situation des infirmières autonomes» travaillant à domicile dans la province. Elle soutint qu'«une augmentation des honoraires et une réduction des heures de travail» devaient être envisagées, mais ajouta : «Personnellement, je ne crois pas que nos honoraires soient exorbitants, et je suggère le statu quo, car une hausse est impensable dans le contexte économique actuel et, pour vivre décemment, nous ne pouvons travailler pour un revenu moindre.» En 1936, dans un éditorial paru dans *The Canadian Nurse*, il est question des difficultés auxquelles font face les infirmières en service privé : «Le problème de fournir à la fois des soins continus et une aide ménagère dans la maison ne se réglera jamais tant que tous les gens concernés ne considéreront pas sérieusement ses implications réelles. Il est physiquement impossible pour une infirmière d'effectuer de gros travaux ménagers et de donner en même temps des soins adéquats à un malade[23].»

Les associations infirmières ont bel et bien abordé ces questions, mais apparemment du point de vue de leurs propres préoccupations, comme la transformation du système d'enseignement infirmier pour obtenir le contingentement du nombre d'étudiantes et la dissociation du nursing de tout regroupement de travailleurs domestiques. La section des soins en service privé de l'Association des infirmières et infirmiers du Canada (AIIC) examina le problème des heures, du salaire et autres inégalités et suggéra notamment l'institution d'un système de prestation des soins en réseau, permettant aux infirmières de se substituer l'une à l'autre. Certaines suggestions concernaient également le personnel soignant dans les hôpitaux. En 1937, Jean Church, présidente de la section des services infirmiers privés de l'AIIC, écrit : «Le temps libre dont les infirmières disposent dépend de la disponibilité des membres de la famille pour s'occuper du patient.» Elle réclama une réduction des heures de travail et plaida en faveur de la journée de 8 heures. En 1935-1936, à l'occasion du congrès biennal de l'AIIC tenu à Vancouver, la section des services privés de la Registered Nurses Association of British Columbia a donné la priorité à l'implantation de la journée de 8 heures en plus de la question des honoraires. On recommanda que les honoraires de 4 $ ou 5 $ pour 8 heures de travail soient haussés de 50 ¢ pour chaque heure supplémentaire jusqu'à concurrence de 12 heures[24].

De toutes ces propositions, celle qui concerne la réduction de la population étudiante est la seule qui retiendra sérieusement l'attention du reste de l'AIIC tout au long des années 1930. Cette stratégie se reflète également dans l'étude que George Weir réalisa à l'échelle nationale sur les problèmes infirmiers. Il nota que les infirmières autonomes étaient sous-payées, sous-employées et qu'elles vivaient dans la précarité. Le revenu annuel moyen des infirmières en service privé en 1929-1930 était de 1 022 $ comparativement à 1 385 $ dans les hôpitaux et de 1 574 $ en santé publique. Il aborda la question du surplus d'effectifs et recommanda que la formation infirmière soit confiée aux universités plutôt qu'aux écoles hospitalières et que les hôpitaux embauchent davantage d'infirmières de soins généraux pour remplir les fonctions soignantes plutôt que de faire appel à la main-d'œuvre étudiante[25].

Les réunions d'associations d'infirmières se multiplièrent, l'enquête du docteur Weir se poursuivit, et pendant ce temps, les infirmières autonomes continuaient de travailler dans des résidences sans bénéficier d'aucun des avantages proposés. Au bout du compte, ces discussions s'avéreront futiles puisque l'époque des soins en service privé sera pour ainsi dire révolue au milieu du XXe siècle. En 1943, l'AIIC estime que plus de 14 000 de ses membres détiennent des emplois dans les hôpitaux et en santé publique et qu'elles sont seulement 6 000 à travailler en service privé. Le mécontentement des infirmières autonomes à propos de leur situation caractérisée par la servitude et l'insécurité ne cessait de croître, mais les soins de santé se déplaçaient inexorablement du foyer aux institutions. Au Canada, on assistait à l'accroissement du nombre d'hospitalisations, à la spécialisation de la médecine, à l'augmentation du nombre de naissances et d'infirmières de soins généraux en milieu hospitalier et, finalement, à l'apparition de meilleures assurances pour couvrir les frais hospitaliers et médicaux[26].

Même si les infirmières en service privé étaient en quelque sorte des entrepreneures travaillant selon un régime de rémunération des services, elles ne réussirent pas à négocier une entente «professionnelle» aussi intéressante dans le nouvel environnement des soins de santé que les médecins. Elles obtinrent gain de cause des gouvernements pour une rémunération des services dans les régimes d'assurance des hôpitaux et de la santé, qui leur assurera une stabilité économique accrue tout en leur permettant de maintenir leur autonomie professionnelle. Par contre, bien qu'elles puissent dès 1940 se prévaloir du titre d'infirmière autorisée dans la majorité des provinces, la plupart des infirmières sont devenues des employées des hôpitaux. La législation régissant leur profession était généralement faible, et leur statut professionnel demeura conditionné par leur genre et leur position de subordination aux médecins.

Toutefois, comme la longévité de l'œuvre du VON l'a amplement démontré, les besoins en soins infirmiers professionnels à domicile demeuraient tout aussi présents. En effet, l'une des grandes forces de cet organisme résidait dans sa capacité à répondre aux demandes des patients dans leur milieu et à combler le vide laissé par les autres intervenants en santé. Au fur et à mesure que les besoins des Canadiens changeaient, on assistait à la transformation des services de nursing : auparavant axés sur la santé publique, le traitement de la tuberculose et les accouchements, ils se concentraient alors davantage sur les soins à domicile pour les personnes âgées et les malades chroniques.

Cette brève étude sur l'infirmière en service privé soulève plus de questions qu'elle ne fournit de réponses; nous avons encore beaucoup à apprendre sur cette figure du passé. L'infirmière autonome partageait-elle l'idéologie de l'élite en ce qui avait trait aux normes éducatives et professionnelles en nursing, qui faisait fi des origines domestiques, charitables et religieuses de la profession? Jusqu'à quel point l'infirmière autonome, qui travaillait étroitement avec ses patients dans leur propre environnement, pouvait-elle négocier avec une infrastructure de la santé distante, parfois imposante et lourde pour faire valoir leurs besoins en soins de santé? Dans quelle mesure ont-elles été des femmes de terrain ayant participé à la diffusion de messages relatifs à la santé auprès de leurs patients? Comment percevaient-elles leur statut d'«entrepreneure»? En se penchant uniquement sur l'histoire institutionnelle du nursing, les historiens n'auraient-ils pas écarté un groupe important du domaine de la santé constitué de femmes d'affaires au sens pratique et à l'esprit d'initiative? Ou ces femmes appartenaient-elles tout simplement à la classe exploitée du nursing, comme certains l'ont affirmé? Quel genre de vie menaient-elles vraiment? Étaient-elles en mesure d'avoir une vie sociale tout en travaillant dans les résidences? Leur uniforme leur procurait-il vraiment une plus grande liberté et un respect accru de la population comparativement aux autres femmes?

Retour vers le futur

Dans la perspective de la fin du XIXe siècle, qui aurait pu pressentir les changements radicaux qui allaient se produire sur la scène du nursing dans les années 1980 et 1990? Après la relative prospérité des années 1940, 1950 et 1960, les infirmières font de nouveau face à une pénurie d'emplois à temps plein. Qui aurait pu prévoir que le terme «infirmière» évoquerait toutes ces images de travailleuses de la santé fournissant des soins infirmiers : l'infirmière titulaire d'un diplôme universitaire (baccalauréat, maîtrise ou doctorat), l'infirmière de pratique avancée, l'infirmière autorisée, l'infirmière praticienne, l'infirmière auxiliaire autorisée, l'aide-infirmière certifiée, l'aide-soignante, la travailleuse des foyers pour aînés, la préposée aux malades, la préposée aux bénéficiaires, et combien d'autres? Mais surtout, comment aurait-on pu anticiper le retour aux soins à domicile résultant des coupes budgétaires dans les soins de santé? De nos jours, c'est souvent à un membre non préparé de la famille, habituellement une femme, sans aucune formation ni reconnaissance pour le travail accompli, que revient la tâche de donner les soins, tout comme à l'époque précédant l'ouverture des écoles d'infirmières. Nous assistons tout d'un coup à une nouvelle pénurie de soins infirmiers, à des séjours à l'hôpital de plus en plus courts pour des patients gravement malades, au transfert à domicile des soins aux jeunes et aux aînés. Si l'évolution du nursing reflète la haute valeur que la société canadienne accorde à la santé et au bien-être de l'individu — suffisamment élevée pour s'assurer que les soins soient prodigués par une infirmière qualifiée — n'aurions-nous pas plutôt fait un pas en arrière ces dernières années?

CHAPITRE 4

Guérir le corps et sauver l'âme : les religieuses hospitalières et les premiers hôpitaux catholiques au Québec (1639-1880)

Brigitte Violette

La genèse d'un segment important du réseau hospitalier au Québec et au Canada est indissociable de l'histoire des congrégations religieuses féminines[1]. Pendant plus de trois siècles, au-delà de 50 congrégations religieuses ont été associées au développement du réseau hospitalier catholique à travers le Canada et à la prestation des soins aux malades inspirée d'une philosophie soignante séculaire[2]. À la base de la fondation de ces établissements se trouvait une conception de l'être humain, de la santé et de la maladie fondée sur la foi chrétienne[3]. De cette conception découlaient des modes d'intervention où les religieuses hospitalières jouaient un rôle capital. Le financement et la gestion de ces établissements, de même que l'organisation des soins, reposaient sur des pratiques où la charité était jugée essentielle.

Dans le présent chapitre, nous tâcherons de démontrer comment la conception traditionnelle de l'hôpital a permis aux religieuses hospitalières d'occuper une place centrale au sein du dispositif hospitalier québécois, autant sur le plan de l'organisation des soins que dans leur prestation, et ce, pendant plus de deux siècles. Se constituant comme l'unique dépositaire de la science médicale et le seul gardien de la santé, la profession médicale sera, à partir du milieu du XIXe siècle, à l'origine d'un changement de mentalité qui allait bouleverser l'ordre hospitalier et imposer des nouvelles façons de faire. La montée subséquente du corps médical au sein de l'appareil hospitalier allait mener à la médicalisation des hôpitaux et à l'imposition graduelle du modèle biomédical. Ce nouveau modèle allait résulter en un asservissement des religieuses qui, au bout du compte, finirent par perdre jusqu'à leurs institutions séculaires au profit de la médecine étatisée.

Malgré la progression des connaissances sur l'histoire des hôpitaux et la parution de travaux traitant d'une dimension particulière de la santé ou de la santé publique, auxquels s'ajoutent des monographies consacrées à certaines congrégations, l'état de la recherche ne permet pas encore de dégager une vision globale de l'évolution du dispositif hospitalier et de rendre compte du rôle assumé par les nombreuses congrégations qui y ont été associées[4]. En fait, l'histoire des congrégations religieuses ayant œuvré dans le domaine de la santé, au Québec[5] comme au Canada, reste à faire. Tributaire de l'état embryonnaire de la recherche, notre démonstration repose sur une documentation qui met le travail des Augustines de la Miséricorde et des Religieuses hospitalières de Saint-Joseph en exergue. Le cadre chronologique retenu correspond à la fondation de l'Hôtel-Dieu de Québec, en 1639, le premier hôpital d'Amérique du Nord au nord du Mexique, jusqu'à l'ouverture de l'Hôpital Notre-Dame à Montréal, en 1880; propriété d'une corporation laïque, ce dernier était dirigé par un conseil d'administration dont les religieuses étaient exclues, une première au sein du réseau hospitalier catholique[6].

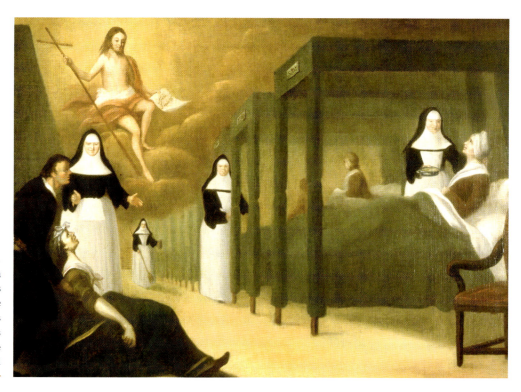

Figure 1
Ex-voto de la salle des femmes
XVIIIe siècle
Collection des Hospitalières de Saint-Joseph de l'Hôtel-Dieu de Montréal

L'implantation d'une tradition séculaire et la place des religieuses dans le dispositif hospitalier (1639-1840)

La présence des congrégations religieuses dans le monde hospitalier se comprend par la fonction traditionnelle de l'hôpital dans la chrétienté. Issus de la nécessité de faire œuvre de charité, la plupart des hôpitaux accueillent indistinctement pèlerins, voyageurs, indigents, malades, infirmes, vieillards, orphelins, veufs ou veuves, etc. On perçoit en eux l'«image directe du Crucifié, dont les souffrances conféraient aux leurs une valeur de coopération rédemptrice[7]». Cela signifie que l'hôpital est à la fois un lieu religieux dans son origine et dans ses fins; sa configuration est essentiellement celle de la perspective du salut : celui des êtres faibles et souffrants qu'il accueille, tout autant que celui du personnel, puisque la charité a une valeur rédemptrice pour ceux qui la pratiquent. Les religieuses réalisent donc la parole du Christ : «j'ai eu faim et vous m'avez donné à manger, j'ai eu soif et vous m'avez donné à boire, j'étais un étranger et vous m'avez accueilli, nu et vous m'avez vêtu, malade et vous m'avez visité [...] dans la mesure où vous le [faites] à l'un de ces plus petits frères, c'est à moi que vous [le faites][8]». C'est dans ces paroles que réside le fondement des œuvres de miséricorde — les hôtels-Dieu et les hôpitaux généraux — des congrégations hospitalières.

À la fin du XVIIe siècle, les villes de Québec, de Trois-Rivières et de Montréal sont déjà dotées d'un hôtel-Dieu, et les deux plus grandes, Québec et Montréal, disposent également d'un hôpital général. «Généralement fondées et gérées par l'Église [catholique] et soutenues par l'État, ces institutions demeurent essentiellement françaises. Leur architecture, leur fonctionnement et leur idéologie sont issus d'une longue tradition hospitalière. Les règlements et les constitutions des communautés religieuses françaises servent également de cadre à leur action dans la colonie[9].» En principe, les hôpitaux généraux se distinguent des hôtels-Dieu par le fait qu'ils se veulent surtout des lieux d'accueil pour les pauvres, les vieillards, les orphelins, les prostitués et les infirmes; ils constituent aussi des lieux de mise au travail des mendiants et des lieux de réclusion pour les aliénés. Mais, dans la pratique, les hôpitaux généraux sont parfois affectés aux soins des malades, en particulier à celui des soldats.

Les hôtels-Dieu se différencient nettement du rôle d'enfermement et d'occupation sociale que tiennent les hôpitaux généraux jusqu'au début du XIXe siècle. Dès leur fondation, ils sont affectés aux soins des

Tableau 1
Établissements de santé au Québec et congrégations religieuses féminines qui leur sont associées (1639-1880)

Hôtel-Dieu du Précieux-Sang, Québec (1639)	Augustines de la miséricorde de Jésus
Hôtel-Dieu de Montréal (1642)	Hospitalière de Saint-Joseph, à partir de 1659
Hôtel-Dieu de Trois-Rivières (1697)	Ursulines de Trois-Rivières
Hôpital général de Québec (1693)	Augustines de l'Hôpital général
Hôpital général de Montréal (1737)	Sœurs Grises de Montréal, à partir de 1747
Hôtel-Dieu de Saint-Hyacinthe (1840)	Sœurs de la Charité de Saint-Hyacinthe
Hôpital de la Miséricorde, Montréal (1845)	Sœurs de Miséricorde
Hôpital Saint-Camille, Montréal (1849)	Sœurs de la Providence
Hôpital Saint-Eusèbe, Joliette (1855)	Sœurs de la Providence
Hôpital général de Sorel (1862)	Sœurs de la Charité de Saint-Hyacinthe
Hôpital Saint-Joseph, Trois-Rivières (1864)	Sœurs de la Providence
Hôpital Saint-Jean, Saint-Jean d'Iberville (1868)	Sœurs Grises de Montréal
Hôtel-Dieu du Sacré-Cœur de Québec (1873)	Augustines de l'Hôtel-Dieu du Sacré-Cœur
Hôpital du Sacré-Cœur, Montréal (1874)	Sœurs de la Providence
Hôpital de la Miséricorde, Québec (1874)	Sœurs du Bon-Pasteur de Québec
Hôpital Notre-Dame, Montréal (1880)	Sœurs Grises de Montréal

malades. Ces établissements confient les soins médicaux à des médecins ou à des chirurgiens généralement nommés par l'État. Ils sont organisés selon le modèle français mais se distinguent de leurs contemporains de la mère patrie en ce qu'ils hébergent des patients de toutes les classes de la société plutôt que les seuls démunis. Même s'ils sont par essence des maisons de charité, ils ne sont pas pour autant déphasés par rapport aux connaissances médicales de leur époque. Leurs équipements technique et chirurgical rudimentaires sont conformes aux connaissances scientifiques du XVIIe et du XVIIIe siècle. Les médecins y assurent une présence quotidienne auprès des malades. En cela, les hôtels-Dieu sont aussi des maisons de guérison. Au XIXe siècle, de nombreux médecins iront se former en Europe, à Londres ou à Paris, et rapporteront, avec leur bagage intellectuel, les nouveautés techniques. Ainsi, «[c]ontrairement à ce que laisse supposer une certaine historiographie traditionnelle et nonobstant l'importance des fonctions religieuses et de charité assumées par les hôtels-Dieu, ces institutions ont toujours joué un rôle médical important auprès de la population [...] C'étaient bien aux soins et aux traitements [...] que se consacraient en grande partie les hospitalières de ces institutions[10].»

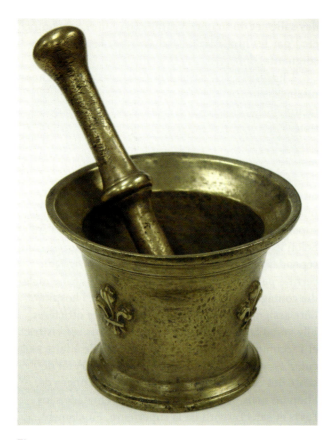

Figure 3
Pilon et mortier en bronze
Collection des Hospitalières de Saint-Joseph de l'Hôtel-Dieu de Montréal

un apprentissage auprès de la pharmacienne, la titulaire des connaissances dites «scientifiques». Guidées par les officières des salles, les postulantes et les novices apprennent tout d'abord à accomplir les services de base : servir les repas, faire les lits, installer et réconforter les malades. Elles s'initient par la suite aux traitements infirmiers proprement dits. Dans le dernier segment de leur période d'apprentissage, toutes les soignantes effectuent un stage à la pharmacie de l'hôpital. Cette étape ultime permet de conférer une certaine uniformité à la formation. «Véritable foyer d'apprentissage, centre de convergence de l'art et de la science des soins infirmiers, la pharmacie fait office d'école avant la lettre et son officière, la pharmacienne, d'enseignante[13].» Une solide expérience de soins acquise auprès des malades et le stage à la pharmacie terminé, ces religieuses deviendront, à leur tour, des hospitalières. Toutes les religieuses choristes — du moins celles des deux grandes congrégations hospitalières — suivent ce mode d'apprentissage du métier.

Malgré ce système d'enseignement empirique, la majorité des historiens soutiennent que les compétences des hospitalières sont tout à fait à la hauteur des connaissances médicales en cours. Rousseau croit que l'ouverture du nouvel hôtel-Dieu de Québec, en 1825, et l'organisation de véritables services médicaux, ont probablement eu un effet d'entraînement sur la qualité des soins prodigués par les religieuses. Il affirme que les notices biographiques des Augustines font état de qualités souvent exceptionnelles, notamment pour la pharmacie. De l'aveu de certains médecins, «si l'on considère l'état de la médecine au XVIIe et au XVIIIe siècle, et dans la première partie du XIXe siècle, on est obligé de conclure que les religieuses firent beaucoup plus, grâce à leurs soins, pour guérir les malades, que les chirurgiens, avec leurs copieux saignements répétés, leurs sudations, leurs purges drastiques, leurs lavements et leurs contre-irritants[14]».

L'apothicairesse ou la sœur savante

Jusqu'à la fin du XIXe siècle, l'apothicairerie (ou la pharmacie) demeure le centre névralgique de tout le système de distribution des soins dans les hôpitaux du Québec. Pour connaître le diagnostic de chaque patient admis dans l'établissement, l'apothicairesse accompagne le médecin ou le chirurgien dans sa tournée quotidienne pour prendre en note son avis, s'enquérir des remèdes et des régimes qu'il prescrit et faire le suivi du traitement. À l'Hôtel-Dieu de Montréal, et ce, jusqu'en 1900, elle est également responsable de l'organisation du laboratoire et de la salle d'opération et elle assiste le chirurgien.

Parce que la partie dite scientifique de l'organisation soignante lui revient d'office, c'est à l'apothicairesse qu'incombent les responsabilités relevant de la cure (guérison); elle fait figure de sœur savante auprès de ses compagnes et est responsable de leur formation. Elle exécute tous les pansements, traitements, remèdes, notations des températures et des signes vitaux dans les salles communes et dans les chambres privées. Tous les remèdes, les instruments, les appareils nécessaires aux traitements sont conservés dans la pharmacie et y retournent après usage. L'apothicairesse postulante y apprend à faire les frictions, les vaporisations phéniquées, les cataplasmes à la farine de lin et de moutarde (les sinapismes), en plus d'exécuter la corvée du lavage et du nettoyage

Marie-Angélique Viger, dite de Saint-Martin (1770-1832)

Brigitte Violette, Parcs Canada

Fille de Louis Viger et de Marie-Agnès Papineau, Marie-Angélique reçut une partie de son éducation auprès des Ursulines de Trois-Rivières. On la dit d'un «esprit vif et pénétrant, qui [saisit] tout, [...] égal[ant] promptement ses Maîtresses». Elle entra à l'Hôtel-Dieu de Québec le 16 juin 1788 et prit le nom de sœur Saint-Martin. La communauté mit en elle beaucoup d'espoir. Peu de temps après sa profession, le 21 décembre 1789, elle fut chargée de l'apothicairerie, «office pour lequel elle avait des talents distingués, et une charité sans borne». Au fil des ans, cette apothicairesse réussit à guérir plusieurs malades atteints de chancres.

De l'avis de mère Saint-Pierre, supérieure de la communauté (1831-1834), sœur Saint-Martin excellait également en chirurgie. Elle relata notamment un cas où «le Docteur de l'Hôpital n'ayant pas réussi à la première» amputation sur un malade, Saint-Martin prit l'initiative de pratiquer une deuxième intervention, qui fut couronnée de succès. D'après le récit, il s'agit d'une résection des os qui excédait le moignon.

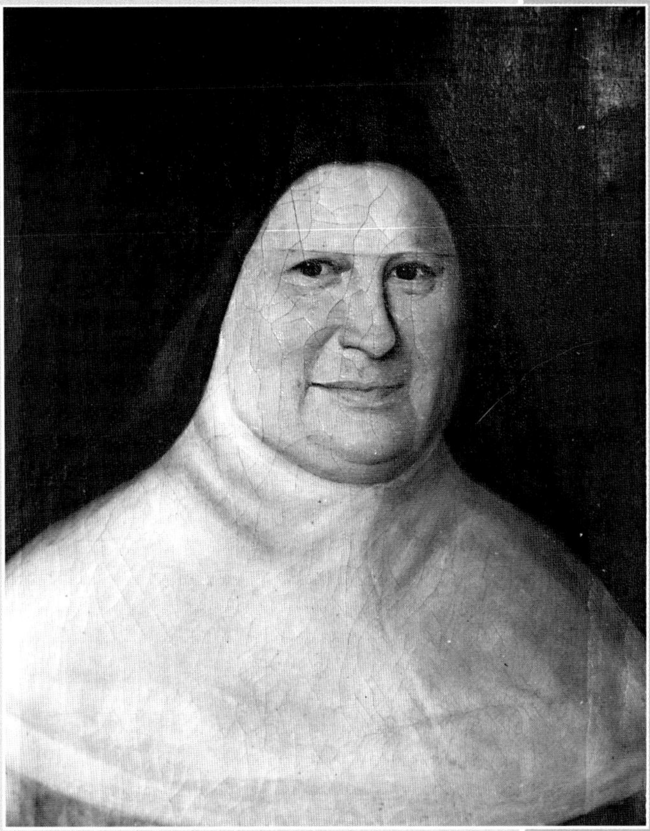

Femme aux multiples talents, Viger occupa la fonction de dépositaire de la communauté pendant 11 ans. Elle joua un rôle important dans l'élaboration et la mise en œuvre du projet de reconstruction de l'Hôtel-Dieu (1816-1825) alors que, grâce à l'influence des membres de sa famille siégeant à la Chambre d'assemblée, la congrégation obtint des subventions de l'État. Sœur Saint-Martin avait déjà eu l'occasion de manifester son savoir-faire en dessinant les plans pour la construction de l'église et du chœur, quelques années plus tôt, et s'était vu fustigée par l'évêque de Québec, monseigneur Plessis, pour ses «brusqueries et son indépendance».

Marie-Angélique Viger, dite de Saint-Martin, mourut le 28 juin 1832 d'une crise d'apoplexie après trois jours de maladie durant l'épidémie de choléra.

Figure 4
Marie-Angélique Viger appelée Sœur Saint-Martin
Collection des Augustines de l'Hôtel-Dieu de Québec

Sources : Archives du monastère de l'Hôtel-Dieu de Québec, 124ᵉ *Lettre circulaire de Marie Angélique Viger de Saint Martin* (T 12, C 510, no 2); François Rousseau, *La croix et le scalpel. Histoire des Augustines et de l'Hôtel-Dieu de Québec I : 1639-1892*, Québec, Éditions du Septentrion, 1989, p. 193-194, 249, 343.

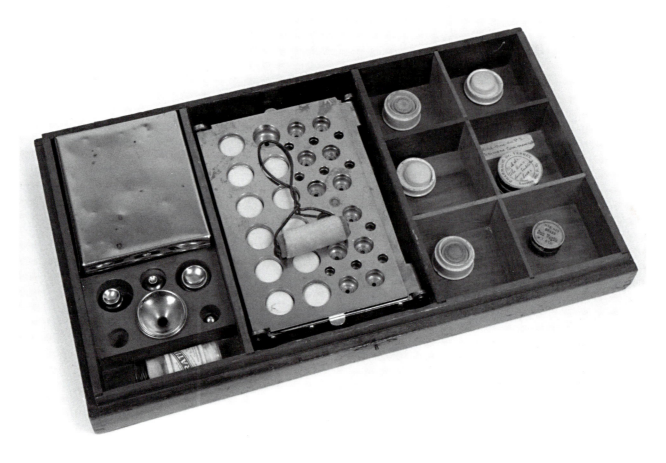

Figure 5
Ensemble pharmaceutique pour la fabrication des pilules
Collection des Augustines de l'Hôtel-Dieu de Québec

des bouteilles, casseroles et autres instruments nécessaires à la préparation des remèdes.

Dans ce contexte, il revient donc à l'apothicairesse d'occuper le sommet de la hiérarchie puisque, de toutes les religieuses, c'est elle qui assume les plus grandes responsabilités sur le plan des soins proprement dits. Les règlements de l'Hôtel-Dieu de Québec et de celui de Montréal sont sans équivoque à cet égard. La détentrice de ce poste doit voir à l'approvisionnement et au fonctionnement de l'apothicairerie, vérifier régulièrement la qualité des produits et, bien entendu, assumer la préparation des médicaments à tous les trimestres, y compris les compositions, sirops, conserves, eaux distillées, miel violat, etc. Elle doit par ailleurs veiller à ce qu'aucun produit ne se gâte et que le contenu de chaque récipient soit clairement identifié. Une fois ou deux par année, elle dresse un inventaire des produits qui sont nécessaires à la fabrication des médicaments. Par contre, c'est la supérieure qui détermine les quantités à produire. L'apothicairesse est habituellement secondée d'une autre religieuse, mais peut recourir à un employé laïc. Sous le Régime français, les médicaments simples ou composés sont les mêmes que ceux qui sont utilisés dans les hôpitaux français. La plupart d'entre eux sont d'ailleurs importés de France, notamment de Dieppe dans le cas de l'Hôtel-Dieu de Québec. À ceux-ci s'ajoutent les plantes médicinales que l'on fait pousser dans un coin du jardin.

À côté des produits traditionnels, surgit une pharmacopée soucieuse d'intégrer des produits locaux, des médicaments à base de métaux, et ceux d'utilisation toute récente comme le quinquina et l'ipécacuana. En somme, les apothicairesses ont le souci de se tenir à jour et elles ne sont pas rébarbatives aux traitements nouveaux; leur pharmacie est bien pourvue en bouteilles, pots, chevrettes et contenants de toutes sortes pour les herbes, les poudres, les onguents, les lotions, les potions, etc. Les ustensiles et instruments utilisés par l'apothicairesse vont des coquemars de cuivre aux mortiers de différentes grosseurs en passant par les bouteilles, les flocons, les alambics pour distiller les eaux et les essences, et les fourneaux, mortiers de fonte et de marbre, bref, tout ce qu'il faut pour préparer les médicaments. Elle peut consulter au besoin plusieurs livres où sont expliqués les différentes préparations et leurs usages. Les apothicairesses de l'Hôtel-Dieu de Québec, quant à elles, ont une réputation bien établie et enseignent aux autres congrégations à préparer les remèdes.

L'effervescence des congrégations féminines et l'expansion du réseau hospitalier (1840-1880)

De nouvelles intervenantes dans le champ de la santé

En 1838, le nombre de religieuses au Québec, toutes fonctions confondues, s'élèvent à 322. Les autorités coloniales anglo-protestantes manifestent plus de tolérance à l'endroit des congrégations féminines à cause de leur fonction jugée «utilitaire» qu'envers les congrégations masculines. À partir de la décennie 1840-1850, les congrégations féminines auront plus que jamais l'occasion de faire la preuve de leur utilité. La croissance démographique, stimulée par des vagues d'immigration successives, exerce des pressions considérables sur les œuvres de l'Église. Les épidémies de choléra et de typhus, le nombre croissant d'enfants abandonnés et la situation précaire des mères célibataires sont généralement le motif déclencheur pour recruter des congrégations en Europe ou pour en créer de nouvelles.

La multiplication des ordres religieux durant la deuxième moitié du XIXe siècle et, plus particulièrement, la multiplication des congrégations féminines seront fulgurantes, d'autant plus que chaque diocèse tient à posséder un bon réseau de congrégations et d'établissements de charité. À la suite de l'appel du curé de Saint-Hyacinthe, les Sœurs Grises de Montréal fondent, en 1840, l'Hôtel-Dieu de Saint-Hyacinthe[15]. Leur maison est indépendante de celle de Montréal. Cette même congrégation prend en charge un asile d'orphelins à Québec en 1849 et sera connue sous l'appellation des Sœurs de la Charité de Québec. Ces dernières y ouvrent également un dispensaire et visitent les malades à domicile. À la même époque, les Religieuses hospitalières de Saint-Joseph, en fonction à l'Hôtel-Dieu de Montréal depuis 1659, répondent à plusieurs appels provenant de l'extérieur du Québec.

Parmi ces nouvelles intervenantes dans le champ de la santé, plusieurs seront appelées à diriger les institutions vouées à des vocations spécialisées (tels les hôpitaux pour contagieux — souvent temporaires —, les sanatoriums, les hôpitaux pour enfants, les dispensaires, etc.) qui s'ajoutent au paysage hospitalier. L'accroissement numérique des religieuses se traduit également par une diversification des activités qu'elles entreprennent de mener. La congrégation la plus novatrice est sans doute celle créée par un groupe de sages-femmes regroupées autour de la veuve Rosalie Cadron-Jetté. Créé en 1848, l'Institut des Sœurs de Miséricorde travaille à venir en aide aux mères célibataires; les religieuses leur donnent les soins nécessaires au moment de l'accouchement et pendant les suites de couches. Elles ont la charge de la Maternité Sainte-Pélagie (1845), qui deviendra plus tard l'Hôpital de la Miséricorde, un hôpital général. Dans leurs premières années de pratique, les Sœurs de Miséricorde accouchent en moyenne 200 femmes pauvres à domicile et près de 80 «pénitentes» à la maternité.

La montée du corps médical : vers une nouvelle conception de l'hôpital

Dans la seconde moitié du XIXe siècle, alors que le réseau hospitalier amorce une première phase d'expansion, l'échiquier au sein de l'appareil sanitaire est appelé à subir des transformations majeures. Si le champ d'action des religieuses semble à première vue s'étendre, tous les intervenants du monde de la santé doivent désormais compter avec un acteur de plus en plus puissant. C'est que la science médicale se développe[16], et la médecine, une ancienne profession, s'organise, rehausse son prestige et étend son pouvoir.

L'amorce des changements de rapports de force débute par la professionnalisation du corps médical au Québec qui s'officialise en 1847 par la création du Collège des médecins et chirurgiens du Bas-Canada (CMCBC)[17]. Dans le souci de rehausser et d'uniformiser la formation théorique des praticiens, le Collège préconise un enseignement théorique et clinique prodigué par des écoles privées; la tradition séculaire de l'apprentissage auprès d'un

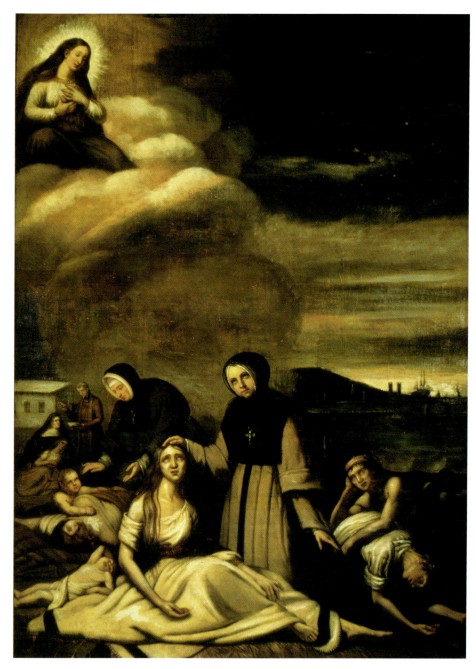

Figure 6
Typhus
Artiste : Théophile Hamel
1849
Photographe : Bernard Dubois
Musée Marguerite-Bourgeoys,
Montréal

Montréal a été durement frappée par les épidémies qui ont fait des ravages dans la population au cours du XIXe siècle. On voit ici une Sœur de la Providence et une Sœur Grise prodiguant des soins à des immigrants irlandais atteints de typhoïde.

médecin expérimenté est discréditée et on assiste peu d'années plus tard à l'établissement de véritables facultés de médecine[18]. Très tôt, les médecins-professeurs cherchent à pénétrer dans les grands centres hospitaliers des congrégations pour profiter des avantages, tant sur le plan clinique que sur le plan chirurgical, qu'une grande institution est en mesure d'offrir. Ces affiliations influenceront de manière déterminante l'avenir des hôpitaux et la médecine qu'on y pratique et, conséquemment, le travail des religieuses hospitalières[19].

Progressivement, les changements physionomiques apportés à l'hôpital (par exemple, subdivision des salles de malades, agrandissements, nouveaux bâtiments, introduction de nouveaux équipements, etc.) traduisent des changements de vocation; ces aménagements sont orientés pour répondre aux besoins de la médecine hospitalière. Les nouvelles exigences de la science entraînent la modernisation des infrastructures, l'achat d'équipements de plus en plus coûteux et une augmentation du personnel soignant. Avec la différenciation progressive des services offerts par les nouvelles maisons de charité (que nous avons évoquée plus haut), les hôtels-Dieu se consacrent exclusivement aux soins des malades. De même, l'appellation «hôpital général» correspond maintenant aux institutions hospitalières qui, comme les *general hospitals* anglophones, offrent une variété de services médicaux à l'ensemble de la population.

Ces transformations de l'univers hospitalier ne se font pas toujours sans heurts ni frictions. Les exigences du corps médical, quant à la compétence des hospitalières, ne manquent pas d'affecter les relations entre la gestion congréganiste des hôpitaux catholiques et ses médecins traitants rassemblés au sein de bureaux médicaux. De même, les initiatives comme celle de Marie-Angélique Viger (1770-1832), apothicairesse de l'Hôtel-Dieu de Québec, qui entreprit d'effectuer sur un malade une deuxième amputation — qui fut une réussite —, après que le docteur de l'hôpital ait échoué à la première tentative, ne seront plus tolérés.

Malgré le pouvoir accru des médecins, certaines monographies tendent à démontrer que les congrégations propriétaires exercent cependant un certain contrôle sur la pratique médicale dans leurs institutions. Soucieuses de garder la haute main sur le fonctionnement de l'Hôtel-Dieu de Montréal, les Hospitalières de Saint-Joseph imposent un calendrier de visites cliniques assez restrictif et rigide et les professeurs ne sont admis dans les salles des malades qu'à tour de rôle et pour une période de trois mois. Les Augustines de l'Hôtel-Dieu de Québec dictent elles aussi une profusion de limites qui encadrent les étudiants. Elles redoutent que la présence de jeunes gens, plus ou moins disciplinés, vienne perturber leur rituel soignant. La congrégation n'éprouve pas de réticences envers la nouveauté, mais plutôt à l'égard de tout ce qui peut atteindre à la «régularité» de sa vie et à son action caritative[20]. La médicalisation croissante de l'hôpital leur pose donc de nombreux défis, mais elles n'entendent pas céder leur droit de gérance.

Si les Augustines et les Hospitalières de Saint-Joseph parviennent à imposer des restrictions relativement contraignantes aux médecins-professeurs, doit-on en conclure que les deux grandes congrégations jouissaient d'une plus grande autonomie dans la gérance de leurs établissements, qu'elles étaient traitées avec plus de déférence que les nouvelles communautés dépourvues de traditions hospitalières solidement ancrées? Ou est-ce plutôt que la pratique soignante de ces congrégations ne représentait pas une menace concurrentielle pour le corps médical, de sorte que celui-ci était moins enclin à contester leur autorité au sein de l'appareil hospitalier? Dans l'état actuel de l'historiographie, il est difficile, voire impossible, de répondre à ces questions avec certitude, mais il appert qu'elles méritent d'être posées. L'expérience subséquente des Sœurs de Miséricorde apparaît révélatrice à cet égard. Qu'on en juge.

Parce qu'ils deviennent les seuls intervenants de la santé à pouvoir définir eux-mêmes leur champ d'activité, les médecins sont en mesure de mettre à profit ce pouvoir pour circonscrire et restreindre celui des autres praticiens. «Fort de ces acquis, le Collège des médecins entreprend durant la seconde moitié du [XIXe] siècle une lutte contre certains concurrents[21].» Un ensemble de manœuvres monopolistiques sont initiées contre ceux qu'il désigne comme des charlatans (guérisseurs et ramancheurs) et contre les sages-femmes. Après 1850, les revues médicales regorgent de plaintes à leur endroit. On leur reproche leur ignorance, le fait qu'on les consulte pour des services autres que ceux liés aux grossesses et aux accouchements, et, de surcroît, leur pratique usuelle prive les médecins d'un gain appréciable. Les plaintes dirigées contre la profession de sage-femme en général visent principalement les Sœurs de Miséricorde.

Depuis 1849, les huit fondatrices, dont Cadron-Jetté (mère de la Nativité en religion), possèdent leur certificat de sage-femme[22]. «Leur compétence professionnelle certifiée, consolidée par un Mandement ecclésial et un engagement communautaire apostolique sans but lucratif, menace d'autant plus les jeunes médecins [en quête de clientèle][23].» De plus en plus harcelé par les médecins et leurs étudiants[24], l'évêque de Montréal, monseigneur Bourget, remet en question le quatrième vœu[25] des Sœurs de Miséricorde dès 1853. Cadron-Jetté s'oppose à cette vue, bien consciente de la «désinvolture» avec laquelle certains étudiants traitent les pénitentes. D'après le témoignage de la première supérieure, leur présence s'avère pénible à plus d'un titre. Se plaignant au chanoine J.-O. Paré, supérieur ecclésiastique de la communauté, mère Sainte-Jeanne-de-Chantal (première supérieure) écrit le 24 février 1861 :

Marie-Rosalie Cadron-Jetté, dite sœur de la Nativité (1794-1864)

Brigitte Violette, Parcs Canada

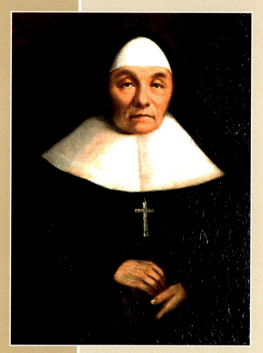

Figure 7
Rosalie Cadron-Jetté
Artiste : Sœur Marie Perras
Années 1860
Sœurs de la Miséricorde,
Montréal

Née à Lavaltrie, le 27 janvier 1794, d'un père cultivateur et d'une mère sage-femme, Marie-Rosalie Cadron épousa Jean-Marie Jetté en 1811. De cette union naissent 11 enfants dont 5 décéderont en bas âge. Elle se retrouva veuve en 1832, et c'est en 1840 qu'elle aurait commencé à accueillir chez elle quelques filles-mères. En 1845, monseigneur Ignace Bourget formula le projet de venir en aide aux filles-mères rejetées par leur famille et méprisées par la société. Au lieu de confier cette mission à une communauté religieuse existante, il souhaitait plutôt en créer une nouvelle «sans traditions ni attaches antérieures gênantes».

Malgré l'opposition de ses enfants, qui craignaient les réactions de la société montréalaise, madame Jetté accepta la proposition de l'évêque de Montréal. Et le 1er mai 1845, elle s'installa avec «une pénitente» dans une petite maison dont un riche bienfaiteur des œuvres de monseigneur Bourget lui avait fait don.

Le 16 janvier 1848, madame Jetté, alors âgée de 54 ans, et ses sept collaboratrices, prononcèrent leurs vœux de religieuses. L'Institut des Sœurs de Miséricorde, créé par l'Église de Montréal, reçut comme mandat ecclésial de «vivre la miséricorde de Jésus Sauveur avec les filles et les femmes en situation de maternité extra-conjugale et leurs enfants, et avec les mères de famille vivant difficilement leur maternité». Jusqu'à ce jour, aucune communauté religieuse au Canada ne s'était vu confier pareille mission.

Madame Cadron-Jetté, devenue sœur de la Nativité en religion, retira sa candidature au poste de supérieure de sa communauté. L'humilité est certes un motif pour expliquer ce geste, mais il semble qu'elle ait reconnu en Josephte Malo-Galipeau (sœur Sainte-Jeanne-de-Chantal) des qualités tout à fait naturelles pour s'occuper des affaires temporelles. D'ailleurs, son travail de prédilection était celui de soignante : accueil des pénitentes, soin des enfants nouveau-nés à la maternité, soin des malades à domicile jusqu'en 1862, visite des prisons, etc.

À son décès, le 5 avril 1864, la communauté comptait 33 religieuses professes, 11 novices et postulantes et 25 Madeleine et autres femmes attachées à l'Institut des Sœurs de Miséricorde. La communauté, fondée par madame Jetté, accueillit 2 300 filles-mères. Elle poursuivit son œuvre jusqu'en 1973 à l'Hôpital de la Miséricorde et essaima dans trois autres provinces du Canada.

Sources : *Béatification et canonisation de la Servante de Dieu, Rosalie Cadron-Jetté, en religion Mère de la Nativité (1794-1864), fondatrice de l'Institut des Sœurs de Miséricorde de Montréal : positio sur les vertus et la renommé de sainteté*, vol. 1, Rome, Congrégation des causes des saints, 1994; Andrée Désilets, «Cadron, Marie-Rosalie, dite de la Nativité (Jetté)», *Dictionnaire biographique du Canada*, vol. 9, de 1861 à 1870, Québec, Presses de l'Université Laval, 1977, p. 121-122.

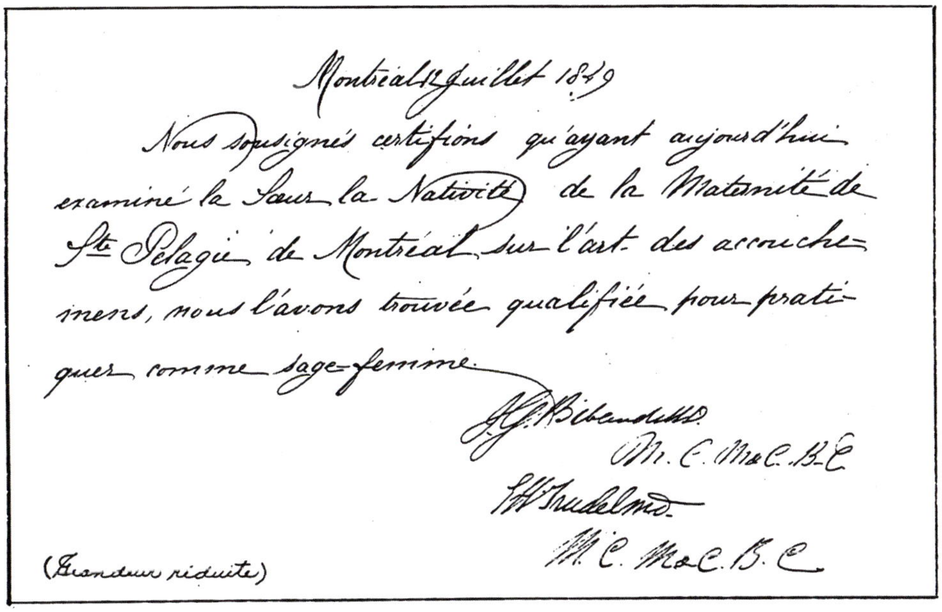
Montréal 12 juillet 1849

Nous soussignés certifions qu'ayant aujourd'hui examiné la Sœur la Nativité de la Maternité de Ste Pélagie de Montréal sur l'art des accouchemens, nous l'avons trouvée qualifiée pour pratiquer comme sage-femme.

J.G. Bibaud M.D.
M.C. MoC.B.E.
F.H. Trudel M.D.
M.C. MoC.B.C.

(Grandeur réduite)

Figure 8
Certificat de sage-femme de Rosalie Cadron-Jetté
1849
Sœurs de la Miséricorde, Montréal

> Dans un cas [...] un clerc a fait un examen si long et si fatiguant que la fille est tombée en convulsion; les sœurs l'ont prié de vouloir bien le terminer, ce qu'il n'a pas voulu faire; ma sœur Sept Douleurs est venue me chercher, et ce n'est qu'avec grande peine que j'ai pu le faire cesser, malgré que les convulsions de la fille continuaient toujours; les conséquences en ont été grande hémorragie qui a failli la faire mourir. D'autres cas semblables sont arrivés et quelqu'unes [*sic*] des filles sont restées avec des infirmités. [...] Plusieurs clercs ont voulu plusieurs fois faire prendre des remèdes à la malade pour hâter le terme de l'accouchement, et lorsqu'on leur disait que c'était contre les Auteurs, ils disaient que plusieurs médecins le faisaient et c'était presque toujours lorsqu'ils étaient fatigués et qu'ils voulaient s'en aller; d'autres [ont voulu] leur donner des remèdes pour apaiser leurs douleurs et leur donner par là le temps d'aller se reposer; les sœurs avaient beaucoup de peine à les empêcher de le faire, cela aurait été très contraire à la malade[26].

L'incompétence évidente des jeunes médecins, et même de certains professeurs, n'allait pas cependant empêcher la mise à l'écart des religieuses[27]. C'est de Rome que viendra la décision finale. Le couperet s'abat sur leur pratique en 1865 alors que la Congrégation des instituts de vie consacrée et sociétés de vie apostolique obligent les Sœurs de Miséricorde à réviser leur constitution et à abandonner le quatrième vœu jugé inopportun à leur vertu. Désormais, elles devront recourir aux services de médecins et de sages-femmes laïques. Un tiers ordre, les Filles de Sainte-Thaïs, renommées Filles de Sainte-Marguerite, prendra la relève des religieuses.

D'abord introduits comme bénévoles, les praticiens de la Maternité de Sainte-Pélagie ont réussi à imposer leurs directives et leur façon de voir grâce aux contrats qui les liaient à cette congrégation et ils obtinrent la mise à l'écart des religieuses sages-femmes.

Conclusion

En 1880, au moment où la congrégation des Sœurs Grises de Montréal entre de plein pied dans le domaine de l'hospitalisation, sa participation à l'Hôpital Notre-Dame, un établissement institué par un groupe de médecins, s'inscrit dans une logique instaurée depuis 1639. On ne pouvait en effet envisager la fondation d'une telle institution sans l'appui d'une congrégation religieuse féminine qui avait acquis une longue expérience dans l'organisation des soins et la préparation des médicaments. L'apport de ses membres permettait également de réduire largement les frais d'exploitation puisque la communauté ne demandait que des gages minimes. D'ailleurs, la participation des religieuses ajoutait une forte légitimité à la vocation charitable d'une institution qui allait devoir se financer au moyen de souscriptions, de legs testamentaires et de dons privés.

Dès la fondation de l'hôpital, la communauté des Sœurs Grises affecte aux soins des patients de la nouvelle institution quatorze sœurs dont une supérieure et une assistante. À titre de gardes-malades et de pharmaciennes, elles servent les repas aux malades, les traitent, distribuent les remèdes et s'occupent des dispensaires. Elles assurent les soins courants avec une relative autonomie sauf en ce qui a trait aux actes médicaux, qui sont contrôlés de près par les médecins. Bien préparées à assurer les soins aux malades grâce à une solide expérience hospitalière acquise à l'Hôpital général de Montréal, les religieuses réconfortent aussi les âmes. Si ces objectifs ne sont pas antinomiques, elles doivent néanmoins, «pour arriver au salut des âmes, [...] *se résigner à satisfaire aux exigences de la science* [nous soulignons][28]».

À l'aube d'une deuxième phase d'expansion du réseau hospitalier à travers le Canada qui s'accompagne d'une redéfinition de l'institution, les éléments qui entraîneront les transformations majeures au tournant du prochain siècle sont donc déjà en place.

Une science emportée par l'élan de ses découvertes, une médecine qui proclame ouvertement sa foi en la victoire finale sur la maladie — plus qu'elle n'en entrevoit réellement le terme — et dont la pratique repose sur un investissement financier et technique de plus en plus considérable, une société où l'essor de l'industrialisation exige des efforts d'une main-d'œuvre en santé, tout cela bouleverse radicalement l'ancien ordre hospitalier. L'hôpital moderne, orienté résolument vers l'efficacité et dont l'ambition consiste désormais à remettre tous les malades sur pied — au lieu de s'adresser uniquement à une clientèle pauvre —, prend donc racine au tournant du XXe siècle[29].

Au bout du compte, ces changements de priorités renvoient aux conceptions mêmes de la santé, du traitement et de la prévention de la maladie. Au-delà d'une simple critique de la médecine dans ses pouvoirs et ses privilèges, se pose la question des postulats épistémologiques. Des spécialistes de l'histoire de la santé ont démontré que ces notions se sont structurées, avec des variantes selon les époques, autour de quatre dualités fondamentales : population / individu, magie / science et raison, esprit / corps et holisme / technicisme. Or, la médecine moderne, telle qu'elle se développe au XIXe siècle, a tendance à se situer aux pôles extrêmes de ces quatre dualités : individu, science, corps et technique. Le premier terme implique qu'elle se concentre sur l'individu et la guérison au détriment des populations et de l'approche préventive tandis que les trois autres impliquent qu'elle est largement réduite à un art physico-chimique et atomisé, au détriment d'une conception de l'être humain comme synthèse bio-psycho-sociale indivisible. Offrant un point de vue prétendument objectif sur l'être humain, le modèle biomédical en donne plutôt une compréhension réductrice. Qui plus est, ce dogme scientifique devient croyance populaire, car la médecine participe du scientisme positiviste. Dans cette optique, science équivaut aux «sciences exactes», c'est-à-dire la connaissance matérielle, objective et inattaquable. Or, «toute construction scientifique est arbitraire [...] [puisque] ce sont les outils conceptuels et matériels qui déterminent ce qu'on voit et entend de la nature, [...] et du malade. Un point de vue subjectif et arbitraire sur le corps et la maladie [allait] donc [devenir] un dogme scientifique et [une] croyance populaire[30].»

Sous prétexte de sauver les corps, la médecine a érigé un immense appareil de contrôle social dont l'efficacité thérapeutique est contestable. Historiens et spécialistes de l'hygiène publique et des sciences sociales ont démontré, par exemple, que la médecine curative ne fut pas la principale responsable des gains considérables de longévité que l'humanité a réalisés au cours du XIXe siècle. C'est avant tout à l'amélioration des conditions de vie et à la mise en place de mesures d'hygiène publique pour lesquelles se sont battus les réformateurs que la mortalité infantile et la mortalité par maladies infectieuses ont connu un déclin extraordinaire, illustrant ipso facto l'imbrication de l'organisation sociale et de la santé. De même, des études portant sur les pratiques obstétricales entre les années 1900 et 1930 ont démontré que l'intrusion massive des médecins dans ce secteur n'a pas abaissé le taux de mortalité. «Au contraire, il semblerait même que ces taux auraient augmenté à cause du type d'intervention pratiqué par des médecins encore inexpérimentés dans leur technique[31].»

C'est ainsi qu'au pouvoir et au discours de l'Église catholique sur la définition des premiers hôpitaux catholiques au Québec — comme lieux religieux dans leur origine et dans leurs fins —

allait se substituer ceux du corps médical qui veillerait désormais à assurer la primauté du modèle biomédical. Si, à court terme, les congrégations propriétaires réussissent à garder la haute main sur le fonctionnement de leurs établissements, le CMCBC, plus ou moins appuyé par les facultés de médecine, se constitue comme l'unique dépositaire de la science médicale et seule gardienne de la santé. En retirant aux religieuses une partie de leur autorité, les médecins parviendront plus tard à contrôler le fonctionnement des hôpitaux et à reléguer les institutions religieuses aux tâches administratives.

CHAPITRE 5

L'influence de Florence Nightingale dans l'essor de l'hôpital moderne

Kathryn McPherson

Depuis plus d'un siècle, les hôpitaux ont permis aux Canadiens d'avoir accès à des installations, à des équipements et à du personnel qui constituent l'essence de la médecine scientifique. Comme dans les autres pays occidentaux, la réforme des hôpitaux canadiens s'est effectuée vers la fin du XIXe siècle; ceux-ci, jadis des institutions charitables vouées aux plus démunis, ont commencé à offrir des services aux patients de toutes les classes de la société. Qu'il se soit agi d'hôpitaux généraux ou d'institutions spécialisées, qu'ils aient été administrés par des congrégations catholiques ou protestantes, des associations bénévoles ou des autorités gouvernementales, les hôpitaux ont non seulement été des lieux où l'on pouvait se faire soigner, mais ils ont aussi joué un rôle majeur en matière d'éducation, puisque des générations d'intervenants de la santé, nommément les infirmières, y ont reçu leur formation. Dans ce chapitre, nous explorerons l'évolution de l'hôpital moderne au Canada, où nous mettrons l'accent sur la relation symbiotique entre les institutions de santé et les infirmières qui y ont exercé leur métier ou qui y ont été formées. Et, dans cet exercice, il est impossible de passer sous silence l'influence de la plus célèbre réformatrice du système de santé, Florence Nightingale, sur l'essor des hôpitaux au Canada.

Les infirmières et les hôpitaux avant l'ère industrielle

Au Canada, tout au long de la période coloniale, les hôpitaux étaient des éléments familiers du paysage urbain préindustriel. Ces institutions, comme l'Hôtel-Dieu de Montréal, étaient une composante essentielle de l'infrastructure municipale[1]. Comme leurs équivalents en Grande-Bretagne, en Europe et aux États-Unis, les hôpitaux de la Nouvelle-France et de l'Amérique du Nord britannique étaient, aux XVIIIe et XIXe siècles, des institutions caritatives, administrées par des élites locales qui remplissaient leurs obligations sociales envers les indigents de leur communauté. Le personnel médical et soignant travaillait au soulagement des souffrances des patients, mais les premiers hôpitaux canadiens étaient surtout des établissements de surveillance et de protection plutôt que thérapeutiques.

Au XIXe siècle, on assista à la hausse du nombre d'hôpitaux conséquemment à la multiplication et à l'expansion des villes canadiennes. En fait, puisque les hôpitaux constituaient le symbole par excellence des rapports sociaux relevant de la charité, leur construction devenait presque une « nécessité » pour les localités naissantes qui aspiraient à devenir des villes. Plusieurs de ces institutions naquirent en réponse aux besoins urgents de la population locale. La croissance démographique accélérée favorisa l'émergence de

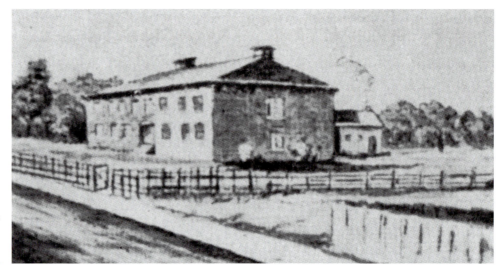

Figure 1
Le York Hospital, précurseur de l'Hôpital général de Toronto
1819
J. M. Gibbon et M. S. Mathewson, *Three Centuries of Canadian Nursing*, Toronto: Macmillan, 1947

maladies comme la typhoïde, qui se propageaient avant que les dirigeants des villes aient mis en place des mesures sanitaires efficaces, ou encore la multiplication des accidents de travail chez les ouvriers qui œuvraient littéralement à l'édification de la ville.

Comme leurs prédécesseurs, les hôpitaux du Canada en voie d'industrialisation continuaient à desservir les travailleurs nécessiteux de passage et les nouveaux arrivants ne bénéficiant d'aucune aide familiale. Les coûts qu'assumaient les patients représentaient un infime pourcentage des revenus des hôpitaux au XIXe siècle; les subventions municipales et provinciales ainsi que les fonds considérables recueillis lors de campagnes de financement en constituaient la plus grande part[2]. L'exemple de Moncton illustre bien le fait que les élites locales comprenaient que les soins hospitaliers ne pouvaient être dissociés des activités de bienfaisance : en 1897, les pères de la ville refusèrent une proposition de construction d'un nouvel hôpital et décidèrent plutôt de rénover les étages supérieurs de l'hospice local pour l'hébergement des patients[3].

Étant donné la nature plutôt élitiste de l'administration des hôpitaux, il n'est pas surprenant que la priorité, dans les salles de malades du XIXe siècle, ait été de faire régner la discipline. Comme l'historien Jim Connor le note, les élites de la société attachaient des valeurs morales aux besoins en matière de soins : « [...] ceux qui détenaient le pouvoir sélectionnaient ceux qui méritaient qu'on leur fasse la charité : étaient donc exclus les paresseux ou les indigents, les gens atteints de maladies chroniques, contagieuses ou incurables et, dans le cas des femmes, celles qui étaient enceintes[4]. » Pour les patients jugés dignes de bénéficier de soins, les règles de conduite institutionnelles soulignaient le lien entre la santé et la moralité : il était interdit de fumer, d'utiliser un langage grossier ou d'avoir des relations trop intimes avec les patients du sexe opposé. Les administrateurs de l'hôpital, tout comme les élites locales faisant partie du conseil d'administration, attendaient du personnel hospitalier qu'il veille au maintien de l'ordre, de la discipline et de la propreté dans l'établissement, où même les patients les plus frustes pouvaient profiter d'un environnement équilibré, nécessaire pour recouvrer la santé, voire pour améliorer leur propre moralité.

À la fin du XIXe siècle, les nouveaux développements appréciables de la médecine scientifique mirent la vocation charitable de ces institutions à rude épreuve. Les avancées biomédicales, particulièrement l'énoncé de la « théorie des germes » par des chercheurs comme Pasteur et Koch, l'élaboration d'une méthode de chirurgie antiseptique par Lister et l'avènement de l'anesthésie, convainquirent nombre de médecins canadiens que les hôpitaux pouvaient et devaient être des lieux thérapeutiques, et non de surveillance. On ne se surprendra pas que les réformateurs des hôpitaux aient rapidement lorgné du côté de l'éventail et de la qualité des soins que pouvaient offrir ces institutions.

Comme Judith Young et Nicole Rousseau l'ont mentionné dans le chapitre 1 de cet ouvrage, il est difficile de circonscrire la nature du nursing hospitalier canadien au XIXe siècle en raison de la rareté des archives de première main. Cependant, les documents disponibles indiquent que les hôpitaux recouraient aux services d'une vaste gamme de dispensateurs de soins, hommes et femmes, religieux ou laïcs, rémunérés ou non, qualifiés ou non[5]. Aussi tard qu'en 1893, les autorités de l'hôpital de Vancouver reconnaissaient que le personnel soignant travaillant de jour était adéquat, mais que, la nuit, l'homme affecté seul à la surveillance de trois salles de malades «avait l'habitude de se saouler et de tomber endormi[6]».

En fait, certaines des descriptions les plus évocatrices des hospitalières du XIXe siècle proviennent d'observateurs du siècle suivant, qui ont dépeint l'époque révolue de la «soignante d'antan», ce qui n'est pas sans compliquer notre compréhension du nursing de cette période. Souvent, ces chroniqueurs se trouvaient ipso facto à reproduire des icônes comme Sairey Gamp, la gardienne de nuit ivre et crasseuse du roman de Charles Dickens[7]. Par exemple, le médecin le plus célèbre au Canada, Sir William Osler, raconta en 1913 que, durant sa formation à l'Hôpital général de Montréal dans les années 1860, les soignantes «étaient généralement d'anciennes cuisinières ou domestiques devenues des servantes dans les salles de malades […]. Beaucoup ressemblaient à l'ancienne figure si bien décrite par Dickens […][8].» D'autres commentateurs affirmèrent même que les soins étaient totalement inexistants. L'éditrice de la revue *The Canadian Nurse* et chef de file de renommée internationale dans le domaine du nursing, Ethel Johns, raconta en 1953 l'histoire de l'Hôpital général de Winnipeg, dont elle décrivit les premières années. Elle rapporta que le premier hôpital de Winnipeg, établi dans le nord de la ville en 1873, était un établissement dont les plafonds et les murs de briques n'étaient pas recouverts de plâtre. Les médecins de la ville soignaient certes les patients, mais «il était communément admis que ceux qui, par malheur, étaient frappés par la maladie devaient se compter chanceux d'être accueillis dans cet hôpital primitif. Les patients s'occupaient les uns des autres lorsque c'était possible, bénéficiant d'une certaine assistance quand elle était disponible[9].» Au XXe siècle, les récits que l'on faisait de l'histoire du nursing étaient remplis de ces images de soins médiocres, les commentateurs opposant les anciennes soignantes les plus repoussantes au nouveau personnel qualifié de l'hôpital «moderne». Mais le populaire personnage de Gamp a peut-être aussi contribué à réduire à un caractère unidimensionnel cet ensemble beaucoup plus complexe et bigarré que formait le personnel soignant de l'époque préindustrielle.

La campagne internationale pour la formation en nursing

Quelle qu'ait été la qualité des soins, il n'y a aucun doute que, dans les années 1870 et 1880, nombre d'hôpitaux canadiens souhaitaient réformer leurs méthodes, et le nursing occupait une place centrale à l'ordre du jour. Les médecins et les administrateurs médicaux canadiens se joignirent au mouvement international en faveur de la formation du personnel soignant, avalisant ainsi les plus ferventes revendications de changement de la réformatrice britannique Florence Nightingale.

Florence Nightingale est l'une des femmes les plus célèbres de son époque, immédiatement derrière la reine Victoria. Son nom reste toujours gravé dans la mémoire collective, bien que les détails de sa carrière puissent s'être estompés. Elle constitue un symbole de la pratique soignante, évoqué dans presque tous les débats sur l'histoire du nursing, et même lors de discussions sur des sujets plus contemporains.

Florence Nightingale naquit en 1820 dans une famille de la haute bourgeoisie et grandit dans un monde où l'on considérait le nursing comme un domaine destiné aux femmes de la classe ouvrière, et certainement inapproprié pour une femme de son rang ayant fait des études classiques. Mais cela ne l'empêcha pas de faire du nursing sa vocation. Elle finit par pulvériser les objections de sa famille et occupa en 1853 le poste de directrice au Harley Street Home for Ill Gentlewomen, à Londres. Elle y acquit sa première expérience d'administratrice et fit jouer ses relations familiales et sociales pour tisser des liens professionnels avec les leaders politiques et médicaux de l'époque. Lorsque la guerre de Crimée éclata en 1854, les autorités militaires britanniques, qui, à l'inverse des armées française et russe, n'avaient constitué aucun corps infirmier militaire, prêtèrent le flanc à la critique du public. C'est ainsi que le ministre de la Guerre, Sidney Herbert, fit appel à son amie Florence Nightingale. Celle-ci recruta 38 infirmières, réunit l'équipement et le matériel nécessaires et partit pour Scutari, en Turquie, où elle assuma la charge de l'hôpital militaire[10].

Nul doute que Florence Nightingale mit toute son ardeur à s'acquitter de sa mission. Elle se procura des fournitures médicales, améliora l'hygiène dans l'hôpital militaire, effectua des visites de nuit aux patients — ce qui lui valut le surnom de «dame à la lampe» —, se rendit au front et s'attira le respect des officiers médicaux, plutôt rétifs. Ces réalisations étaient certes importantes, mais une contribution plus substantielle de Nightingale fut indirectement le fruit de la nouvelle technologie qu'était la télégraphie. Cette invention, qui permettait pour la première fois aux journalistes d'assurer une couverture rapide et

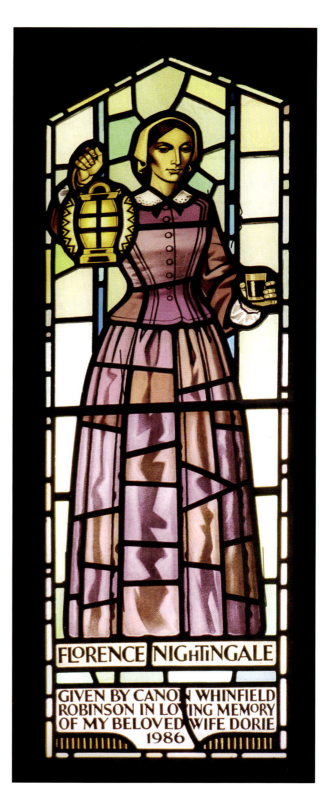

Figure 2
Vitrail illustrant Florence Nightingale
1986
St. Mary's Anglican Church, Vancouver, BC
Photographe : Edward Trody
Gracieuseté du B.C. History of Nursing Professional Practice Group

complète de la guerre, contribua à rendre les dernières nouvelles du front accessibles dans les quotidiens de Grande-Bretagne et de la majeure partie du monde anglophone. Au beau milieu des bourdes militaires relatées dans l'actualité, les initiatives exceptionnelles de Florence Nightingale dans l'intérêt des troupes britanniques lui conférèrent un statut d'héroïne qui se répandit dans tout l'Occident.

Dans son pays, ses amis et sympathisants jugeaient que son travail méritait une reconnaissance adéquate. Ils décidèrent ainsi d'organiser une campagne de financement auprès du public, dans le but de constituer un fonds qui permettrait à Nightingale de promouvoir la formation des infirmières. Les citoyens de l'Empire britannique, provenant de régions aussi éloignées que l'Australie, répondirent à l'appel avec enthousiasme. En 1856, on avait récolté des dons de plus de 44 000 £. Lorsqu'elle fut informée de la constitution de ce fonds, Nightingale y attacha une seule condition : que le contrôle de son utilisation soit du ressort des administrateurs du fonds et d'elle-même[11].

À la fin de la guerre, Florence Nightingale, aux prises avec des problèmes de santé chroniques développés durant son séjour en Crimée, revint en Angleterre. Sa priorité consista à faire pression sur le gouvernement pour qu'une enquête soit instituée en vue d'une réforme sanitaire et médicale de l'armée, une préoccupation à laquelle elle consacra une bonne partie de sa vie. Ce n'est que dans les années 1860 que Nightingale et les administrateurs du Fonds Nightingale réussirent à y trouver un usage, soit la création d'une école de nursing conjointement avec le St. Thomas Hospital de Londres. L'établissement de cette école fut l'objet de délicates négociations. Il fallut que le système d'éducation se greffe au modèle de recrutement hospitalier existant, et les étudiantes devaient recevoir leur formation sans que le nombre de patients admis, traités et autorisés à quitter l'hôpital ne soit réduit. À cause de ces tensions, on donna à la «matrone», Mrs. Wardroper, le double mandat de superviser le fonctionnement quotidien de l'hôpital et de diriger la formation des étudiantes. Ces dernières recevaient une rémunération dérisoire, faisaient leurs apprentissages tout en travaillant dans les salles de malades et, après leur formation, étaient obligées par contrat de rester à l'emploi de l'hôpital pour une période déterminée. Bien que le recrutement des étudiantes se faisait surtout parmi les femmes de la classe ouvrière, l'hôpital ouvrait aussi ses portes aux «stagiaires» de la classe moyenne et de la bourgeoisie, qui payaient pour leur formation au lieu d'être rémunérées, et qui étaient préparées pour exercer des fonctions de supervision. Les diplômées de cette école furent bientôt désignées sous le nom d'«infirmières Nightingale» et le programme de formation sous celui de «système Nightingale»[12].

Les réformateurs nord-américains du nursing et des hôpitaux suivirent de près le déroulement des événements, et les activités de renom de Florence Nightingale demeurèrent d'évidence centrées sur la question de la formation. Dès le début des années 1900, les hôpitaux à travers le monde formaient des infirmières et employaient des diplômées. Il est difficile d'estimer à quel point cette révolution dans la pratique soignante doit être attribuée à Florence Nightingale, puisqu'elle s'insérait à bien des égards dans une suite complexe de changements dans les soins de santé. Par exemple, Nightingale n'était certainement pas isolée dans sa quête visant l'amélioration de la qualité de la profession. En Angleterre, les réformateurs hospitaliers et médicaux exerçaient des pressions pour améliorer la pratique depuis au moins l'an 1800[13]. Dans les années 1840, deux écoles de formation avaient été établies en Grande-Bretagne, le Elizabeth Fry's Institute of Nursing en 1840 et la St. John's House par les sœurs anglicanes en 1848[14]. Florence Nightingale elle-même rendit visite aux diaconesses de la ville bien connue de Kaiserwerth en Allemagne, et s'inspira de leur œuvre. Les historiens Vern et Bonnie Bulloch soulignent le rôle clé qu'ont joué les féministes américaines dans l'établissement de programmes de nursing, comme le docteur Elizabeth Blackwell, qui ouvrit une école de nursing en 1857 au New York Infirmary. Ces spécialistes ont également mis en relief le rôle central de la guerre civile de 1860-1865 dans l'attisement de l'intérêt de la gent médicale pour la formation en nursing aux États-Unis[15].

Si Nightingale n'était pas la seule à avoir constaté l'existence d'un besoin d'infirmières qualifiées, l'exportation du système Nightingale outremer n'est pas non plus directement attribuable aux diplômées. Il est vrai que plusieurs infirmières Nightingale ont travaillé dans diverses localités de l'Empire britannique, mais leur nombre était restreint et leur influence discutable[16]. Lucy Osburn, une infirmière Nightingale, fut affectée à l'infirmerie de Sydney, en Australie, avec cinq étudiantes en 1867, mais peu après son arrivée, elle commit une erreur diplomatique que Nightingale n'oubliera jamais. Même si Osburn demeura directrice de l'hôpital de Sydney pendant 25 ans, les «infirmières Nightingale» qui l'avaient accompagnée y restèrent moins de 3 ans. Osburn ne reçut plus aucune aide du Fonds Nightingale, et sa relation avec Florence Nightingale ne se rétablit jamais[17].

Au Canada, les gestionnaires de l'Hôpital général de Montréal (HGM), qui souhaitaient y implanter «un système d'hospitalières qualifiées comme celui adopté en Angleterre», demandèrent aux administrateurs du Fonds Nightingale qu'on leur envoie des diplômées de St. Thomas pour qu'elles établissent une école de nursing à l'HGM. En 1875, Maria Machin, amie et élève de Nightingale, fut envoyée sur place avec quatre autres infirmières, mais peu de temps après, l'une d'elles décédait et une autre se mariait. En moins d'un an, Machin se trouva en conflit avec l'administration de l'HGM, en partie à cause de l'antagonisme complet, entre cette dernière et les infirmières de soins généraux, et, en 1878, elle démissionnait[18]. Le programme de l'HGM fut plutôt repris par une diplômée de la New York Hospital Training School, Nora Livingston, qui l'administra pendant plus de 30 années.

Même si les anciennes étudiantes de Nightingale n'eurent elles-mêmes qu'un faible rayonnement en Amérique du Nord, peut-on affirmer que le «système» Nightingale a eu une influence marquante? Encore une fois, les sources sont partagées. Il est vrai que beaucoup d'hôpitaux canadiens ont introduit des programmes de formation semblables à celui du St. Thomas Hospital, où les étudiantes étaient recrutées pour effectuer leurs apprentissages tout en travaillant. Elles avaient le gîte et le couvert assurés et recevaient un salaire minime. Nombre d'hôpitaux affirmaient vouloir recruter des «filles de meilleure condition», mais aucun hôpital canadien ne souhaitait constituer deux classes d'étudiantes, avec les filles de la haute bourgeoisie désignées sous le nom de «stagiaires», comme c'était le cas dans le système en place à St. Thomas. La différence la plus notable entre les deux systèmes résidait toutefois dans le degré d'autorité de la directrice des soins. La plupart des hôpitaux canadiens avaient une structure hiérarchique autonome dans laquelle les infirmières étaient sous les ordres d'infirmières principales et non de médecins. En cela, les programmes canadiens étaient fidèles à la vision de Nightingale. Cependant

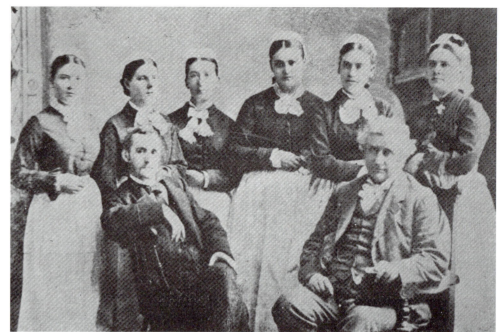

Figure 3
Première classe de diplômées en compagnie du personnel de la Mack Training School for Nurses
St. Catharines, Ontario
1878
Bibliothèque et Archives Canada, e002414894

aucun hôpital canadien ne bénéficiait d'un financement indépendant, comme le Fonds Nightingale, qui aurait permis au programme de nursing de peser dans la balance lors de négociations avec l'institution. Au contraire, les écoles de nursing étaient en réalité asservies à l'institution mère : l'hôpital dépendait des étudiantes qui constituaient une main-d'œuvre bon marché relativement qualifiée, alors que le personnel enseignant dépendait de l'institution sur les plans juridique, administratif et financier. De plus, alors que les autorités médicales et infirmières relevaient du conseil d'administration de l'hôpital, dans bien des cas, les directrices des soins avaient beaucoup plus difficilement accès à cette instance. Sans compter le fait qu'on désignait régulièrement des médecins pour faire partie du conseil, et que les infirmières y siégeaient rarement.

L'histoire de l'administration hospitalière de la première heure est ainsi remplie de récits de directrices luttant contre médecins, gestionnaires et conseils d'administration, toujours afin de préserver leur autorité dans la sphère du nursing. Par exemple, en 1896, la directrice de l'Hôpital général Victoria d'Halifax dut répondre de ses actes devant une commission d'enquête. Les plaintes contre Mrs. Elliot concernaient le fait qu'elle exigeait des infirmières qu'elles aident les patients masculins à se laver et à faire leurs besoins, voire qu'elles leur installent des cathéters ou leur administrent des suppositoires. Les étudiantes se firent admonestées par la commission, mais cette dernière réserva sa plus sévère désapprobation à la directrice, ayant conclu qu'elle avait fait preuve d'un manque total de tact et de distinction dans la conduite de cette affaire[19]. Dans d'autres situations, les directrices voyaient leur autorité sapée par les administrateurs médicaux, comme lors du conflit qui éclata en 1914 à l'Hôpital général de St. John's, à Terre-Neuve. Lorsque Lawrence Keegan, directeur médical, se mit à embaucher lui-même les infirmières de soins généraux, la directrice des soins, Mary Southcott, et son personnel soignant protestèrent avec tant de véhémence qu'une commission royale fut nommée pour enquêter sur la manière dont l'hôpital était géré. En fin de compte, les pouvoirs de la directrice des soins furent limités et Mrs. Southcott fut congédiée[20]. À l'Hôpital général de Vancouver, la directrice Helen Randal démissionna de son poste en 1916 lorsque le directeur médical Malcolm MacEachern refusa de tenir compte de sa recommandation concernant son remplacement pendant son absence[21]. Et les directrices des soins devaient agir avec doigté avec leurs étudiantes et leur personnel pour maintenir la discipline tout en préservant leur loyauté; il existe de nombreux cas de plaintes d'étudiantes ou de membres du personnel soignant adressées au directeur médical ou au conseil d'administration au sujet de la directrice des soins, et, la plupart du temps, c'était cette dernière que l'on blâmait, tout au moins en partie.

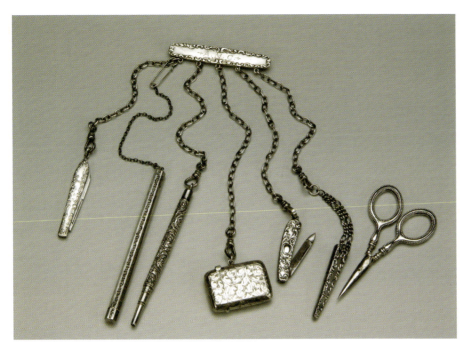

Figure 4
Châtelaine d'infirmière
Vers 1900
Photographe : Doug Millar
School of Nursing Alumnae
Association, collection de l'Hôpital
général Toronto
Musée canadien des civilisations,
2003.44.19

Souvent offerte comme cadeau à une infirmière nouvellement diplômée, la châtelaine, qu'elle attachait à sa jupe, servait à suspendre des objets utiles, comme un canif, un porte-thermomètre, un crayon, un porte-allumettes et des ciseaux.

De toute évidence, les directrices des soins au Canada n'ont jamais, en tant que gestionnaires, acquis l'autonomie ou l'autorité sur laquelle reposait la vision de Nightingale, et les écoles de nursing continuèrent de souffrir de l'absence de financement stable. Ce que l'on désignait sous le nom de système Nightingale était en réalité une formule hybride, où l'élément clé d'un pouvoir infirmier sur la formation en nursing était inexistant. Ce n'est donc pas dans la manière dont le rêve de Nightingale fut concrétisé qu'il faut chercher les traces les plus tangibles de son influence, mais bien dans le pouvoir idéologique de la vision de la formation en nursing qu'elle a défendue publiquement, ainsi que dans son habileté à promouvoir le nursing en tant qu'occupation respectable pour les femmes.

L'anthropologue Mary Poovey a évoqué cette question avec beaucoup d'insistance. Poovey s'est penchée sur la production des rôles «normatifs» de genre dans la Grande-Bretagne de l'époque victorienne, soutenant qu'au XIXe siècle la nouvelle idéologie des sphères distinctes définissait l'«homme normatif (qui travaille)» par opposition à la «femme normative (qui ne travaille pas)». Les femmes actives, affirme Poovey, menaçaient de bouleverser l'«économie symbolique» en exposant «le caractère artificiel de [sa] logique binaire». Nightingale neutralisa cette potentialité perturbatrice en amenant le nursing sur la place publique tout en y attachant fermement les rôles traditionnels de genre, mettant en valeur le travail de réconfort des infirmières, leur gestion des conditions sanitaires et leur aptitude «à faire de l'hôpital un foyer» pour les patients. En même temps, note Poovey, Nightingale a réussi à «rehausser la réputation d'une activité qu'on avait dévalorisée parce qu'elle était traditionnellement associée à du travail féminin[22]». On pourrait ajouter que la réussite de Nightingale dans la redéfinition du statut social de la profession soignante — ce que Pooney appelle l'amenuisement de l'effet potentiellement perturbateur du nursing dans la société victorienne — réside dans son ascendant sur la culture écrite. Contrairement à la majorité des femmes de son époque, Nightingale avait l'éducation, le temps et les contacts économiques nécessaires pour pouvoir écrire et se faire publier. Son œuvre la plus célèbre, *Notes on Nursing: What It Is, and What It Is Not*, parut pour la première fois en 1859, et on en vendit quelque 15 000 exemplaires en seulement un mois. Cet ouvrage fut publié aux États-Unis en 1860 et fut l'objet de plus de 50 rééditions au cours des 100 années qui suivirent[23]. En plus de ses publications, Nightingale était une auteure épistolaire prolifique, ayant écrit à ses amis et collègues à travers le monde. Grâce à ses relations avec les artistes et les penseurs les plus notoires de son époque, elle fut introduite dans la production culturelle par l'entremise d'œuvres comme un poème de Longfellow écrit en 1857, «Santa Filomena[24]», dont elle était l'objet. Au cours des cent années suivantes, la contribution historique

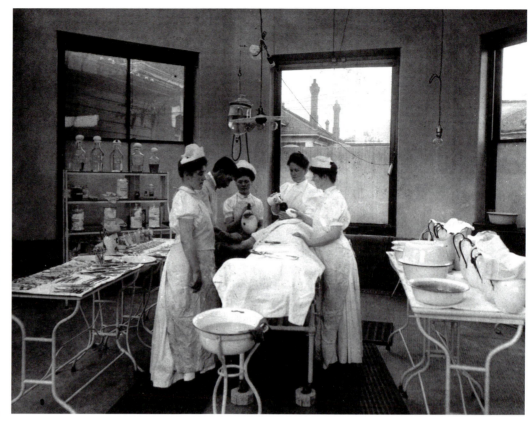

Figure 5
Salle d'opération du Pemberton Memorial
Royal Jubilee Hospital, Victoria, C.-B.
Vers 1900
Collection des Archives de la Colombie-Britannique, B-09492

de Nightingale fut précisée et représicée dans des études biographiques à son sujet ainsi que dans les manuels de nursing et de médecine qui servirent à la formation des nouvelles générations d'intervenants de la santé[25].

C'est ainsi que Nightingale fut une pierre de touche et une source d'inspiration pour les réformateurs du nursing à travers le monde, ce qui atteste de son influence, même si celle-ci demeure difficile à mesurer. Peu importe les tensions que vivaient les infirmières en exercice, les étudiantes et leurs supérieures au sein des institutions, les publications et les initiatives bien connues de Florence Nightingale ont permis d'accroître la reconnaissance du nursing en tant qu'élément essentiel de l'édifice social.

L'infirmière diplômée et l'hôpital moderne

Nightingale et ses contemporaines contribuèrent à la redéfinition du nursing en tant que métier respectable pour les femmes, mais furent aussi par le fait même les architectes d'un modèle éducationnel qui lia inextricablement le nursing aux hôpitaux. Les infirmières comptaient sur les hôpitaux pour recevoir une formation reconnue, mais ces derniers en vinrent à dépendre des étudiantes pour pourvoir les salles de malades en personnel. Vers la fin du XIXe siècle et au début du siècle suivant, dans tous les pays industrialisés, les hôpitaux avaient établi des écoles de formation, éclipsant ainsi les « anciennes soignantes » de l'époque préindustrielle et favorisant la création d'une relation de dépendance mutuelle entre l'« infirmière diplômée » et l'hôpital moderne qui la formait. L'Hôpital général de St. Catharines, en Ontario, fut la première institution canadienne à se doter d'un programme de formation en nursing avec l'ouverture de la Mack Training School en 1874. Au cours des deux décennies suivantes, les plus importants hôpitaux urbains dans tout le pays firent de même, créant des programmes tels que la General School of Nursing à Winnipeg (1887), la Victoria General School of Nursing à Halifax (1890) et la St. Michael's Hospital School à Toronto (1892). En 1909, 70 écoles hospitalières étaient ouvertes, et au début des années 1920, elles étaient plus de 200[26].

L'expansion et la multiplication des programmes hospitaliers de formation en nursing s'inséraient dans le cadre plus vaste de l'essor des hôpitaux, de la spécialisation qui s'opérait au sein de ces institutions et entre elles, et de la diversification croissante des conditions sociales des patients durant la période allant de 1880 à 1930. Des patients de toutes les classes, de

Les résidences d'infirmières : reconnaissance et respectabilité

Dianne Dodd, Parcs Canada

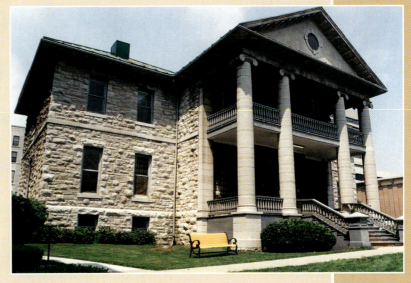

Figure 6
Édifice Anne Baillie, ancienne résidence d'infirmières, Hôpital général de Kingston
Kingston, Ontario
Photographe : James De Jonge

Érigé en 1903-1904 comme résidence d'infirmières à l'Hôpital général de Kingston, l'édifice Ann Baillie était l'une des infrastructures résidentielles impressionnantes du début du XXe siècle au Canada anglais. Médecins, directrices du nursing et administrateurs d'hôpitaux espéraient que ces bâtiments attireraient les jeunes femmes respectables de la classe moyenne dans la profession du nursing et rassureraient les parents au sujet de la supervision de leurs filles. Ces résidences constituaient certainement une amélioration par rapport aux premières années où les étudiantes — la principale main-d'œuvre de l'hôpital où elles étaient formées comme apprenties — étaient souvent obligées de loger dans les salles communes. Non seulement leur travail était-il pénible, mais elles risquaient aussi la contagion à cause de la proximité des patients. Une des premières résidences pour infirmières, l'édifice Baillie était conçu comme une maison. Reflétant de plus en plus l'aspect officiel de la formation, les résidences ultérieures, plus imposantes, ressemblaient davantage à des institutions, comprenant des salles de classe, des laboratoires et des installations récréatives pour les étudiantes.

Par contre, chez les francophones, les résidences d'infirmières n'ont pas joué un rôle aussi important. Il n'y avait pas nécessité de rehausser le statut du nursing dans le système hospitalier catholique français, qui s'est développé beaucoup plus tôt et reposait en grande partie sur le travail des religieuses. Ces dernières occupaient déjà des postes hautement respectés dans la communauté et au sein de l'église. Et puisqu'elles résidaient dans leur couvent, le besoin n'était pas si pressant de loger des centaines d'infirmières laïques, et ce, avant plusieurs décennies.

En 1998, le ministère du Patrimoine canadien a reconnu l'édifice Baillie comme lieu historique national, de même que quatre autres résidences d'infirmières au Canada : le Pavillon Hersey, Hôpital Victoria (Montréal, Qc); le Begbie Hall, Royal Jubilee Hospital (Victoria, C.-B.); le Pavillon Mailloux, Hôpital Notre-Dame (Montréal, Qc); et la St. Boniface Hospital School of Nursing (Winnipeg, Man.). Elles constituent des symboles de la lutte de la profession pour la reconnaissance de la contribution des infirmières au système de santé tant dans la communauté que dans le milieu hospitalier.

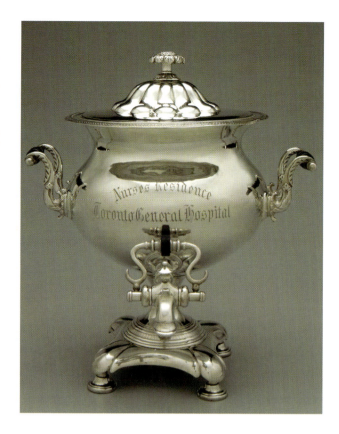

Figure 7
Fontaine à thé,
résidence d'infirmières de l'Hôpital général de Toronto
Début du XXe siècle
Photographe : Doug Millar
School of Nursing Alumnae Association,
Collection de l'Hôpital général de Toronto
Musée canadien des civilisations, 2003.44.4

tous les groupes ethniques et de toutes les régions en sont venus à dépendre des hôpitaux où l'on pratiquait les interventions médicales et chirurgicales propres à la médecine scientifique. Si ces institutions se sont révélées capables de répondre de manière efficace à cette demande, c'est, assurément et dans une large mesure, grâce à la main-d'œuvre étudiante qui travaillait dans les salles de malades[27].

Chaque année, on constituait une nouvelle classe d'étudiantes dans les écoles hospitalières. Si les stagiaires réussissaient à survivre au premier trimestre de leur formation, elles demeuraient dans l'hôpital comme débutantes, puis intermédiaires, et enfin infirmières chevronnées, assumant avec le temps de plus en plus de responsabilités dans la supervision de salle et dans les soins spécialisés. Après l'obtention de leur diplôme, la plupart des infirmières quittaient l'institution pour travailler en service privé ou en santé publique. Peu demeuraient à l'emploi des hôpitaux, et celles qui restaient étaient embauchées comme enseignantes ou surveillantes pour superviser la prochaine cohorte d'étudiantes. Ce modèle de recrutement institutionnel fut désigné sous le nom de régime d'apprentissage et demeura le mécanisme central qu'utilisaient les hôpitaux pour pourvoir les salles de malades en personnel jusque bien après la Deuxième Guerre mondiale.

Il est clair que ce système était avantageux pour les hôpitaux. Ceux-ci disposant d'une main-d'œuvre presque exclusivement constituée d'étudiantes, leur masse salariale en était considérablement réduite. Les étudiantes recevaient un maigre salaire mensuel — par exemple, respectivement 8 $, 10 $ et 12 $ par mois pour les débutantes, les intermédiaires et les infirmières chevronnées[28] — et bénéficiaient du gîte et du couvert. En contrepartie de ces charges modestes, les hôpitaux profitaient d'une main-d'œuvre fiable et disciplinée. Pour les étudiantes, l'institution était à la fois un lieu de travail et de résidence. En dehors des quelques congés annuels et de la demi-journée de repos la fin de semaine, elles demeuraient sous la supervision des administrateurs hospitaliers en tout temps. Et cette source de personnel soignant paraissait quasi inépuisable. Les hôpitaux recrutaient leurs nouvelles élèves parmi les familles locales — acceptant les jeunes femmes provenant autant de familles d'ouvriers qualifiés que de la classe moyenne —, mais ils puisaient aussi abondamment dans les campagnes. Au début des années 1920, entre le tiers et la moitié des étudiantes provenaient des communautés rurales canadiennes. Ce réservoir de personnel était constitué d'une main-d'œuvre étudiante bon marché, subalterne et abondante, mais également compétente. Le chapitre 6 décrit le type d'expertise que les infirmières ont apporté à la science médicale au cours du dernier siècle. Dans les écoles hospitalières, les étudiantes acquéraient ces compétences à mesure qu'elles progressaient dans leur apprentissage, de sorte que, l'année de fin d'études, elles étaient devenues qualifiées dans les soins directs aux malades et la supervision de salle[29].

Pour les hôpitaux, le régime d'apprentissage conjuguant dotation en personnel et formation en nursing comportait de nombreux avantages. Mais les bénéfices qu'en ont tirés les infirmières et leur profession sont moins évidents. Nombre d'historiens ont mis en relief le caractère exploitant de ce modèle de formation. Ils ont souligné les faibles investissements que consacraient les hôpitaux au personnel

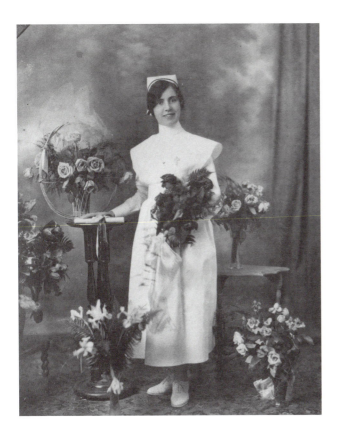

Figure 8
Portrait de remise du diplôme d'Isabel Hornby
Holy Cross Hospital, Calgary, Alberta
Vers 1920
Archives Glenbow, Calgary, Alberta, NA-35719

enseignant ou aux installations pédagogiques; ils ont aussi soutenu que, dans la majorité des écoles, l'enseignement présentait des lacunes en matière d'organisation et des inégalités sur le plan de la qualité, et qu'il souffrait de la subordination aux autres exigences institutionnelles. Par ailleurs, le travail des étudiantes se révélait particulièrement ardu et s'étirait sur de longues périodes. Elles effectuaient des quarts de 12 heures, de jour ou de nuit, au moins six jours sur sept. Leur salaire mensuel variant entre 8 $ et 12 $ représentait tout au plus une somme symbolique. Dans les années 1920 et 1930, beaucoup d'écoles implantèrent les horaires de 8 heures et augmentèrent le nombre d'enseignantes, mais le travail par quarts avec une journée de congé par semaine demeurait la norme. Il n'est guère étonnant que certaines étudiantes aient succombé à des maladies chroniques — la plus grave étant la tuberculose —, et que nombre d'autres aient été aux prises avec d'importants problèmes de santé liés au travail, incluant les brûlures, les coupures, les infections et l'affaissement de la voûte plantaire[30].

D'autres historiens, tout en reconnaissant l'existence de ces difficultés, notent également les avantages que pouvait présenter cette forme d'apprentissage pour les Canadiennes. À l'inverse des universités, les écoles hospitalières imposaient des frais pédagogiques minimes (habituellement 25 $ en plus du coût de l'uniforme), versaient un faible salaire mensuel (ce qui signifiait que les étudiantes n'avaient pas à compter sur leur famille pour leurs dépenses personnelles) et fournissaient le logement. Cette dernière caractéristique du régime d'apprentissage était particulièrement importante pour les jeunes femmes des zones rurales, dont les perspectives d'avenir étaient réduites dans leur communauté, mais dont les familles s'opposaient au départ pour la ville en l'absence d'un chaperon. Il est probable que la formation en nursing, même si elle était exténuante, n'était pas plus exigeante pour la majorité des Canadiennes de l'ère moderne qu'un travail en usine ou de domestique (qui demeurait la principale source d'emploi pour elles jusqu'à la Deuxième Guerre mondiale). De plus, après leurs trois années d'études, les «infirmières diplômées» quittaient l'environnement hautement réglementé de l'école hospitalière pour œuvrer en santé publique ou en service privé. Elles pouvaient ainsi faire valoir les compétences appréciables qu'elles avaient acquises et les attestations qu'elles avaient obtenues, et tirer profit d'une grande mobilité géographique et de leur appartenance à une profession suffisamment forte pour soutenir le développement des organisations locales, provinciales et nationales. Pour toutes ces raisons, dans le Canada de la fin du XIXe et du début du XXe siècle, le nursing avait rejoint l'enseignement et le secrétariat au sommet de la hiérarchie des métiers féminins[31].

Dans son analyse des avantages matériels du régime d'apprentissage alliant le travail et les études, l'historien de la médecine Charles Rosenberg a souligné la «logique économique» qui déterminait la relation entre le nursing et l'hôpital. Il écrivait : «Les hôpitaux comme les futures infirmières faisaient face à un manque de ressources financières; il était donc naturel que les deux parties fassent un troc : du travail contre un diplôme[32].» Mais on ne peut écarter l'existence, en parallèle à cette «logique économique»,

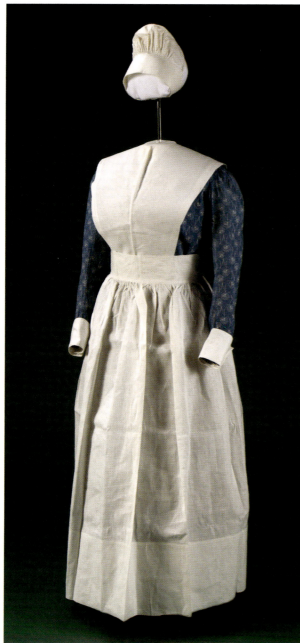

Figure 9
Uniforme d'étudiante, Edna Muir
Western Hospital, Montréal
1916-1920
Photographe : Doug Millar
Collection de l'Association des infirmières et infirmiers du Canada
Musée canadien des civilisations, 2000.111.421

d'une «logique sociale» axée sur les questions de genre, de race et de respectabilité.

Les administrateurs hospitaliers, les directrices des soins et les infirmières en exercice reconnaissaient que le modelage d'un rôle social unique pour les diplômées dépendait de leur différenciation des autres dispensateurs de soins de santé. En définissant le nursing comme un «métier féminin», les infirmières se distinguaient elles-mêmes et démarquaient leur travail de la profession médicale dominée par les hommes. Mais pour rehausser leur image aux yeux du public, il fallait établir une frontière entre elles et les autres femmes de la communauté qui prodiguaient des soins aux malades. Et ce groupe incluait les sages-femmes, les soignantes autodidactes, les travailleuses domestiques, les femmes dans les familles, qui continuaient de fournir des services liés à la santé même après l'implantation de la formation en nursing. Pour circonscrire leur profession, les infirmières diplômées cherchèrent à véhiculer une image de respectabilité fondée sur la conduite et l'étiquette de la bourgeoisie féminine de race blanche.

Les écoles hospitalières canadiennes exigeaient que les étudiantes soient célibataires ou veuves, et âgées de 18 à 35 ans. Les futures élèves devaient avoir un certain niveau d'éducation, qui est passé d'une neuvième année à la fin du XIXe siècle à une onzième dans les années 1920. Les candidates devaient parler couramment l'anglais ou le français, critère éliminant d'emblée un grand nombre d'immigrantes de première génération au Canada. De plus, peu importe le niveau d'éducation atteint ou les aptitudes linguistiques, aucune candidate afro-canadienne ou amérindienne ne fut acceptée dans une école hospitalière canadienne avant les années 1940. Seulement quelques étudiantes d'ascendance orientale furent admises[33]. Les écoles de formation utilisaient les barrières éducationnelles, linguistiques et raciales, en plus de l'état matrimonial et de l'âge, pour définir le nursing comme un métier comportant certains privilèges. C'est donc par la composition de la main-d'œuvre que s'opéra la différenciation entre nursing et travail domestique[34].

Dès le début de leur formation, les étudiantes en nursing étaient plongées dans un univers de règles et de conduites fondées sur une féminité respectable et une sexualité réprimée. Dans les résidences ou dans les salles de malades, il leur était interdit de flirter, de bavarder, de boire de l'alcool ou de fumer, d'être grossières ou insubordonnées, ou de sortir après le couvre-feu. L'apparence de leur uniforme symbolisait cet idéal : la jupe devait être d'une certaine longueur à partir du sol, le tablier impeccable, et la coiffe maintenue fermement à un angle précis sur la tête. Les inspections matinales des uniformes renforçaient l'importance de la tenue professionnelle. Les étudiantes ne respectaient pas nécessairement tous ces codes de conduite. Mais les surveillantes étaient là pour veiller à leur observance et réprimandaient celles qui fumaient, qui ne respectaient pas le couvre-feu et, à mesure que l'on progressait dans le XXe siècle, celles qui embrassaient leur petit ami à une trop faible distance de l'hôpital[35].

Certaines étudiantes trouvaient les chaînes de la respectabilité trop contraignantes et décidaient de partir, ou encore on leur demandait de s'en aller. Mais la majorité des stagiaires s'y conformaient suffisamment pour pouvoir terminer leur formation, sachant qu'elles auraient la possibilité de quitter le régime strict des hôpitaux après leurs trois années d'études. Toutefois, une fois rendues en service privé, les diplômées découvraient que la respectabilité sociale et sexuelle était un aspect précieux de leur statut professionnel : ces femmes blanches respectables parcourant seules, nuit et jour, les campagnes ou les rues de la ville contribuèrent à faire de l'image de l'« infirmière en exercice » une puissante protection contre les inconvenances sexuelles, voire contre les agressions sexuelles. La logique économique qui mailla ces jeunes femmes et les hôpitaux émergents — l'échange « travail contre diplôme » de Rosenberg — s'institutionnalisa grâce à l'image de respectabilité féminine et sexuelle caractéristique de la bourgeoisie de race blanche que les écoles hospitalières recherchaient pour leurs apprenties. Entre les années 1870 et 1940, les hôpitaux et leur personnel en apprentissage revendiquèrent une place privilégiée pour les infirmières sur la scène professionnelle féminine, tout en renforçant l'image publique de respectabilité requise pour attirer les patients de la classe moyenne dans l'« hôpital moderne ».

Le nursing hospitalier et la révolution biomédicale de 1945 à nos jours

Durant les années qui suivirent la Deuxième Guerre mondiale, on assista à la métamorphose de la relation entre l'infirmière et l'hôpital. Il est vrai que les écoles hospitalières continuèrent de former une portion appréciable de praticiennes canadiennes, et il en résulta que les apprenties, qui recevaient toujours leur formation tout en travaillant, demeurèrent une source capitale de main-d'œuvre institutionnelle. Et ce n'est pas avant les années 1980 que les programmes de formation en nursing des collèges, cégeps et universités supplantèrent les écoles hospitalières. Mais dans les années 1940 et 1950, les hôpitaux canadiens entreprirent d'inclure un grand nombre d'infirmières autorisées parmi leur personnel; ces nouvelles infirmières prodiguaient des soins directs aux patients plutôt que d'assurer simplement la supervision des stagiaires comme auparavant.

Les raisons pouvant expliquer cette mutation du modèle de recrutement institutionnel sont complexes. Durant la crise des années 1930, l'ancien système permettant de pourvoir les hôpitaux en personnel par des stagiaires commença à s'écrouler lorsque les diplômées comprirent qu'elles ne parviendraient pas à subvenir à leurs besoins en service privé. Les infirmières autorisées au chômage se tournèrent vers leur alma mater, incitant les directrices des soins à aider les anciennes étudiantes à traverser la crise; celles-ci commencèrent donc à embaucher des infirmières autorisées comme infirmières de soins généraux pour qu'elles travaillent aux côtés des stagiaires plutôt qu'à leur supervision. Par ailleurs, les années de l'après-guerre étant caractérisées par l'expansion et la complexification des hôpitaux canadiens, la main-d'œuvre étudiante ne parvenait plus à satisfaire aux besoins de ces institutions. Les avancées biomédicales inspirèrent la création de nouvelles spécialités et de nouvelles unités et salles de malades dans les hôpitaux; grâce aux programmes d'assurance-hospitalisation et d'assurance-maladie, les soins hospitaliers furent à la portée d'un plus grand nombre de patients; les subventions fédérales accordées pour la construction des hôpitaux permirent aux municipalités d'accroître les infrastructures sanitaires. De nouvelles tâches plus techniques furent assignées au personnel soignant, et la « spécialisation » des soins se répandit. Les étudiantes en nursing finirent par ne plus être assez qualifiées ni disponibles en nombre suffisant pour répondre aux nouvelles exigences thérapeutiques et institutionnelles.

Mais les infirmières autorisées étaient-elles suffisamment nombreuses pour pouvoir soutenir la croissance des hôpitaux? Entre les années 1950 et 1970, les directrices des soins et les administrations hospitalières à travers tout le pays luttèrent pour élargir le réservoir de personnel soignant. L'effritement des anciens critères d'admission à la profession favorisa la réintégration des femmes mariées — même celles ayant des enfants — dans un travail rémunéré. Un petit nombre d'infirmiers furent également inclus dans un métier désigné depuis près d'un siècle comme un « travail féminin ». Et les barrières raciales

Charlotte Edith Anderson Monture (1890-1996)

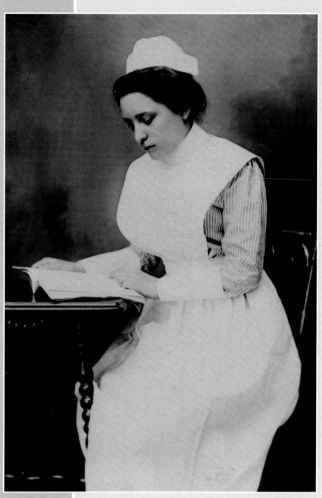

Figure 10
Charlotte Edith Anderson Monture
1914
Gracieuseté de John Mose

John Moses, Musée canadien des civilisations, petit-fils d'Edith Monture

Edith Monture (née Anderson) était une femme exceptionnelle à son époque. Membre de la bande Upper Mohawk des Six Nations de la rivière Grand, près de Brantford, Ontario, elle fut parmi les premières de sa génération à quitter la réserve pour poursuivre une carrière.

Anderson voulut entreprendre une formation en nursing au Canada au moment où la Loi fédérale sur les Indiens limitait l'accès des Indiens de plein droit à des études supérieures. Après avoir vainement essayé d'entrer dans plusieurs écoles de nursing, Anderson eut plus de chances avec le système américain plus progressiste et plus accueillant. Première de sa classe, elle obtint en 1914 son diplôme de la New Rochelle Hospital School of Nursing située au nord de New York. Elle s'établit à New York et y travailla comme infirmière en milieu scolaire et en santé publique. Quand les États-Unis s'engagèrent dans la Première Guerre mondiale en 1917, elle offrit ses services comme infirmière militaire au service de santé du Corps expéditionnaire de l'armée américaine.

Son journal de guerre dépeint une femme chaleureuse et compatissante, profondément touchée par les souffrances de ses patients. Après la mort de son «patient favori Earl King, le garçon qui m'avait adoptée comme grande sœur», elle raconte brièvement dans son journal le 16 juin 1918 : «J'avais le cœur brisé. J'ai pleuré presque toute la journée et n'arrivais pas à dormir.»

En 1919, après son service outre-mer à la base hospitalière 23 de l'armée américaine (à Vittel, en France), Anderson retourna chez elle dans la réserve des Six Nations. Elle épousa Claybran Monture, éleva sa famille et continua son travail d'infirmière et de sage-femme à l'Hôpital Lady Willingdon sur la réserve jusqu'à sa retraite en 1955. Charlotte Edith Anderson Monture est décédée dans la Grande Réserve des Six Nations en 1996, peu près son 106e anniversaire.

Source : Charlotte Edith Anderson Monture, *Diary of a War Nurse*, Ohsweken (Ont.), édition privée, 1996, p. 27..

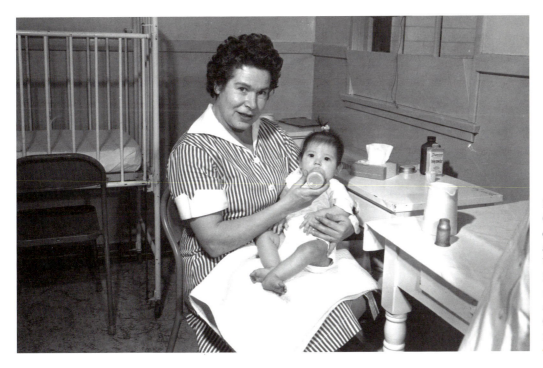

Figure 11
Cours d'infirmière auxiliaire, Vocational School
Nanaimo, C.-B.
1962
Archives de la Colombie-Britannique,
1-24276

qui avaient maintenu à l'écart les femmes des minorités visibles furent abolies.

Ces changements dans la composition de la main-d'œuvre soignante au Canada ne se produisirent pas sans heurt, comme l'histoire des infirmières afro-canadiennes l'illustre bien. Tout au long des années 1940, les femmes noires cherchèrent à être admises dans les écoles hospitalières et, comme les portes leur demeuraient toujours fermées, elles se joignirent aux militants locaux et aux leaders politiques dans la lutte contre l'exclusion raciale. Les immigrantes faisaient face à bien d'autres obstacles. Comme les chercheures Agnes Calliste et Karen Flynn l'ont démontré, à l'époque où le gouvernement canadien accueillait les immigrants de race blanche à bras ouverts, les infirmières afro-antillaises devaient traverser un long et difficile processus pour faire valoir leurs titres de compétences et établir leur employabilité auprès des fonctionnaires fédéraux, qui passaient les immigrés de couleur au crible. De plus, peu importe leur lieu d'origine, les infirmières de race noire se heurtaient souvent à diverses formes de discrimination dans les salles de malades : diffamations raciales ou «blagues» racistes, assignation des patients «les plus difficiles», refus d'une promotion à un poste de supervision ou de gestion. Même si elles avaient le soutien de l'environnement institutionnel, elles étaient victimes de racisme dans la société en général : en 1950, une étudiante en nursing à Windsor, en Ontario, ne put assister à la cérémonie de fin d'études de son école parce que l'hôtel où la danse avait lieu refusait de servir les clients de couleur[36].

Dans les années 1980, la discrimination fondée sur la race, la couleur, le genre ou l'orientation sexuelle se trouva directement remise en cause, la majorité des praticiennes reconnaissant que la diversité culturelle pouvait contribuer à renforcer la profession. Mais il existait d'autres sources de division affectant la pratique soignante. Au cours de la période de l'après-guerre, la pénurie persistante d'infirmières autorisées et la demande apparemment constante de services hospitaliers résultèrent en l'introduction de personnel soignant de soutien comme les préposés, les aides-infirmières, les aides-soignantes, les infirmières auxiliaires autorisées, qui se mirent à accomplir des tâches anciennement dévolues aux étudiantes en nursing ou aux infirmières diplômées. Le personnel soignant auxiliaire ou «non diplômé» était caractérisé par une plus grande diversité de genre et de race que les infirmières autorisées, car, en fait, nombre d'infirmières immigrantes avaient dû accepter des postes de soutien lorsque leurs titres de compétences ne remplissaient pas les conditions requises pour la délivrance d'un permis au Canada. Cette différenciation au sein du nursing s'accentua au cours de ces années, avec la promotion de nombre d'infirmières à des postes de direction dans les hôpitaux en même temps que la syndicalisation des infirmières autorisées travaillant dans les unités de soins, dans le but de défendre leurs intérêts. Dans les hôpitaux catholiques, surtout au Québec, le travail administratif effectué par les infirmières subit de profondes transformations au cours des années 1970. Comme l'historienne Aline Charles l'a démontré, au cours de cette décennie, les religieuses se virent privées de leur rôle unique d'administratrices et de soignantes dans les hôpitaux confessionnels[37].

Conclusion

Les infirmières canadiennes ont établi une relation longue et complexe avec les hôpitaux du pays. Tout au long de son passage d'une vocation de surveillance à une vocation thérapeutique, les infirmières ont contribué à la définition et à l'édification de l'hôpital moderne. Dans les années 1870, lors de l'établissement des premiers programmes de formation, les hôpitaux étaient encore connus comme des institutions vouées aux classes populaires — un lieu où pouvaient s'actualiser des rapports sociaux fondés sur la charité. Cependant, avec leur expansion et l'élargissement de leur répertoire d'interventions thérapeutiques, ils commencèrent à dispenser des services aux patients de toutes les classes sociales. Les citoyens respectables du Canada se tournèrent vers eux pour bénéficier des promesses qu'offrait la médecine scientifique. Les hôpitaux répondirent à la demande en implantant de nouvelles techniques médicales scientifiques, en formant médecins et chirurgiens et en aménageant des installations plus convenables. Cependant, le nouveau système de recrutement et de formation des infirmières en constitua le pivot à bien des égards. Les étudiantes en nursing — une main-d'œuvre bon marché, disciplinée, qualifiée et respectable — et leurs supérieures apportèrent aux hôpitaux ce que leurs prédécesseurs de l'époque préindustrielle ne pouvaient offrir. Avec la transition des années 1940, caractérisée par le recours des hôpitaux à une main-d'œuvre constituée d'infirmières diplômées plutôt que d'étudiantes en nursing, et l'introduction de personnel soignant de soutien, les hôpitaux pouvaient compter sur une pluralité de catégories de dispensateurs de soins, mais la relation entre l'infirmière et l'hôpital demeurait tout aussi étroite. Qu'il se soit agi des stagiaires recevant leur formation tout en travaillant, des infirmières autorisées prodiguant des soins généraux ou spécialisés, ou des administratrices supervisant les services éducatifs et thérapeutiques, les infirmières d'hôpitaux ont apporté une contribution essentielle au système de santé moderne. À leur tour, les hôpitaux ont joué un rôle clé dans la constitution de la main-d'œuvre soignante au Canada, en tant qu'établissements d'enseignement et employeurs principaux d'infirmières autorisées. Florence Nightingale et ses contemporaines, qui s'investirent dans le mouvement de réforme du nursing au cours du XIXe siècle, n'auraient certes jamais pu imaginer combien centrale serait la place des infirmières diplômées dans le système de santé au XXIe siècle, et combien long aura été le périple des infirmières et des hôpitaux.

CHAPITRE 6

Le «travail corporel», la technologie médicale et le nursing hospitalier

Cynthia Toman

Durant la majeure partie du XXe siècle, on a principalement associé les infirmières aux hôpitaux, qu'il s'agisse des étudiantes infirmières ou des infirmières diplômées. Dans le cadre hospitalier, elles se sont livrées à toute une série d'activités nécessitant du «travail corporel» — expression que nous utilisons ici pour décrire à la fois les traitements et les actes médicaux auxquels les soignantes procèdent sur le corps des patients, ainsi que les aptitudes physiques requises pour les soigner. Ce travail corporel implique souvent l'utilisation habile et judicieuse d'équipements et d'appareils divers, ainsi que des connaissances techniques pertinentes. L'historienne Kathryn McPherson a souligné à quel point la maîtrise d'habiletés particulières en nursing a permis de distinguer les infirmières qualifiées des profanes, au moment où l'on cherchait à obtenir la reconnaissance du nursing en tant que métier féminin rémunéré ayant sa place sur le marché du travail. Conséquemment, les infirmières ont hautement valorisé ces habiletés; en fait, leur identité collective a principalement reposé sur elles[1].

Dans ce chapitre, nous suivrons l'évolution de la dimension physique du travail des infirmières dans les hôpitaux canadiens depuis la fin du XIXe siècle jusqu'à la fin du XXe. Durant cette période, le travail corporel est passé de simples tâches communes aux infirmières et aux profanes à des soins techniques de pointe exigeant une formation spécialisée. Les changements dans la nature du travail corporel, ainsi que dans le type de prestataire de soins, ont eu des conséquences importantes pour les infirmières et pour leur profession. Les hôpitaux, les organisations professionnelles et les infirmières elles-mêmes ont appris à tirer parti du besoin de compétences techniques liées aux soins des patients. Même si l'influence combinée du travail corporel, de la technologie médicale et de l'expansion des hôpitaux a amené de nouvelles possibilités d'emplois pour les infirmières, elle a aussi fragmenté la profession. D'une part, comme on peut s'y attendre, les infirmières percevaient la technologie comme une composante souhaitable et positive de la prestation des soins aux patients, susceptible de leur procurer de l'avancement au chevet des malades. D'autre part, nombre d'entre elles se montraient ambivalentes relativement aux répercussions de la technologie sur les soins aux patients et sur leur propre rôle comme infirmières. À l'intérieur de la profession, ce type de débat a de plus en plus divisé les infirmières qui se sont scindées en deux groupes : les «techniciennes» qui demeuraient au chevet des malades, et les «professionnelles» qui délaissaient les soins aux patients (et le travail corporel) pour occuper des postes de direction, d'administration et d'enseignement. Ces débats ont soulevé de nouvelles controverses, provoquant une hiérarchisation au sein de la profession et suscitant des désaccords sur le type de formation à dispenser aux infirmières et sur l'endroit où celle-ci devait se donner.

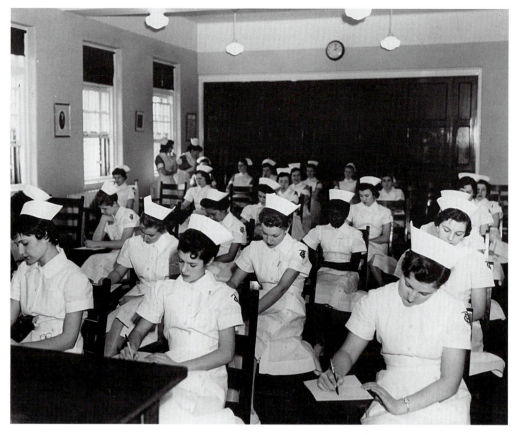

Figure 1
Étudiantes infirmières dans une salle de classe
Hôpital général de Toronto
Vers 1950
School of Nursing Alumnae Association, Collection de l'Hôpital général de Toronto
Musée canadien des civilisations

Du travail partagé à la technique du nursing

Le travail corporel chez les infirmières et leur recours à la technologie médicale prirent toute une diversité de formes avec le temps. Par exemple, avant les années 1900, beaucoup de leurs interventions comprenaient l'usage d'instruments et l'administration de traitements et de médicaments usuels, qui pouvaient être utilisés dans les soins aux malades tant par les profanes que par les intervenants qualifiés. Elles n'avaient pas vraiment l'impression d'avoir la mainmise sur la technologie ni sur les connaissances qui y étaient liées puisqu'elles partageaient l'équipement avec les médecins et d'autres intervenants ayant peu ou pas de formation. Mais durant les premières décennies du XXe siècle, on commença à associer ce travail corporel avec des connaissances et un langage de plus en plus spécialisés, puisque la formation des infirmières mettait l'accent sur les fondements scientifiques de divers aspects de la profession comme l'antisepsie et l'asepsie, l'évaluation des fonctions corporelles et le dosage des médicaments, ainsi que sur l'uniformisation des soins infirmiers, tout cela enrobé dans le discours portant sur la gestion scientifique ou l'efficacité des soins.

Même si les hôpitaux considéraient les étudiantes principalement comme une source de main-d'œuvre, les infirmières en formation y entraient pour acquérir des compétences rentables qui les prépareraient à exercer en service privé ou semi-privé. Leur travail comprenait une variété d'activités, portant diverses appellations comme techniques, actes médicaux ou « art infirmier », qu'on avait divisées en six catégories. Les activités administratives incluaient l'étiquetage et l'entreposage des affaires personnelles des patients lors de l'admission; la consignation au dossier des traitements, de la médication et des analyses; et l'entreposage des fournitures médicales. L'assistance aux analyses diagnostiques comprenait la préparation des patients et de l'équipement; la cueillette des échantillons; la transmission des échantillons au laboratoire; et la consignation des résultats. L'aide au personnel médical et chirurgical incluait l'assistance lors des examens, des interventions chirurgicales, des traitements; et l'application de pansements lors d'incisions ou dans les cas de blessures. Le nursing thérapeutique comptait un éventail de tâches réservées aux infir-

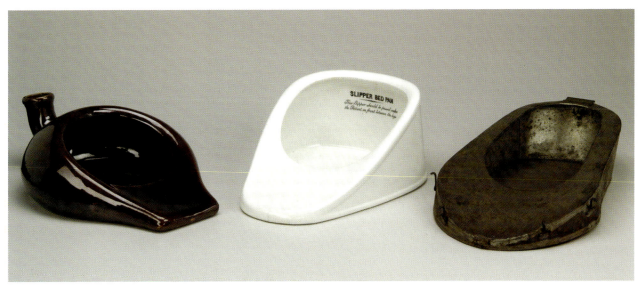

Figure 2
Bassines
Vers 1850-1920
Photographe : Doug Millar
Musée canadien des civilisations, D-2697 (don de Mrs. John Outram), F-10150, F-10166

Les infirmières prennent soin de préserver l'intimité et la dignité de leurs patients dans leurs relations avec eux.

mières, comme l'administration des médicaments, des lavements, des injections; les lavages, la pose des plâtres, les fomentations; et l'application des cataplasmes. L'entretien des salles communes et de l'équipement incluait des activités comme le nettoyage et la gestion efficace des fournitures de manière à ne jamais tomber en rupture de stock. Les tâches de service personnalisé comprenaient une multitude d'activités exécutées pour le bénéfice et le confort des patients, comme les bains, l'aide lors des repas, pour la toilette, l'habillage et les déplacements au besoin[2].

En fait, les étudiantes passaient la majeure partie de leur formation à approfondir ces techniques, que l'on a standardisées et qui sont devenues spécifiques aux hôpitaux. Dans certains hôpitaux prestigieux, ces habiletés constituaient même une source de fierté associée à la formation. Par exemple, Gertrude Fawcett, une infirmière diplômée de l'Hôpital général de Montréal, décrit ce qui distinguait une diplômée de son hôpital d'une autre infirmière formée dans une institution rivale comme l'Hôpital Royal Victoria : «Il y avait des directives pour chaque geste posé […] faire le lit sans le patient et avec le patient; laver le patient; procéder aux soins de la bouche; lever le patient; marcher avec lui — tout était accompagné d'une directive.» Fawcett affirmait qu'il était possible de reconnaître le lieu de formation d'une infirmière à la manière dont celle-ci faisait le lit : «C'était à la façon de plier les draps. […] Nous, nous pliions les coins vers l'intérieur, comme s'il s'agissait d'une enveloppe. Au lieu d'être obliques, les leurs pendaient bien droit[3].»

Dans l'un des premiers manuels destinés aux étudiantes infirmières (1914), on distingue 18 catégories de bains, incluant le bain à la vapeur, le bain à l'amidon, le «bain à l'éponge», et l'«affusion» que l'on décrit ainsi : «envelopper le patient dans une serviette et le placer sur un lit de toile, puis l'asperger doucement avec de l'eau provenant d'un pot ordinaire». Le même manuel mentionne dix sortes de lavements, comprenant le «lavement nutritif», où l'on introduisait des extraits de bœuf, du bouillon, des œufs et du lait dans les intestins pour nourrir les patients incapables de garder la nourriture prise par voie orale[4].

Les infirmières devaient aussi consigner les données relatives à l'alimentation des patients, connaître les régimes associés à différentes maladies, les préparer et devaient faire en sorte que les patients les respectent le plus possible. Leur formation incluait des semaines passées dans les cuisines de l'hôpital

Le «travail corporel», la technologie médicale et le nursing hospitalier

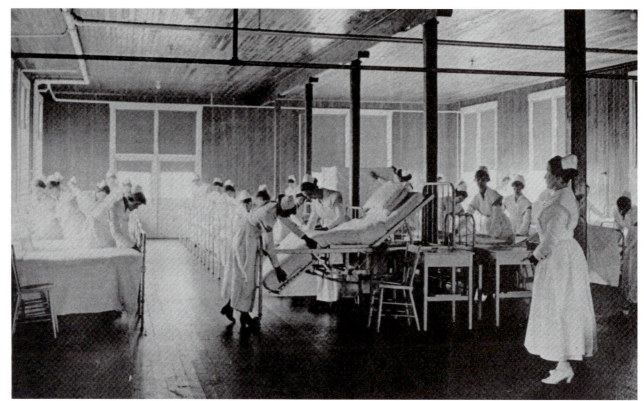

Figure 3
Les étudiantes et la préparation des lits au pavillon Heather
Hôpital général de Vancouver
1918
Photographe : Stuart Thomson
Archives de la Ville de Vancouver, CVA 99-857

pour apprendre à préparer différentes sortes de régimes. Par exemple, longtemps avant la découverte de l'insuline et son utilisation subséquente dans le traitement du diabète durant les années 1920 et 1930, les connaissances et les compétences des infirmières ainsi que leurs aptitudes éducatives constituaient les composantes clés pour assurer une gestion stricte de la diète que devaient suivre les patients diabétiques pour leur survie.

Dans les années 1930, des asiles et des hôpitaux psychiatriques étaient établis dans plusieurs provinces, institutions qui étaient aussi des écoles de formation pour les infirmières. Par exemple, l'Ontario Hospital gérait un réseau d'écoles dans plusieurs villes de la province. Les étudiantes passaient habituellement une partie de leur formation dans un hôpital d'enseignement affilié comme l'Hôpital général de Toronto, de manière à compléter leur apprentissage des notions médico-chirurgicales et à prendre de l'expérience dans les salles communes. Elles prêtaient assistance dans une variété de bains thérapeutiques et de traitements d'hydrothérapie, apprenaient comment créer un environnement thérapeutique apaisant, prêtaient main-forte lors de traitements par électrochocs et de thérapies par choc insulinique, et elles supervisaient l'organisation disciplinée des activités quotidiennes des patients atteints de troubles mentaux. Les infirmières du Brandon Hospital for Mental Diseases au Manitoba accomplissaient des tâches liées aux chocs insuliniques, telles que « la prise régulière du pouls et de la température, la cueillette d'échantillons de sang et la surveillance des patients lorsqu'ils sortaient du coma [...] l'injection de l'insuline et l'insertion d'une sonde nasogastrique pour administrer la solution de glucose permettant aux patients de sortir du coma ». De plus, elles « effectuaient du travail clinique dans les services d'approche à l'extérieur de l'hôpital, où elles pouvaient par exemple faire passer les tests d'intelligence lors de consultations en hygiène mentale dans les écoles[5] ».

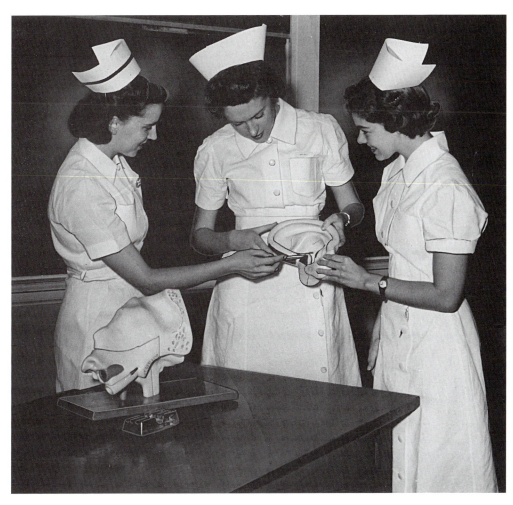

Figure 4
Étudiantes infirmières examinant un modèle anatomique
Hôpital général de Toronto
School of Nursing Alumnae Association, Collection de l'Hôpital général de Toronto
Musée canadien des civilisations

La prévention et le contrôle des infections constituaient un autre secteur des premières années du nursing hospitalier comprenant une dimension physique, qui exigeait beaucoup de temps et d'énergie de la part des infirmières. Avant la découverte des médicaments antibactériens et antibiotiques majeurs, l'antisepsie, la désinfection et l'utilisation de méthodes standardisées[6] occupaient une grande place dans le travail quotidien. Avant l'arrivée des préparations de sulfanylamide et de pénicilline durant les années 1930 et 1940, la survie des malades dépendait en partie, ou peut-être même surtout, des «bons soins infirmiers» qui leur étaient prodigués. Les principes de l'antisepsie s'appliquaient autant aux soins des patients qu'à l'équipement et à l'environnement de travail. Les infirmières stérilisaient le matériel et les fournitures et suivaient des directives complexes afin d'isoler les patients atteints de diphtérie, de scarlatine, de choléra, de variole, de typhoïde et de tuberculose. Par exemple, Jean Milligan décrit le travail de nettoyage des aiguilles, des contenants de verre et des tubes de caoutchouc utilisés pour l'administration de transfusions sanguines lorsqu'elle était étudiante infirmière de nuit. C'étaient évidemment les étudiantes qui nettoyaient cet équipement à la main dans les salles. Après l'inspection minutieuse de la surveillante, le tout était emballé, stérilisé dans des autoclaves et réutilisé. Milligan se rappelle de façon très nette combien il était difficile de nettoyer les différents petits morceaux :

> Le gros travail que nous «adorions» toutes [...] était le nettoyage de ces pièces après leur usage — de les envoyer à la stérilisation, de veiller à ce qu'ils soient prêts pour la prochaine [transfusion] [...] incluant les tubulures et ces longs flacons. Leur ouverture était tellement étroite qu'il nous était impossible de rentrer notre main à l'intérieur. Malgré tout, il ne fallait pas y laisser la moindre marque. Elles [les superviseures de nuit] avaient l'habitude de placer ces flacons près de la

Le «travail corporel», la technologie médicale et le nursing hospitalier

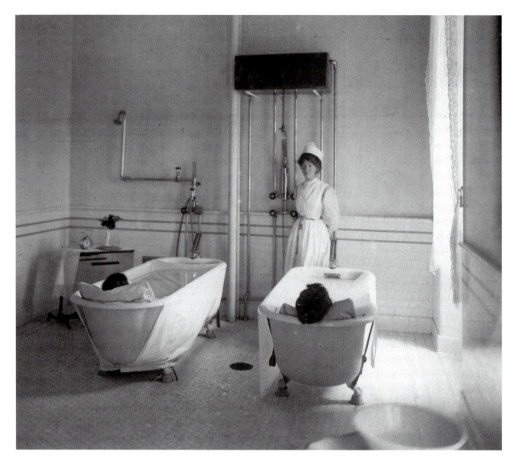

Figure 5
Étudiante infirmière et patients, salle de traitements d'hydrothérapie
Hospital for the Insane, Kingston, Ontario
1907
Archives de l'Ontario, RG 15, E-7 Vol. 20

lumière et de les examiner attentivement avant de les emballer pour la stérilisation, pour qu'ils soient prêts pour le prochain patient. Nous n'avions qu'à les laver et à les faire briller; nous avions intérêt à ce que toutes les taches aient disparu[7].

Les étudiantes devaient utiliser des centaines de techniques. Elles préparaient et appliquaient des cataplasmes, des compresses, des fomentations et des enveloppements chauds. Elles procédaient au nettoyage, à l'irrigation et au drainage des diverses cavités corporelles à l'aide de seringues, de cathéters et de solutions. Elles devaient changer systématiquement une grande variété de pansements en fonction des exigences thérapeutiques liées à la condition du malade, qu'il s'agisse d'incisions chirurgicales ou de brûlures graves. Une grande partie de la formation des étudiantes était consacrée à la préparation de toute une série de médicaments et à leur administration au moyen de différentes méthodes selon la voie utilisée : voie orale ou topique, injection ou inhalation. Dans les cas de fièvres et de maladies de la peau, elles administraient plusieurs sortes de bains thérapeutiques. Les périodes de service en salles d'accouchement et d'opération, où les étudiantes exécutaient des centaines de procédures pré et postopératoires, étaient un aspect essentiel de leur formation. Les infirmières préparaient aussi tout l'équipement et les solutions nécessaires pour assister les médecins dans une multitude d'analyses diagnostiques et de procédures de traitement, comme les ponctions lombaires et les transfusions.

Avant les années 1900, les étudiantes apprenaient ces techniques surtout au moyen de démonstrations et de cours magistraux. Elles devaient rédiger à la main des notes méticuleuses basées sur le contenu des cours et les soumettre à l'enseignante pour qu'elle les corrige. Les directives à l'intention des infirmières du Stanley Institute for Trained Nurses à Ottawa précisaient que les notes de cours «devaient être rédigées parfaitement et être déposées au plus tard 48 heures après chaque cours dans le bureau de la surveillante pour correction». Les notes accumulées pendant leur formation constituaient un matériel de référence de

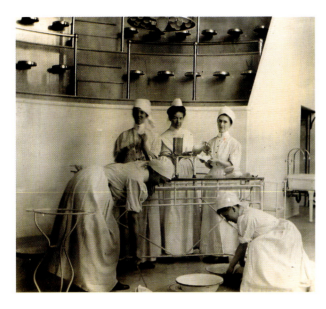

Figure 6
Nettoyage de la salle d'opération
Hôpital général de Montréal
1900
Archives de l'Université McGill, PU023847

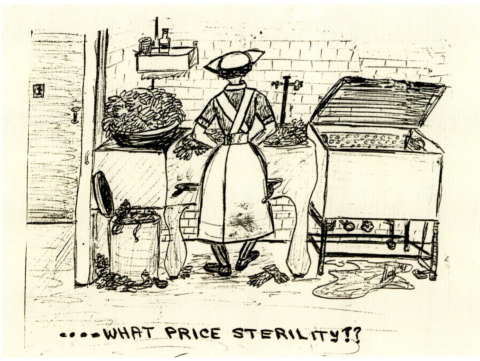

Figure 7
Dessin
Artiste : Shirley Stinson
1951
Gracieuseté de
Shirley Stinson

Une étudiante en nursing à l'University of Alberta Hospital, Shirley Stinson, a illustré ce commentaire relatif à la corvée du lavage et de la stérilisation à l'autoclave de centaines de gants de caoutchouc chaque jour.

base précieux pour leur pratique ultérieure en service privé. Il était donc important qu'elles soient exactes et complètes pour la sécurité des patients, mais aussi en tant qu'élément de fierté associé à une école de formation en particulier. Entre 1924 et 1928, à l'Hôpital général de Winnipeg, les cahiers de notes des étudiantes comprenaient une procédure en 17 étapes pour préparer et administrer une injection hypodermique en utilisant une lampe à alcool[8].

Au tournant du siècle, les manuels de nursing devinrent le matériel de référence, remplaçant ainsi les cahiers de notes manuscrites. Bertha Harmer, une infirmière diplômée de l'école de nursing de l'Hôpital général de Toronto et de l'Université Columbia dans l'État de New York, revint à l'Hôpital général de Toronto comme enseignante et enseigna plus tard au Vassard Training Camp de New York ainsi qu'à l'école de nursing de l'Hôpital St. Luke's à New York. Elle était professeur adjointe à l'école de nursing de l'Université de Yale avant de devenir directrice de l'école d'infirmières de l'Université McGill. Harmer écrivit l'un des manuels les mieux connus de cette

Le «travail corporel», la technologie médicale et le nursing hospitalier

Figure 8
Porte-compresse de fomentation humide
Années 1920-1930
Photographe : Doug Millar
Public General Hospital
Chatham Nurses Alumnae
Association Collection
Musée canadien des civilisations, 2004.13.55

La compresse consistait en un tissu en laine inséré dans un sac de lin fixé à des poignées de bois. Le travail des infirmières consistait à tremper la compresse jusqu'aux poignées dans de l'eau bouillante, à essorer la compresse et à la placer sur le site infecté.

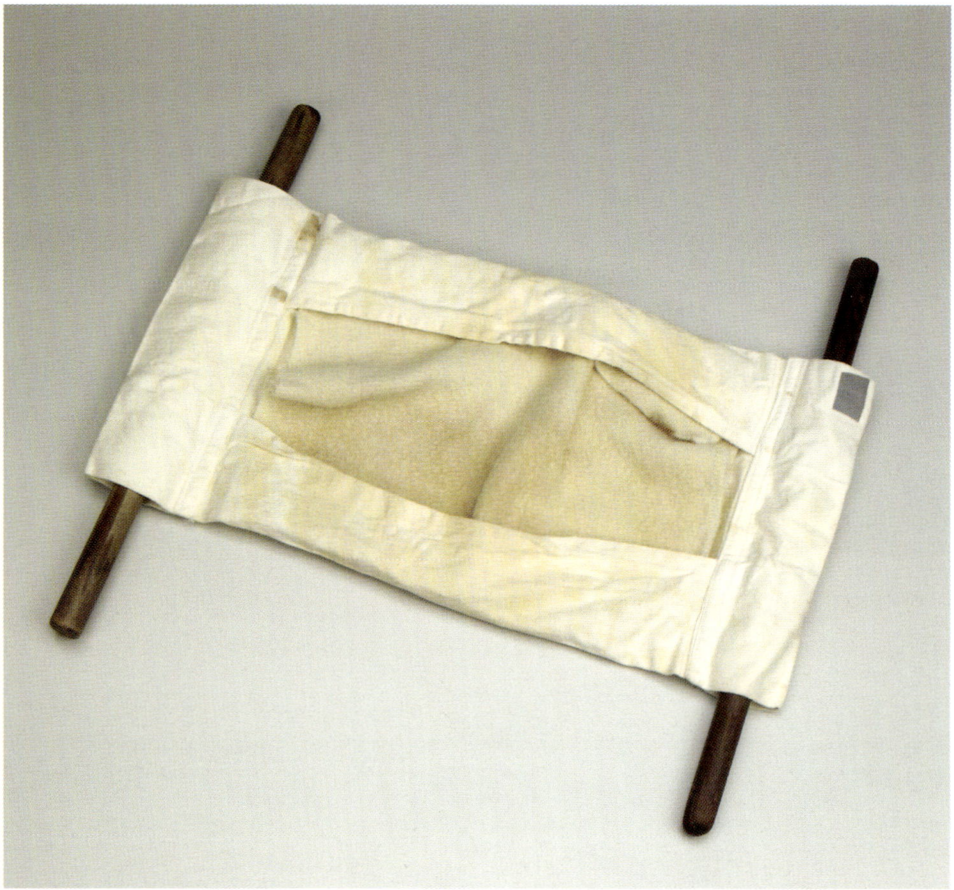

période, *Principles and Practice of Nursing*, qui devint le texte classique utilisé dans les écoles canadiennes de nursing et dont cinq rééditions sont parues entre 1922 et 1942[9].

Les hôpitaux élaborèrent aussi des manuels de procédures internes afin de standardiser les techniques, méthodes et traitements utilisés dans leurs propres établissements. Dès les années 1920, on disposait de manuels de procédures comme outil pour gérer une main-d'œuvre inexpérimentée et mouvante. Ces manuels guidaient les étudiantes en l'absence des professeurs, établissaient le cadre de sécurité de la pratique soignante et pouvaient même servir de textes juridiques définissant les normes prescrites en matière de soins, comme cela s'est produit en 1949 durant une enquête judiciaire à Ottawa. Au milieu du siècle, les procédures, de plus en plus complexes, comportaient des instructions détaillées étape par étape ainsi qu'une liste des équipements requis.

En 1914, l'oxygénothérapie était une technique ou procédure enseignée aux étudiantes en nursing. Un manuel décrit l'administration de l'oxygène de la manière suivante : «Si le patient est assez fort, il aspire le gaz au moyen d'un tuyau de verre inséré entre ses dents, mais pour ceux qui sont inconscients et très malades, on place un entonnoir de verre sur la bouche et le nez[10].» En 1939, l'administration de l'oxygène se faisait à l'aide de cathéters buccaux et nasaux, d'inhalateurs, de masques faciaux, de tentes à oxygène, et de chambres à oxygène ou de respirateurs.

Lors de l'utilisation d'oxygène, on conseillait vivement aux infirmières de surveiller le patient, d'humidifier l'oxygène, de prendre des précautions contre l'incendie, de «faire claquer la valve» (décrit comme suit : «ouvrir doucement la soupape d'alimentation sur le dessus de la bouteille d'oxygène et la refermer rapidement) pour enlever toutes les particules de poussière avant l'administration de l'oxygène aux patients, mais plus que tout autre chose, elles devaient éviter que le cylindre ne tombe[11]. Pendant les années d'épidémies massives de poliomyélite, c'était le respirateur, aussi connu sous le nom de poumon d'acier, qui posait probablement le plus grand défi dans la prestation des soins. Les patients placés dans les poumons d'acier dépendaient totalement des infirmières tant pour leurs soins physiques

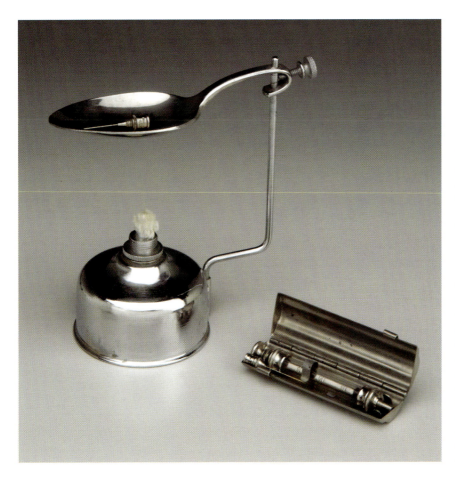

Figure 9
Lampe à alcool, aiguille et seringue
Années 1920-1930
Photographe : Doug Millar
Nurses Alumnae Association,
Public General Hospital Chatham
Musée canadien des civilisations,
2004.13.23

On stérilisait l'aiguille et la cuillère en plaçant l'aiguille dans la cuillère remplie d'eau bouillante (chauffée à l'aide d'une lampe à alcool). On enlevait l'eau de la cuillère, dans laquelle des comprimés médicinaux étaient dissous dans de l'eau fraîche bouillie. Ce mélange était aspiré dans une seringue. Ce procédé, quoique fastidieux, permettait de réduire les risques d'infection.

et psychologiques que pour leur propre respiration. En cas de panne électrique, les infirmières et tout le personnel hospitalier disponible devaient maintenir le rythme respiratoire de chaque patient en pompant l'air avec leurs mains ou leurs pieds jusqu'au rétablissement du courant. Il ne faut donc pas s'étonner qu'on ait affecté des infirmières militaires au Manitoba durant l'épidémie de poliomyélite des années 1953-1954 pour s'occuper de salles remplies de patients installés dans des poumons d'acier.

Le transfert de la technologie médicale aux infirmières

Même si durant la première moitié du XXe siècle les hôpitaux constituaient le principal lieu de formation des infirmières, peu d'infirmières qualifiées (ou diplômées) souhaitaient y trouver, ou y trouvaient, un emploi permanent rémunéré; à partir des années 1940, les conditions changèrent et le travail hospitalier devint plus intéressant. La Grande Dépression des années 1930 avait été particulièrement dévastatrice pour les infirmières et beaucoup avaient dû combiner le métier d'infirmière avec un emploi non lié au nursing. Par exemple, Dorothy Grainger travaillait à la fois en service privé et dans la construction, et elle écrivit : «À Calgary, l'économie stagnait; j'ai donc occupé un emploi comme ouvrière tout en effectuant du nursing en service privé. [...] J'ai posé ma candidature et j'ai rapidement trouvé un poste où j'ai appris à poser des renforcements en acier pour le béton. Les plans étaient faciles à lire et mon patron était impressionné par mes progrès. Le salaire était passablement plus élevé que les 5 $ offerts à une infirmière autorisée pour une période de 12 heures[12].»

Durant les années 1940, les infirmières profitèrent de la pénurie d'infirmières qui s'installait — une des conséquences de la Deuxième Guerre mondiale —, de même que de l'utilisation accrue de la technologie médicale dans les hôpitaux et du passage graduel d'une main-d'œuvre étudiante à une main-d'œuvre diplômée, pour se forger une carrière durable dans les hôpitaux. Au milieu de la décennie, il y avait beaucoup plus de postes vacants que d'infirmières disponibles — un renversement dramatique par rapport aux conditions qui prévalaient dans les années

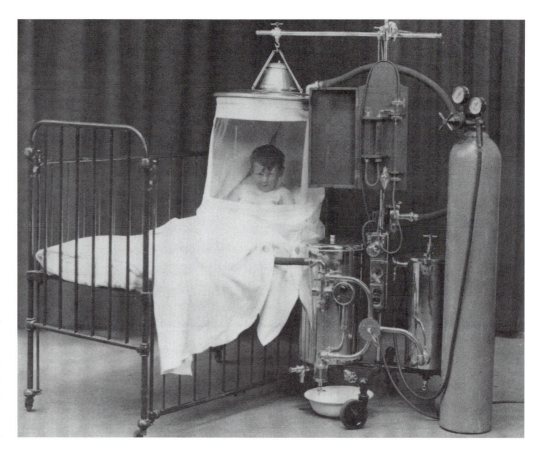

Figure 10
Enfant dans une tente à oxygène
Hospital for Sick Children, Toronto
Archives du Hospital for Sick Children, Toronto

1930. Par exemple, durant le mois de mars 1946, le service de placement de la Registered Nurses Association of Ontario (RNAO) rapportait seulement 54 demandes d'emploi pour combler 672 postes affichés en Ontario.

Pour plusieurs raisons, par exemple le coût trop élevé des appareils technologiques pour les médecins, leur trop faible utilisation par ces derniers ou les trop grandes difficultés que posait leur transport dans les maisons privées, comme il était couramment d'usage avant les années 1900, les hôpitaux s'imposèrent de plus en plus en tant que centres régionaux de technologie médicale. Au début, les médecins étaient les principaux utilisateurs de l'équipement servant pour les radiographies, les chirurgies, les anesthésies, les analyses de sang et d'urine. Mais on confia bientôt le maniement des appareils de radiographie à une infirmière surveillante ou à une infirmière diplômée spécialement embauchée pour cette tâche, et des responsabilités techniques s'ajoutèrent à la charge de travail quotidienne des étudiantes infirmières. À mesure que les procédures devenaient plus routinières, les jeunes stagiaires préparaient à la fois l'équipement et les patients pour une variété d'analyses et d'actes médicaux; elles assistaient les médecins durant ces interventions et effectuaient le nettoyage après coup.

Au milieu du siècle, avec l'expansion et la multiplication des hôpitaux, les infirmières contribuèrent grâce à leurs compétences à la prolifération de la technologie médicale dans les soins aux patients. C'étaient les médecins qui introduisaient généralement de nouvelles technologies et en assumaient la responsabilité dans la mesure où le volume des traitements n'était ni trop élevé ni trop contraignant pour le personnel médical. Mais dans les cas de surcharge, les hôpitaux embauchaient quelques infirmières diplômées que les médecins formaient pour accomplir certaines tâches techniques spécifiques, comme les transfusions de sang ou les injections intraveineuses. Même si les médecins gardaient le contrôle en ce qui a trait à la technologie médicale, ce sont les infirmières qui en étaient les principales utilisatrices, sinon les plus compétentes. Elles représentaient le lien humain entre la technologie médicale et les patients, surtout avec le transfert progressif des procédures par les médecins au personnel infirmier. En fait, ces équipes spéciales remportaient tant de

Une vie de sacrifices

James Wishart, Universités Carleton et Queen's

Ayant souvent sacrifié leur propre santé mentale et physique pour le bien-être de leurs patients, les infirmières diplômées et les stagiaires ont subi, souvent démesurément, le poids des coupes budgétaires dans les hôpitaux et les systèmes de santé. «Helen» [pseudonyme], étudiante à l'Hôpital général de Kingston au début des années 1930, raconte que, pendant sa deuxième année de formation, on l'avait laissée seule pendant le quart de nuit avec 26 patients sous sa responsabilité :

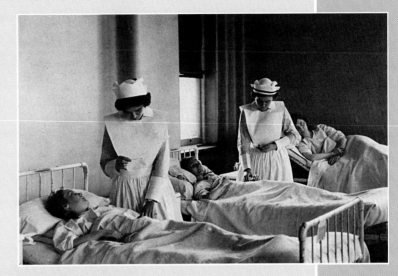

Figure 11
La tournée des patients
St. Michael's Hospital, Toronto
Vers 1924
Archives du St. Michael's Hospital

> Parmi ces 26 patients, il y en avait un très malade, dans la trentaine avancée, avec une pneumonie. Dans ce temps-là, il n'y avait pas d'antibiotiques; nous devions donc appliquer une mouche de moutarde toutes les 15 minutes et des cataplasmes de graines de lin. Et ce n'était qu'un des 26 patients. [Il y avait] six cas de typhoïde dans deux chambres [...] vous ne pouviez pas entrer dans ces chambres avant de vous être brossée soigneusement et avoir revêtu une jaquette respectant la technique d'isolement complète. Et la plupart des patients atteints de la typhoïde déliraient. Ils pouvaient quitter leur lit, vous suivre et vous toucher. Vous ne pouviez sortir d'une chambre d'isolement et vous rendre dans une autre sans avoir effectué un brossage complet de cinq minutes. Dans une autre chambre, près de la chambre d'isolement, une dame faisait des hémorragies. Je n'ai pu aller la voir — nous l'avons perdue... Je ne l'oublierai jamais. Vous ne pouviez être qu'à un endroit à la fois. Et voilà qu'un autre homme, dans une autre chambre, plâtré, le dos fracturé, avait baissé les côtés du lit et était tombé par terre. Et tous les autres patients qui avaient besoin de soins. Vous deviez passer au travers et vous démener. Vous étiez fin seule, sans aide aucune. J'ai failli abandonner ma formation le matin suivant.

L'angoisse qu'a ressentie Helen d'avoir perdu une patiente à cause d'un manque de personnel était aussi intense 60 ans après l'événement.

Source : «Helen» [pseudonyme], infirmière autorisée, interviewée par James Wishart, 15 novembre 1996, Kingston, Ontario.

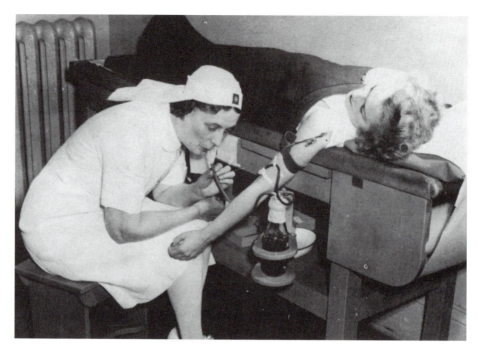

Figure 12
Infirmière de la Croix-Rouge effectuant la succion pour un don de sang
Norman Miles Guiou, *Transfusion: A Canadian Surgeon's Story in War and in Peace*. Yarmouth, NS : Stoneycroft, 1985

succès que, comme le signalait un hôpital, «le travail augmentait de pair avec la disponibilité d'infirmières compétentes[13]». D'après le rapport annuel de l'hôpital, la technologie médicale permettait aux infirmières d'acquérir un statut professionnel, même s'il n'était que de second ordre :

> Lorsque nous pensons à la guérison des malades, nous songeons tout d'abord au médecin. Mais ceux qui évoluent quotidiennement dans l'univers hospitalier placent l'infirmière presque sur un pied d'égalité avec le médecin. Les nouvelles méthodes de guérison ont permis l'élargissement des tâches et des responsabilités de l'infirmière. Celle-ci doit maintenant être hautement compétente et détenir des connaissances dans une variété de domaines. Elle est devenue une technicienne de première classe et le nursing est maintenant une véritable profession[14].

Par exemple, dans les années 1930, la transfusion sanguine était une procédure complexe, puisque cette opération et le don de sang étaient souvent effectués simultanément dans la même salle, ou dans des salles voisines[15]. L'infirmière commençait par rassembler dans le plateau pour prélèvement sanguin le matériel spécialisé se trouvant dans les locaux de l'école de formation, la salle d'opération et la pharmacie. Elle préparait les bassins d'eau tiède où les béchers de sang du donneur seraient déposés ainsi que la solution saline pour l'infusion. Elle mettait aussi sur le plateau une once de whisky ou de brandy, même si les directives détaillées ne précisaient pas à qui il était destiné — le patient, le médecin ou l'infirmière. Pendant qu'une infirmière plaçait le matériel et assistait le médecin pour recueillir le sang d'un donneur, une seconde infirmière maintenait la tension artérielle nécessaire pour un bon écoulement du sang en pompant l'air dans un manchon de tensiomètre enroulé autour du bras du donneur. La première infirmière tenait le gobelet de collecte, agitait le sang au moyen d'une tige de verre pour l'empêcher de coaguler, puis déposait dans le bassin d'eau tiède le récipient rempli de sang et recouvert d'une serviette stérile. Le médecin se désinfectait encore les mains, insérait une aiguille et commençait à administrer la solution saline intraveineuse au receveur. L'infirmière filtrait le sang du donneur en le versant sur un morceau de gaze de coton placé sur le dessus d'un cylindre de verre. Elle refermait ce dernier, le retournait et le plaçait sur une tige à soluté d'où le sang était infusé au receveur par gravité.

Pendant le déroulement de l'opération, les infirmières devaient aussi observer l'état des patients, maintenir la position du bras de façon à ce que l'aiguille demeure insérée dans la veine et s'assurer que les tubulures entre les cylindres ou les flacons étaient toujours remplies de sang. À la suite des changements survenus dans la technologie des transfusions sanguines, qui ont permis l'entreposage du sang dans des réfrigérateurs pour utilisation ultérieure, l'opération nécessitait une coordination précise des étapes,

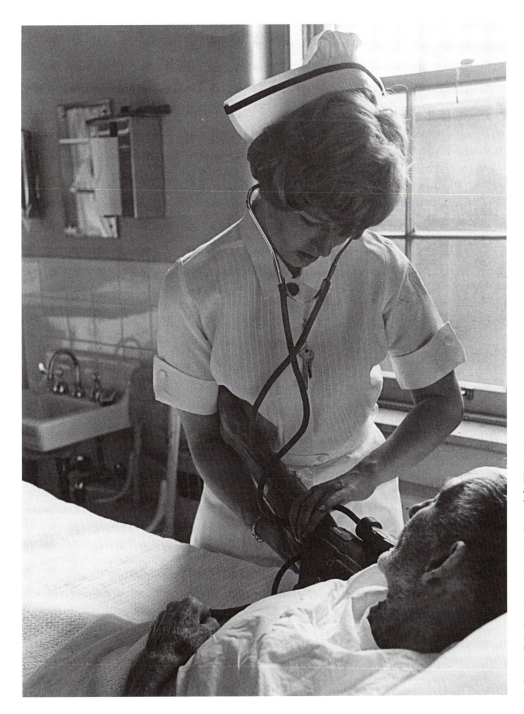

Figure 13
Infirmière prenant la pression d'un malade à son chevet
Toronto Western Hospital
Vers 1970
Photographe :
James H. Peacock, Department of Photography, Toronto Western Hospital
Archives de la Nurses' Alumnae Association, Toronto Western Hospital, Collection de photographies.

car on devait réchauffer le sang immédiatement avant son administration. On assignait souvent de 8 à 16 patients aux étudiantes qui n'avaient pas la vie facile. Comme l'expliquait Milligan, «nous avions toujours l'impression que [les patients à transfuser] se trouvaient dans des salles [très éloignées], et nous devions courir d'une salle à l'autre. Nous n'osions surtout pas téléphoner à un interne et lui expliquer que l'écoulement du sang s'était interrompu.» L'infirmière Patricia Crossley se souvient que «lorsque les transfusions se faisaient dans une grande salle avec 20 patients [...] nous pouvions entrer dans la salle et tout voir d'un seul coup d'œil [le bon déroulement de la transfusion]. Mais après l'avènement des chambres semi-privées puis, plus tard, des chambres privées, il nous fallait marcher beaucoup pour nous assurer que tout fonctionnait bien[16].»

Comme les infirmières assumaient de plus en plus de responsabilités liées à la technologie médicale, elles découvraient parallèlement que le moment et hyalinisation[24] ». Les infirmières utilisaient même des termes techniques comme « thermomètre humain, baromètre humain, moniteur humain, machine à traiter l'information et interface entre l'humain et la machine » pour se définir elles-mêmes et décrire la nature de leurs rôles et responsabilités dans les hôpitaux[25].

Dans ce nouveau cadre, les compétences déléguées prirent une nouvelle signification du fait qu'elles permettaient de différencier les infirmières sur la base de leurs habiletés techniques. Ces dernières n'étaient plus ni identiques ni interchangeables, et certaines réussirent à profiter de cette délégation de compétences pour obtenir du travail dans des unités spécialisées où les habiletés techniques était une condition d'emploi de premier plan. Comme le disait une infirmière, « on savait toujours que ça pouvait nous amener à travailler dans les secteurs de soins intensifs puisque ceux-ci dépendaient de la machinerie et de l'équipement [...]. Les infirmières ont toujours aimé utiliser leurs habiletés et accomplir des tâches psychomotrices. Il leur semblait qu'elles pénétraient ainsi dans le champ réservé aux médecins. Leur travail leur procurait plus de défis, c'était un peu plus intéressant, et elles souhaitaient toujours s'améliorer sur le plan technique[26]. » L'acquisition de compétences spécialisées et restreintes entraîna en parallèle la hiérarchisation des fonctions au sein de la pratique infirmière. Par exemple, les infirmières des services de chirurgie cardiaque des années 1970, qui se retrouvaient aux confins de la technologie médicale, se souviennent de s'être senties « spéciales » et d'avoir été traitées ainsi puisque leurs connaissances et leurs compétences étaient essentielles au fonctionnement de ces unités. Mais elles se rappellent aussi le ressentiment qu'elles avaient perçu chez les infirmières accomplissant un travail plus général[27].

Les unités spécialisées contribuèrent à l'effacement des frontières existant depuis toujours entre les infirmières et les médecins. L'infirmière Pat Doucett décrit comment se sont développées les relations confraternelles à mesure qu'elles apprenaient les unes des autres dans la prestation des soins à des patients gravement malades, ainsi que dans l'abondance de nouvelles technologies médicales au sein d'une unité de chirurgie cardiaque de la première heure. En 1968, la chirurgie cardiaque étant relativement récente, un chirurgien cardiologue, qui préférait demeurer avec ses patients les premières nuits après l'opération, eut de nombreuses occasions d'observer les infirmières dans leur travail au chevet des malades. Bien des années plus tard, il déclarait : « J'ai toujours senti que les connaissances des infirmières étaient probablement la chose la plus essentielle pour les patients [...]. Car l'infirmière voyait et surveillait des milliers de choses qu'elle ne rapportait pas et n'enregistrait pas [...] seulement à partir de son expérience. Et les patients étaient totalement dépendants d'elle, particulièrement les premiers jours[28]. » Une partie de cette confraternité reposait sur l'humour et la créativité. Dans la même unité, les infirmières attendaient à l'extérieur des portes de la salle d'opération, prêtes à accueillir le patient aussitôt qu'il en sortirait. Pour leur signaler le moment approximatif de la sortie du patient, un anesthésiste envoyait des poèmes aux infirmières en attente. Dans le poème qui suit, ce dernier prédit le moment d'arrivée d'un homme à qui on avait dû remplacer deux valvules cardiaques et demande qu'on porte une attention spéciale à ses poumons et à sa respiration durant les premiers instants de la période de réveil :

Lubb-dupp, toc tac
Cette double valvule nous avons restaurée.
Remplis de liquide et d'air sont ses poumons
Et vous devrez bien prendre soin d'eux.
Thérapie IPPB et Mucomyst
Capacité pulmonaire totale nous insistons.
Prenez sa main et épongez son front.
Soignez-le comme seulement vous savez le faire.
Dans une heure, nous ouvrirons les portes
Et à partir de ce moment, entre vos mains
il reposera[29].

Durant les années 1950 et 1960, des spécialités de soins infirmiers se développaient parallèlement aux spécialités médicales. Avec le temps, comme les infirmières travaillaient en étroite collaboration dans des unités spécialisées, elles rehaussaient leur niveau d'expertise et de connaissances dans le domaine de soins propre à ces groupes de patients ayant des maladies ou des trajectoires chirurgicales voisines. Mais des spécialités de soins infirmiers naissaient bientôt dans des champs précis du nursing, et à la fin du siècle, il existait des infirmières spécialisées dans les soins de la peau, le contrôle de la douleur et les soins palliatifs, aussi bien que des infirmières en soins coronariens, en dialyse et en salle de réveil.

De 1920 à 1950, les études supérieures à l'intention des infirmières mettaient principalement l'accent sur la supervision, l'administration, l'enseignement et la santé publique. Cependant, à partir des années 1960 et 1970, les infirmières recherchaient aussi une formation avancée dans des programmes et des secteurs liés à la pratique clinique, et susceptible de les préparer à devenir infirmière praticienne ou clinicienne. Toutefois, relativement peu d'infirmières de pratique avancée réussirent à se trouver des emplois permanents dans les hôpitaux. Celles qui y arrivèrent durent se battre pour conserver leur pratique au chevet des malades. Rosemary Prince Coombs, par exemple, obtint un diplôme de maîtrise en pratique clinique à l'Université de Washington à Seattle. En 1968, elle fut embauchée spécifiquement pour organiser et diriger la composante de nursing d'une unité de chirurgie cardiaque nouvellement établie. À la lumière de ses expériences, elle décrivit le nursing de pratique avancée dans les hôpitaux dans un article paru dans la revue *The Canadian Nurse*. Coombs avait la vision d'un champ de pratique élargi et d'une autonomie accrue pour les infirmières exerçant à un niveau avancé, mais elle découvrit que les hôpitaux étaient incapables de les utiliser d'une manière efficace — ou peut-être même qu'ils n'y étaient pas disposés[30]. D'une façon similaire, Wendy McKnight, qui a beaucoup réfléchi à son rôle comme infirmière clinicienne spécialisée au début des années 1970, se rappelle qu'elle avait trouvé que :

> il était bien dommage que ça se soit terminé ainsi [...] parce que je ne voulais vraiment pas quitter [...]. On avait procédé à une révision des postes ici à l'hôpital [...] personne ne comprenait vraiment le rôle. En fait, ils disaient qu'il n'y avait pas de place pour des postes exceptionnels, et que j'avais «plus de valeur dans un poste d'enseignement». Et j'ai répondu : «Non, je veux être davantage impliquée dans les soins aux patients et influencer la pratique [...].» En regardant en arrière, je me suis toujours demandé quel genre de carrière j'aurais pu avoir[31].

Pour la plupart, les fonctions en pratique avancée de la première heure disparurent durant les années 1980, dû en partie à des questions financières et juridiques, et en partie à un manque de reconnaissance de la part des médecins et des hôpitaux. La plupart des programmes canadiens furent abolis jusqu'au milieu des années 1990, où les infirmières se sont à nouveau ralliées, cherchant à exercer des rôles de pratique élargie dans l'espoir de contrer la «crise» résultant de la pénurie de médecins dans les collectivités mal desservies.

Conclusion

Le travail corporel, la technologie médicale et le nursing hospitalier se sont réunis pour ouvrir de nouvelles possibilités d'emploi et de nouveaux espaces professionnels aux infirmières, en même temps qu'ils suscitaient des divisions au sein de la profession sur la base des compétences et des connaissances techniques. Les soignantes du début du XXe siècle misaient sur leurs habiletés physiques pour que le nursing soit reconnu comme travail rémunéré et percevaient les hôpitaux comme un lieu de formation et de préparation pour les rôles qu'elles assumeraient en service privé. Durant cette période, les hôpitaux considéraient les étudiantes infirmières comme une source fiable de main-d'œuvre à bon marché et contribuèrent en quelque sorte aux conditions dévastatrices que connurent les infirmières durant la Grande Dépression. À mesure que la pénurie d'infirmières s'installait durant et après la Deuxième Guerre mondiale, les infirmières se tournèrent vers les hôpitaux qui offraient davantage de possibilités de trouver un emploi sûr et régulier. En fait, les hôpitaux étaient devenus les premiers employeurs pour les infirmières canadiennes avec la demande croissante pour des soins techniques qui favorisa la transformation graduelle d'une main-d'œuvre étudiante à une main-d'œuvre composée d'infirmières diplômées.

D'une part, la technologie médicale justifia l'embauche certaine des infirmières diplômées dans les hôpitaux. Les infirmières constituaient une main-d'œuvre évolutive dotée des connaissances scientifiques de base qui leur permettaient d'occuper une place centrale comme «interface» humaine entre la technologie médicale et les patients. On leur demandait fréquemment de faire l'interprète auprès des patients et de leurs familles sur des sujets liés à la technologie, et il leur fallait veiller au respect des procédures techniques. Ce sont elles qui gardaient l'œil sur l'appareillage technique, qui recueillaient les données, qui signalaient les problèmes d'équipement et qui adaptaient les procédures aux besoins individuels des patients le cas échéant. À mesure qu'elles devenaient une composante de plus en plus essentielle du travail hospitalier, les infirmières utilisèrent l'avantage de leur présence constante au chevet des malades pour négocier de meilleures conditions de travail, une plus grande autonomie, un meilleur statut professionnel et des mesures renforcées de sécurité au travail.

D'autre part, la technologie médicale favorisa l'émergence de divisions au sein de la profession infirmière sur des questions relatives au statut professionnel ou technique. Dans les années 1970, un important débat s'était animé au sujet des infirmières et de leurs compétences techniques, habiletés qui ouvraient la voie à une hiérarchisation des dispensateurs de soins infirmiers : les infirmières étaient-elles des techniciennes disposant de compétences techniques ou des professionnelles s'appuyant sur un bloc distinct de connaissances ? Plusieurs dirigeantes soutenaient qu'il fallait deux catégories d'infirmières : les infirmières techniques qui devaient être formées dans les hôpitaux et dans les programmes des collèges communautaires, et les infirmières professionnelles qui devaient recevoir leur formation à l'université. Nombre de ces femmes d'influence se disaient très inquiètes de constater que l'usage de la technologie médicale cantonnait les infirmières dans la pratique d'une «mini-médecine» (*junior doctoring*) plutôt que le nursing, avec le largage des tâches techniques des médecins aux infirmières lorsque la technologie associée n'était plus rattachée au pouvoir et au prestige. Ces débats se poursuivent encore alors que la profession livre un combat pour clarifier les niveaux de compétences et de connaissances liées aux différentes formes de pratique du nursing, telles les infirmières cliniciennes spécialisées, les infirmières de pratique avancée, les infirmières praticiennes, les infirmières cliniciennes, les infirmières spécialistes, les infirmières auxiliaires autorisées et les aides-soignantes. La compréhension des liens historiques des infirmières avec les hôpitaux et la technologie médicale aura certainement des incidences importantes sur la pénurie d'infirmières émergente en ce XXIe siècle.

CHAPITRE 7

Le nursing de santé publique au Canada

Marion McKay

Le 15 avril 1950, au cours d'une cérémonie publique financée par les gouvernements fédéral et de la Colombie-Britannique, Aileen Bond et Amy Wilson se virent décerner des médailles pour services distingués pour « avoir risqué leur vie et s'être personnellement sacrifiées bien au-delà de l'appel du devoir[1] ». C'est vers la fin décembre 1949 que débuta ce chapitre héroïque de l'histoire du nursing de santé publique au Canada, alors que Mrs. Wilson, une infirmière hygiéniste en poste à Whitehorse et affectée aux Affaires indiennes, reçoit un appel à l'aide en provenance d'un village amérindien isolé situé dans la vallée de la Halfway, près de la route de l'Alaska. Pendant qu'elle préparait ses bagages pour le voyage, Mrs. Wilson ne pouvait que conjecturer sur la nature de l'urgence médicale. Elle rassembla le maximum de matériel qu'elle pouvait transporter, incluant un tube de trachéotomie qu'elle avait emprunté. « La décision d'emporter ce petit tube, écrivit-elle, m'a soudainement fait réaliser combien je serais complètement isolée[2]. » Bravant une température de −45 °C, Mrs. Wilson et son guide arrivèrent plusieurs jours plus tard pour trouver une communauté dévastée par la famine et, comme l'infirmière l'avait pressenti, une épidémie de diphtérie. Elle comprit rapidement qu'elle aurait besoin d'aide. C'est à Aileen Bond, l'infirmière hygiéniste principale à l'unité sanitaire de Peace River à Dawson Creek (Colombie-Britannique) que parvint sa demande de secours. Celle-ci quitta Dawson Creek la veille de Noël et joignit sa collègue par divers moyens : avion de brousse, traîneau à chevaux et raquettes. Dans son rapport officiel, elle écrivit : « Le camp indien ravagé par la diphtérie a pu être repéré grâce à un feu funèbre allumé sur une colline voisine[3]. » Des 52 habitants de la communauté, 48 étaient atteints, et 5 étaient décédés.

C'est dans l'isolement le plus total et dans des conditions de vie minimales que les deux infirmières prirent soin des malades et des mourants. Elles conservaient le sérum antidiphtérique et la pénicilline attachés contre leur corps pour les empêcher de geler. Pendant plusieurs jours, elles ne disposèrent que de bouillon, d'eau-de-vie chauffée et de sucre pour nourrir leurs patients jusqu'à ce qu'un avion leur largue de la nourriture. Lorsque l'épidémie fut maîtrisée, les deux femmes demeurèrent dans la région pendant une dizaine de jours supplémentaires pour vacciner près d'un millier de personnes habitant à une distance accessible de la route de l'Alaska.

Bien que les infirmières hygiénistes soient fières de compter ces deux héroïnes parmi leurs collègues, leur expérience aurait tout aussi bien pu être celle d'une infirmière de district dans le nord de l'Alberta ou d'une infirmière de dispensaire au Labrador. Puisque ce sont les besoins de la communauté qui déterminent le rôle et les responsabilités de l'infirmière qui y est établie, les frontières entre le nursing de district, de dispensaire et de santé publique ont toujours été floues. Il reste que les infirmières hygiénistes ont toujours davantage concentré leurs efforts sur la prévention des maladies

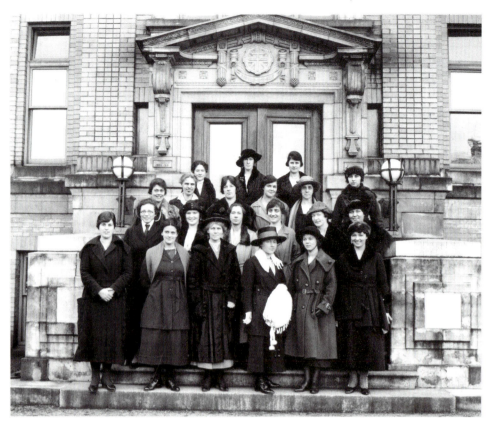

Figure 1
Classe d'étudiantes en nursing de santé publique à l'Université de la Colombie-Britannique
Vancouver, C.-B.
1921
Archives de la Colombie-Britannique, E-02369

Après la Première Guerre mondiale, la Société canadienne de la Croix-Rouge finançait les programmes d'études supérieures en nursing de santé publique dans cinq universités canadiennes.

et la promotion de la santé que sur les soins de santé directs.

Dans ce chapitre, nous relatons l'histoire du nursing de santé publique au Canada. Nous y décrivons les origines de cette forme de pratique infirmière, son incorporation dans les services de santé municipaux et provinciaux, ainsi que son évolution tout au long du XXe siècle.

L'appel d'une élite

Vers la fin du XIXe siècle et au début du siècle suivant, le nursing était l'une des rares carrières à offrir aux jeunes femmes ambitieuses la perspective d'une vie indépendante. Les infirmières hygiénistes faisaient partie de l'élite de la profession. Un emploi dans ce domaine spécialisé requérait des compétences cliniques plus avancées que celles que l'on pouvait acquérir dans les programmes de formation en milieu hospitalier. Les organismes de santé communautaire et les services de santé publique cherchaient à recruter des infirmières ayant fait des études supérieures en santé publique dans une université ou dans tout autre programme équivalent, et ce, surtout après la Première Guerre mondiale. Les infirmières hygiénistes avaient tendance à pratiquer plus longtemps que les infirmières d'hôpitaux ou en service privé. Elles bénéficiaient d'une plus grande stabilité financière et gagnaient de meilleurs salaires[4].

Ce sont les occasions d'occuper un emploi stimulant, leur offrant la possibilité de voyager et de mener une vie aventureuse, que recherchaient activement les infirmières en santé publique. Amy Wilson écrivit que, lorsqu'on lui offrit le poste d'infirmière de la route de l'Alaska en 1949, elle n'avait pu résister à la perspective d'être responsable d'un territoire de quelque 500 000 kilomètres carrés[5]. D'autres infirmières en santé publique rapportèrent qu'elles étaient impatientes de trouver un poste leur permettant de repousser les limites de leurs connaissances et de leurs compétences. D'autres encore recherchaient un emploi à l'écart de la hiérarchie des grandes institutions et des contraintes de supérieurs. Bessie J. Banfill, qui travaillait en milieu rural en Saskatchewan, disait de son travail auprès des colons, majoritairement des immigrants de l'Europe de l'Est, qu'il répondait à un besoin personnel essentiel : «[...] [Étant] d'une nature impulsive, et de plus en plus agacée et insatisfaite à cause de la routine de l'hôpital et des soins à donner à des patients vivant dans le luxe, je cherchais davantage d'aventure et de liberté[6].» Nombre de ces infirmières appréciaient vraiment le

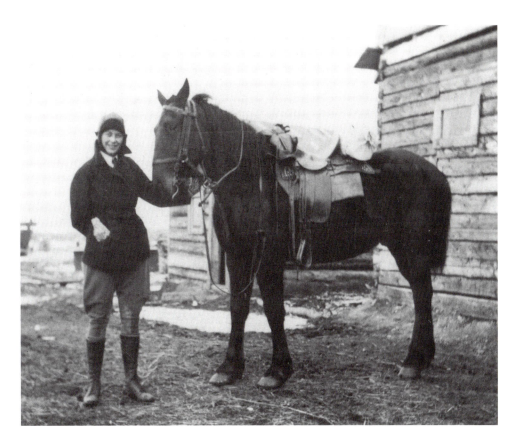

Figure 2
Jean Morton, infirmière de district
Worsley, Alberta
Archives Glenbow, Calgary, Alberta, NA-3942-3

Lorsque les routes étaient inexistantes ou impraticables, les infirmières utilisaient d'autres moyens de transport pour se déplacer dans leurs districts.

contact avec les gens et saisissaient les occasions de connaître d'autres cultures.

Qu'elles aient exercé dans des bidonvilles urbains ou dans des districts isolés, le travail des infirmières hygiénistes comportait des défis de taille. L'un d'entre eux, et non le moindre, résidait dans la difficulté de se rendre auprès des patients en tout premier lieu. Pour les infirmières en milieu urbain, surtout au cours des premières années, les visites à domicile exigeaient qu'elles parcourent plusieurs kilomètres à pied. En 1908, une étudiante en nursing à l'Hôpital général de Winnipeg raconta combien le trajet pour se rendre au domicile d'un patient avait été pénible.

Accompagnons une infirmière qui a reçu un appel en début de matinée pour se rendre dans une rue de Elmwood jusqu'alors inconnue. Elle s'engage dans la rue sous la lumière scintillante des étoiles par un beau matin glacial d'hiver, et s'immobilise grelottante à un arrêt pour attendre le premier tramway qui quittera le dépôt du CPR. Il s'écoule un moment avant que la voiture n'apparaisse, mais elle est récompensée de sa patience et se retrouve bientôt en route vers sa destination. Le tram fait brusquement halte; quelle déception pour l'infirmière : une autre voiture est immobilisée devant, en travers des rails, et la seule solution est de sortir et de marcher. [...] Elle traverse le pont Louise — un endroit toujours très froid en hiver, le vent soufflant en rafales au-dessus de la rivière gelée —, puis commence la recherche du domicile de son patient. [...] Après avoir enjambé des canalisations et escaladé des montagnes de terre, elle finit par gagner le refuge tant espéré[7].

Voilà qui n'était pas un travail pour une personne au cœur fragile ou à la frêle constitution.

Les comptes rendus sur les premières infirmières hygiénistes en milieu rural contiennent également des descriptions détaillées relatives aux moyens de transport qu'elles devaient emprunter pour se déplacer. Celles-ci pouvaient voyager à pied, en automobile, à cheval, en traîneau à chiens, par avion, par train ou en raquettes. Elles devaient affronter des conditions météorologiques et routières dangereuses pour se rendre auprès des familles qui nécessitaient des soins[8]. Olive Matthews décrit son travail en milieu rural en Alberta comme infirmière en santé de l'enfance : «Je dispose d'une automobile pour effectuer mes visites dans les écoles, un don des districts de Clear Lake et d'Argyle. C'est le seul moyen qui me permet de faire des visites à domicile deux fois l'an sur quelque 1 500 kilomètres de route[9].»

Le nursing de santé publique au Canada

Figure 4
Presse-papiers
Vers 1900
Photographe : Doug Millar
Musée canadien des civilisations, 985.10.2

On remettait ce genre de presse-papiers aux donateurs du Muskoka Cottage Sanatarium (hôpital antituberculeux).

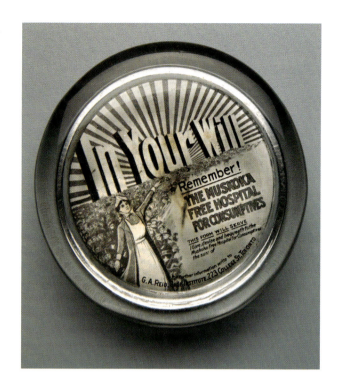

sécuritaires à donner aux victimes. Elles embauchèrent bientôt des infirmières, puisque ces dernières avaient facilement accès aux maisons privées et pouvaient ainsi transmettre, d'une manière plus personnelle et plus détaillée, toute l'information que souhaitaient diffuser les militants. Elles renseignaient les membres de la famille sur les soins à prodiguer aux patients, insistant sur l'utilisation de techniques aseptiques pour éviter la prolifération de la maladie dans toute la maisonnée. Elles encourageaient les patients à demeurer le plus possible à l'extérieur, et on leur fournissait des tentes pour qu'ils puissent dormir dehors. Elles distribuèrent à leur discrétion coupes-crachoirs, médicaments, nourriture et vêtements dont avaient fait don des associations bénévoles. En plus de leurs efforts pour convaincre les malades et leur famille de suivre les thérapies médicales officielles, ces infirmières spécialisées tentèrent de persuader les médecins privés qu'en rapportant les cas de contamination ils agissaient dans le meilleur intérêt des patients et de la santé publique[15].

La coordination des programmes d'éducation sanitaire et des visites à domicile, pilotés par les associations antituberculeuses, avec les programmes sanitaires et d'inspection des services de santé locaux produisit d'heureux résultats. Mais les infirmières travaillant au sein de ces associations n'avaient pas le pouvoir d'obliger les patients à suivre leurs instructions. Ainsi, l'absence d'autorité pour faire appliquer la réglementation et l'existence d'une volonté de centraliser la coordination des programmes antituberculeux seraient à l'origine de leur transfert vers les services de santé locaux. Par exemple, en 1914, le médecin hygiéniste de Winnipeg demanda que les services de santé locaux embauchent l'infirmière de l'association antituberculeuse, Miss Rathbone, ce qui aurait pour effet de lui donner « le pouvoir d'obliger les gens à respecter la réglementation alors que la persuasion et l'argumentation demeurent à l'heure actuelle les seules armes dont elle dispose[16] ».

Selon *The Canadian Nurse*, Ottawa serait la première ville canadienne à avoir disposé d'une infirmière affectée à la lutte contre la tuberculose. En 1905, la Ligue antituberculeuse d'Ottawa procéda à l'embauche de Miss Rayside, qui eut pour tâche de visiter les gens atteints de tuberculose. Entre 1907 et 1914, des programmes similaires furent créés à Montréal (Québec), à Winnipeg (Manitoba), dans le comté de Colchester (Nouvelle-Écosse) et à Vancouver (Colombie-Britannique). Christina Mitchell fut la première infirmière employée par un service de santé local, soit celui de Toronto en 1907, pour œuvrer auprès des tuberculeux. Celle-ci avait toutefois déjà occupé un poste similaire à l'Hôpital général de Toronto grâce au don d'un citoyen. Lorsque l'entente avec ce dernier prit fin, le conseil municipal de Toronto accepta d'inclure son salaire dans le budget du service de santé[17].

Vers 1950, on pouvait considérer la campagne antituberculeuse comme un véritable succès. De meilleures conditions sur le plan du logement, de la nutrition, des soins en sanatorium ainsi qu'un suivi plus étroit des cas de tuberculose contribuèrent à briser la chaîne de transmission de la maladie dans la communauté. La découverte de nouveaux antibiotiques promettait la guérison des patients. Au milieu du XXe siècle, la tuberculose, jadis la maladie la plus redoutée au Canada, était reléguée parmi les derniers sujets de préoccupation du système des soins de santé[18].

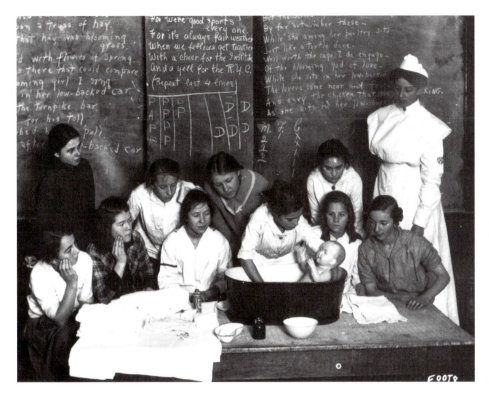

Figure 5
Démonstration en nursing de santé publique
Winnipeg, Manitoba
1916
Archives provinciales du Manitoba, Collection Foote, N2663

En plus de l'évaluation de l'état de santé des enfants en milieu scolaire, les infirmières donnaient des informations de base en matière d'hygiène, de nutrition et de soins aux nouveau-nés.

L'hygiène scolaire

Dans certaines villes canadiennes, les premières infirmières hygiénistes furent embauchées pour travailler à la sauvegarde et à la promotion de la santé des enfants d'âge scolaire. Les progrès politiques et économiques de la fin du XIXe siècle avaient conduit à une redéfinition de la nature et du rôle de l'enfance dans la société industrielle. Ces transformations eurent des conséquences importantes sur les enfants de la classe ouvrière et des immigrants qui, jusqu'alors, quittaient l'école à un très jeune âge pour travailler. Le revenu qu'ils gagnaient était capital pour la survie de la famille. À mesure que s'opéraient l'exclusion des enfants de l'activité économique et leur inclusion dans le système d'écoles publiques, il devint impossible de faire fi des problèmes de santé dont ils souffraient. Non diagnostiqués et non traités, ceux-ci affectaient leur capacité d'apprentissage. Les maladies transmissibles, surtout la diphtérie, la scarlatine et la rougeole, se propageaient rapidement dans les écoles surpeuplées et parfois insalubres, et pouvaient même frapper dans la communauté. La piètre hygiène personnelle des familles de la classe ouvrière et d'immigrants consternait enseignants et réformateurs sociaux de la classe moyenne. C'est ainsi que, en plus des mesures de lutte contre les maladies contagieuses qui furent adoptées et du contrôle médical des élèves qui fut implanté, on mit sur pied une autre initiative dans le milieu scolaire, soit des cours d'enseignement ménager à l'intention des jeunes filles, pour parfaire leurs connaissances en cuisine et en soins aux enfants, par exemple. On espérait qu'en instruisant ainsi les enfants dans l'environnement scolaire, il serait plus facile de transmettre les normes de la classe moyenne en matière d'hygiène personnelle et ménagère dans les foyers de la classe ouvrière et des immigrants.

C'est par voie de législation provinciale que les médecins et les infirmières purent obtenir le droit d'entrer dans les écoles publiques pour examiner les enfants. En 1906, Montréal devint la première ville canadienne à rendre obligatoire le contrôle médical des enfants à l'école. Ce programme, comme tous les autres qui furent élaborés par la suite dans d'autres grands centres urbains, relevait de la juridiction de la commission scolaire. La coordination des mesures prises pour lutter contre les maladies contagieuses dans les écoles était du ressort du service de santé local. En raison de l'incapacité pour de nombreuses familles de payer pour les traitements recommandés par l'infirmière scolaire ou le médecin, l'application des programmes de santé scolaire nécessita aussi l'implication des bureaux d'assistance sociale et des organismes de bienfaisance locaux. Et au bout du compte, la responsabilité de la majorité de ces programmes fut reprise par les services de santé locaux ou provinciaux à mesure que les programmes de santé publique étaient regroupés sous une seule juridiction[19].

À l'origine, les programmes de contrôle médical en milieu scolaire n'impliquaient que les médecins. Par contre, comme il était souvent nécessaire de se rendre dans les foyers pour renseigner les parents sur les problèmes de leur enfant et s'assurer que les recommandations de correctifs étaient suivies, on procéda bientôt à l'embauche d'infirmières. Ces dernières trouvèrent leur travail motivant, et parfois même déchirant. Elles devaient consacrer un temps considérable à l'organisation de secours grâce à des œuvres caritatives pour pallier les ressources financières insuffisantes des familles. Comme une infirmière scolaire de Vancouver le soulignait : «[...] bien qu'un grand nombre de parents n'avaient pas les moyens de se payer même le plus infime traitement, nous avons réussi à contourner en quelque sorte le problème en faisant appel à la générosité de divers spécialistes de la ville». Une autre infirmière vancouveroise rapporte qu'elle avait découvert qu'une famille de sept personnes qu'elle devait visiter partageait son petit logement de deux pièces avec trois pensionnaires. Combler l'abîme entre leurs coutumes bourgeoises à l'européenne et celles des familles qu'elles visitaient mettait la délicatesse et la souplesse de nombre d'infirmières à rude épreuve. Une infirmière scolaire raconte qu'elle n'avait jamais été invitée à prendre le thé de cinq heures, mais qu'une famille italienne lui avait offert une bière en plein après-midi[20]. Les élèves se montraient souvent réticents à participer au processus visant leur mieux-être. Dans l'étude que réalisa Mona Gleason sur le contrôle médical dans les écoles de la Colombie-Britannique, on retrouve l'histoire d'enfants qui opposaient une résistance farouche aux initiatives de l'école pour améliorer leur hygiène, qui manquaient l'école ou se sauvaient lors des campagnes de vaccination, et qui supportaient très mal d'être injustement et ouvertement comparés sur le plan de la propreté à leurs camarades de classe provenant de familles plus fortunées. Malgré les défis et les difficultés que présentait son travail, l'infirmière scolaire vit son rôle devenir une partie intégrante de la plupart des programmes canadiens de nursing en hygiène publique.

L'hygiène et la santé de l'enfance

Vers la fin du XIXe siècle, le taux de mortalité infantile se mit à grimper dans les villes canadiennes, hausse qui se poursuivit jusque dans la deuxième décennie du siècle suivant. Pour les réformateurs sociaux, qui soutenaient que des enfants en santé étaient une des composantes essentielles d'un pays industriel moderne, la situation était des plus alarmantes. Des programmes canadiens visant la baisse du taux de mortalité infantile furent élaborés à l'initiative de femmes engagées dans des œuvres humanitaires. À l'aube du XXe siècle, elles organisent la distribution de lait maternisé, qui était considéré comme sécuritaire, aux femmes incapables d'allaiter au sein et n'ayant pas les moyens d'acheter du lait pasteurisé pour l'allaitement au biberon. Elles s'investissent dans l'éducation sanitaire des nouvelles mères. Des infirmières sont embauchées pour travailler dans les centres de distribution de lait, s'occuper des services de consultation pédiatrique et effectuer les visites à domicile dans la communauté. Dès 1910, une variété d'associations féminines, de centres d'œuvres sociales et de missions avaient mis sur pied des programmes de consultation pédiatrique à l'intention des citoyens les plus démunis de Toronto. À Winnipeg, en 1910, la Margaret Scott Nursing Mission lança un programme de santé de l'enfance grâce à une subvention du service de santé de la ville. Mais la Mission dut y mettre un terme en raison de difficultés financières majeures. Il fut toutefois réinstauré en 1914 par la ville. Ce genre de reprise des programmes bénévoles par les instances municipales se produisit aussi dans d'autres villes canadiennes. Les infirmières hygiénistes remplacèrent ainsi les infirmières visiteuses dans l'application des programmes de santé de l'enfance et de distribution de lait maternisé[21].

Les programmes bénévoles de santé de l'enfance recevaient généralement un bon accueil dans les villes canadiennes, mais ce ne fut pas le cas de celui qu'on appelait La Goutte de lait, à Montréal, qui opposa les femmes associées à la Fédération nationale Saint-Jean-Baptiste (FNSJB) à une coalition de médecins et au clergé. Les médecins résistèrent aux initiatives des femmes qui souhaitaient mettre sur pied des programmes de santé de l'enfance parce qu'ils craignaient que ceux-ci interfèrent avec leur pratique médicale; le clergé, quant à lui, était d'avis que les femmes devaient être reléguées à un rôle de conseillères dans tout programme dont l'objectif était de permettre à la population francophone de croître et de se vivifier. Jusqu'en 1916, la FNSJB lutta contre les assauts de ces deux groupes, et réussit à lancer plusieurs Gouttes de lait à Montréal. Cependant, une

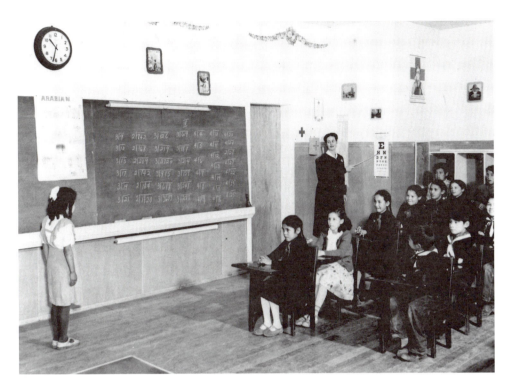

Figure 6
Une infirmière en santé publique effectuant des tests de la vue
Cumberland House, Saskatchewan
Vers 1940
Archives Glenbow, Calgary, Alberta, NA-339-4

La détection de problèmes majeurs de santé chez l'enfant, entravant sa capacité de fonctionner dans l'environnement scolaire, est une partie importante du nursing de santé publique.

coalition de médecins parvint à prendre le contrôle du financement des Gouttes de lait de la ville. L'entente avec les médecins fut rompue en 1953, lorsque le conseil municipal mit fin au financement de ces programmes pilotés par ces derniers pour les reprendre à son compte[22].

À l'instar des infirmières scolaires, les conditions dans lesquelles les infirmières en santé de l'enfance exerçaient leur métier s'avéraient très pénibles. Les barrières linguistique et culturelle représentaient une entrave dans leur travail d'éducation auprès des mères de jeunes enfants. Nombre de familles manquaient même des ressources les plus élémentaires pour leurs nouveau-nés, et l'improvisation devenait vite la norme.

La famille possède peut-être une seule casserole [...] [et avec cette casserole] on fabrique le pain [...], on fait bouillir l'eau, on lave les visages et les planchers. Une infirmière, qui a toujours travaillé dans un hôpital, disposant de tout ce dont elle a besoin, ne peut vraiment saisir ce que cela signifie que d'être laissé-pour-compte en ce monde jusqu'à ce qu'elle pénètre dans un tel foyer[23].

Il n'est guère étonnant que les infirmières hygiénistes aient transporté dans leur grand sac noir, en plus des médicaments et des fournitures médicales, de la layette, des bouteilles de soupe, des œufs et d'autres articles de première nécessité pour les plus démunis. Beaucoup d'enfants en bas âge croyaient même que c'est dans ce sac que le nouveau-né de la famille arrivait.

La consolidation de la pratique et l'établissement de nouvelles frontières : le nursing de santé publique entre les années 1920 et 1950

Entre 1920 et 1950, on assiste au remodelage du nursing de santé publique en milieu urbain. Les infirmières, jadis spécialisées dans un seul programme, seront désormais en pratique générale où elles seront affectées à des districts déterminés et devront fournir des services selon les besoins des individus et des familles résidant dans le district. Parallèlement, dans les régions rurales et isolées, on commence à ériger les infrastructures de base nécessaires pour rendre les programmes de santé publique accessibles aux citoyens. Les infirmières sont souvent les premiers professionnels de la santé publique à s'établir dans ces territoires. Ces développements urbains et ruraux ont permis de consolider le rôle de l'infirmière hygiéniste en tant qu'élément essentiel du système de santé au Canada.

La bienveillance de Jean Cuthand Goodwill

Lesley McBain, Université de Saskatchewan

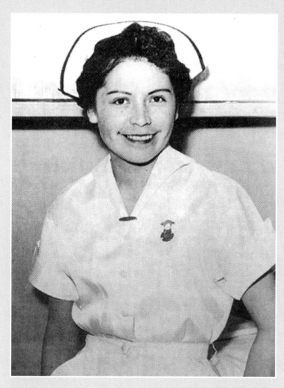

Figure 7
Jean Cuthand Goodwill
1957
Poste de soins aux Indiens, La Ronge, Saskatchewan
Ministère des Affaires indiennes et du Nord canadien

Première Indienne à obtenir un diplôme d'infirmière en Saskatchewan, Jean, une femme crie de la réserve de Little Pine (Sask.), a consacré une grande partie de sa vie à favoriser des changements positifs chez les peuples des régions nordiques. Elle fut diplômée en 1954 à la Holy Family School of Nursing de Prince-Albert et travailla comme infirmière au Lac La Ronge (Sask.), puis aux Bermudes. L'Indian and Metis Service Council retint ses services, et elle fut nommée en 1963 directrice du Indian Metis Friendship Center de Winnipeg. Elle fut membre fondatrice en 1974 — présidente de 1983 à 1990 — de la Registered Nurses of Canadian Indian Ancestry, devenue l'Aboriginal Nurses Association of Canada. Elle participa à l'établissement de programmes autochtones de nursing et reçut un doctorat honorifique en droit de l'Université Queen's en 1986, ainsi qu'un prix national d'excellence de la National Aboriginal Achievement Foundation en 1994.

Pendant son séjour dans le Nord canadien, Jean parlait la langue crie et comprenait bien le mode de vie des Autochtones. Consciente des conditions difficiles, elle loua les infirmières non autochtones pour leur travail. Dans un éditorial de 1984 paru dans The Canadian Nurse, Jean a déclaré : «D'une certaine façon, le lieu, le paysage, le soleil de minuit, la sérénité du silence et la pureté de l'air réconfortaient l'infirmière qui tentait de remédier aux ravages sur le plan humain résultant de l'imposition d'un autre mode de vie aux peuples autochtones canadiens.» Elle croyait fermement qu'il ne suffisait pas simplement de transférer les coutumes du Sud au Nord pour moderniser les communautés nordiques. Ces dernières avaient besoin d'infrastructures, d'eau courante et de logements décents pour surmonter leurs problèmes de santé et se préparer à cette modernisation. Il fallait amalgamer les traditions autochtones avec les techniques modernes de nursing, mais seulement lorsque les Autochtones eux-mêmes seraient prêts au changement et impliqués dans le processus.

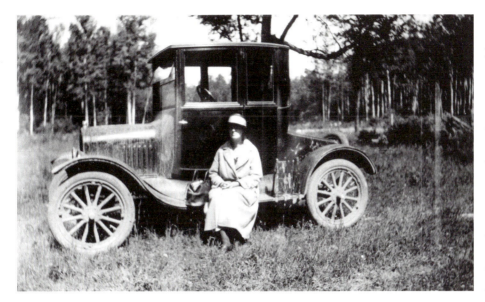

Figure 8
Infirmière de la santé publique assise sur une automobile à South Gillies
District de Thunder Bay, Ontario
1923
Archives de l'Ontario, RG 10-30-2, 2.20.1

À partir des années 1920, la capacité de conduire une automobile était une compétence essentielle pour beaucoup d'infirmières en santé publique. Dans leurs mémoires, les infirmières en santé publique parlaient de leur véhicule avec beaucoup d'affection.

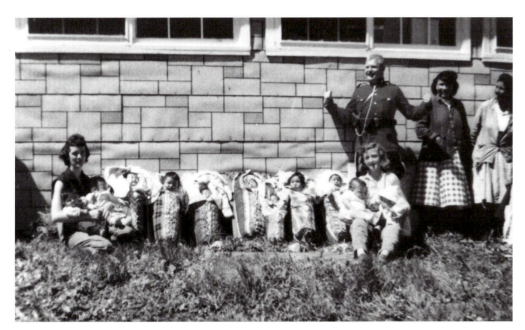

Figure 9
Infirmières et bébés Naskapi lors d'une conférence en santé de l'enfant
Sandy Lake, Manitoba
Années 1950
Archives Glenbow, Calgary, Alberta, NA-3040-17

Certaines infirmières parvenaient à combler le fossé entre les pratiques et coutumes européennes et autochtones, alors que d'autres trouvaient ces différences culturelles trop difficiles à supporter..

La santé publique en milieu urbain

À partir de 1920, on peut dire que le nursing de santé publique était bien établi dans les grandes villes canadiennes. On lui attribua de nouvelles responsabilités comme la lutte antivénérienne, la vaccination, le contrôle médical des enfants du préscolaire, les rencontres prénatales, les cours de soins à domicile, l'éducation sanitaire des associations communautaires, ainsi que la prévention de maladies chroniques comme le cancer et les affections cardiovasculaires. Dans certaines juridictions, le nursing en hygiène ou en santé du travail faisait également partie de leur mandat.

Le passage d'une pratique spécialisée à une pratique généraliste compte parmi les innovations majeures de l'époque. Le service de santé de Toronto fut un pionnier en la matière. À partir de la deuxième décennie du XXe siècle, le système de santé publique de la ville était devenu un mélange confus de programmes sous les auspices d'une variété d'organisations privées et civiles. Les responsables des services de santé craignaient aussi que l'absence de coordination donne lieu à la multiplication indue des visites sanitaires dans un même foyer. En 1914, le service de santé fusionna les programmes de santé de l'enfance et de lutte contre les maladies contagieuses en ce qui avait trait à la prestation de services. Chaque infirmière hygiéniste devait donner les soins directs à domicile prévus dans les deux programmes. « Nous avons décidé de fonder notre spécialisation sur les foyers plutôt que sur les maladies, écrivait Eunice Dyke au sujet de cette innovation, et de soutenir les objectifs du spécialiste médical par une organisation des services plutôt que par la prolifération des visiteurs de la santé[24]. » La reprise des programmes de santé publique relevant d'autres juridictions, comme les commissions scolaires, par les services de santé — qui élaborèrent aussi de nouveaux programmes — contribua à étendre le rôle de généraliste de l'infirmière hygiéniste tout au long de cette période.

La santé publique en milieu rural et dans le nord du Canada

Un intérêt renouvelé se manifesta après la Grande Guerre au sujet du rôle que les infirmières pouvaient jouer dans l'amélioration de la santé de l'ensemble des Canadiens. L'ère de reconstruction de l'après-guerre était caractérisée par la détermination de rehausser la santé et la productivité des Canadiens à un niveau inégalé grâce aux dernières avancées de la science médicale. Mais l'état de santé des populations rurales et isolées du pays, où les programmes de santé publique accusaient un retard par rapport aux centres urbains, soulevaient de vives inquiétudes. Plusieurs facteurs pouvaient expliquer cette situation. La population clairsemée en dehors des zones urbaines au Canada rendait difficile la mise en place de programmes de santé publique efficaces. À cause de l'importante pénurie d'infirmières qualifiées dans ce domaine dans la période de l'après-guerre, il était presque impossible de rassembler les effectifs nécessaires. L'ampleur des besoins en soins de première ligne dans les régions rurales et isolées faisait aussi obstacle à l'implantation durable des programmes de santé publique. Nombre de communautés réclamaient des infirmières visiteuses fournissant des soins de chevet, plutôt que des infirmières hygiénistes exerçant un travail axé sur l'éducation sanitaire et la prévention des maladies. Dans ces régions, l'obstacle le plus important au tableau était toutefois l'insuffisance des sources locales de financement pour assurer l'établissement permanent des programmes de santé publique. L'opération de transfert de l'organisation des services de santé publique aux instances municipales, bien réussie dans la plupart des grandes villes canadiennes, n'a pu être reproduite dans les zones moins densément peuplées du pays. Pendant la période de l'entre-deux-guerres, beaucoup de services provinciaux de soins de santé avaient du mal à établir des services de santé locaux, dont la progression se faisait lentement et de manière inégale. Il arrivait fréquemment que des dons reçus de la Croix-Rouge ou de la Fondation Rockefeller servent à mettre sur pied un service de santé local. Cependant, au bout du compte, la majorité des services provinciaux de soins de santé étaient forcés de financer eux-mêmes leurs programmes pour assurer leur survie[25].

Les premières infirmières hygiénistes employées dans les régions rurales et nordiques du Canada avaient de lourds défis à affronter. Elles étaient souvent seules pour effectuer leur travail, qu'elles trouvaient parfois écrasant considérant l'envergure des tâches qui leur étaient confiées. Mona Wilson fut embauchée comme deuxième infirmière en santé de l'enfance à l'Île-du-Prince-Édouard. Son biographe fait une description éloquente de la situation dans laquelle elle avait été placée.

> Lorsque Mona est arrivée à l'Île-du-Prince-Édouard en 1923, elle s'est retrouvée devant une tâche désespérante. Car il n'existait pour ainsi dire aucune infrastructure de santé publique, en partie à cause de l'état précaire des finances de la province. [...] Après sa rencontre avec le conseil d'administration de la Croix-Rouge, où elle a été informée de l'envergure de l'entreprise qui l'attendait, Mona a failli fondre en pleurs, et à la fin de sa journée, elle n'avait plus qu'un seul désir : retourner à Toronto[26].

Quand les infirmières hygiénistes arrivaient sur les lieux de travail dans les régions rurales, elles devaient surmonter une épreuve encore plus rude. Du fait de l'étendue du territoire à couvrir, le temps dont elles disposaient pour effectuer le suivi des cas compliqués s'avérait très restreint. Et comme elles risquaient d'être souvent appelées pour des urgences médicales, cela pouvait occasionner la suspension de programmes de santé publique plus routiniers et parfois même l'éloignement de l'infirmière de la communauté pour plusieurs jours.

L'étude de Meryn Stuart sur le Rural Child Welfare Project mis sur pied dans le nord de l'Ontario (1920-1925) montre bien que les infirmières hygiénistes étaient souvent placées dans « [...] une situation difficile et parfois même inextricable[27] ». Le gouvernement provincial espérait que les instances municipales établiraient des unités sanitaires permanentes après que les infirmières de ce projet rural en santé de l'enfance eurent démontré l'importance de

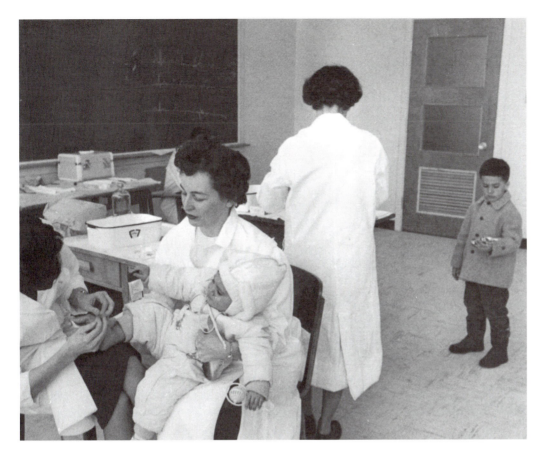

Figure 10
Infirmières de la santé publique administrant des vaccins antipoliomyélitiques
Wedgeport, Nova Scotia
1961
Photographe :
Bob Brooks
Archives du Yarmouth County Museum, Album 86

leur rôle dans la préservation et l'amélioration de l'état de santé de la communauté. Les administrations municipales étaient certes disposées à accueillir ces services pour autant que leur financement soit assuré par la province, et leur enthousiasme s'émoussait quand il s'agissait de prendre la relève pour leur maintien. Ces infirmières, qui avaient lutté pour faire avancer les choses dans un nouveau district, savaient ce que pouvait signifier, plus souvent qu'autrement, une éventuelle affectation dans une autre communauté : la mort des programmes de santé publique dans la localité où elles œuvraient. Par ailleurs, les programmes ne bénéficiaient pas du soutien des citoyens et de nombreux médecins locaux (heureusement pas tous). Dans une certaine mesure, le problème résultait d'une divergence de points de vue personnels et professionnels en ce qui avait trait à la prévention et au traitement des maladies. Ethel Johns, à la veille d'être nommée à la tête du premier programme de baccalauréat de l'Empire britannique, donna son avis aux lectrices de la revue *The Canadian Nurse* en 1918 :

> Soit, il ne sera pas facile d'obtenir la coopération des gens; il est très possible que sans le vouloir vous offensiez les oracles du village, et même le médecin de l'endroit (je dis cela tout à fait entre nous). Il pourrait juger vos idées sur l'allaitement des nourrissons un tantinet prétentieuses. Vos grands idéaux sur la santé de l'enfance pourraient même passer à ses yeux pour des inepties, mais faites preuve de patience; rappelez-vous qu'il n'est pas aussi jeune que vous et n'a pas bénéficié des mêmes avantages. Souvenez-vous aussi qu'il a rendu de grands services à sa génération les innombrables fois où il devait effectuer un long trajet par un temps glacial[28].

Certains médecins pouvaient aussi s'opposer à la venue des infirmières hygiénistes dans leur communauté parce qu'ils craignaient qu'elles ne leur fassent concurrence auprès des patients et sur le plan des revenus. Il a fallu que les infirmières se donnent beaucoup de peine pour apaiser leurs inquiétudes. Une des stratégies employées pour museler l'opposition consistait à adresser au médecin de service tous les gens rencontrés et ayant des conditions «anormales» pour qu'il fasse lui-même le suivi, même dans les cas où l'infirmière avait les connaissances et les compétences nécessaires pour s'occuper d'eux. Cette

Les unités sanitaires mobiles de l'Alberta

Jayne Elliot, infirmière autorisée, doctorat en histoire

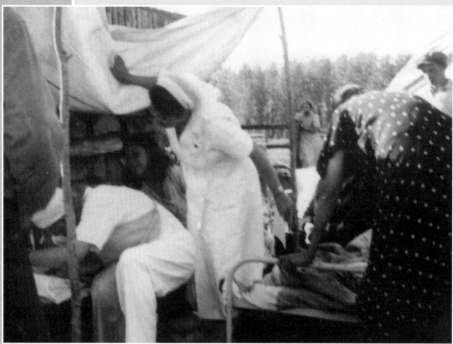

Figure 11
Docteur Gardener et Olive Watherson examinant un patient
Pipestone, Alberta
1939
Archives Glenbow, Calgary, Alberta, A 3145-26

Les unités sanitaires mobiles étaient des installations permettant de fournir les soins de santé et les traitements médicaux disponibles en milieu urbain aux personnes incapables ou non disposées à quitter les régions rurales. De 1924 à 1942, sauf pendant deux ans, le Service de santé de l'Alberta a géré un système organisé d'unités itinérantes desservant les communautés rurales. L'équipe de l'unité sanitaire était habituellement composée d'un médecin, d'un chirurgien, de deux dentistes, de trois infirmières, d'un médecin et d'un dentiste stagiaires comme assistants, et de chauffeurs. Le personnel médical et soignant effectuait les examens médicaux et dentaires et certaines chirurgies mineures. En 1935, par exemple, l'équipe sanitaire a vu 5 500 enfants, effectué 888 opérations et 2 149 examens dentaires, et extrait 2 238 dents.

L'unité se déplaçait pendant l'été, séjournant environ deux jours dans chaque communauté. Le premier jour, les parents amenaient les enfants pour des examens médicaux et des vaccins. Les procédures chirurgicales (ablation d'amygdales et d'adénoïdes) et le travail dentaire se déroulaient le jour suivant dans une église ou une salle fraîchement nettoyée par les membres de la communauté. Les patients se rétablissaient dans des tentes érigées à proximité. Les parents venus de loin campaient jusqu'à ce que leurs enfants puissent supporter le voyage de retour. Après avoir nettoyé et rassemblé le matériel, l'unité partait pour un autre endroit le troisième jour.

Les infirmières travaillaient durement, même si elles appréciaient ce travail itinérant pendant l'été, une saison habituellement plaisante. Déménager l'unité d'un lieu à l'autre représentait un défi : les routes étaient parfois si mauvaises que les camions s'enlisaient dans la boue. Les infirmières participaient aussi à toutes les tâches requises, comme installer l'équipement et la tente, assister les médecins, les chirurgiens et les dentistes, prendre soin des convalescents, stériliser et remballer l'équipement avant le départ.

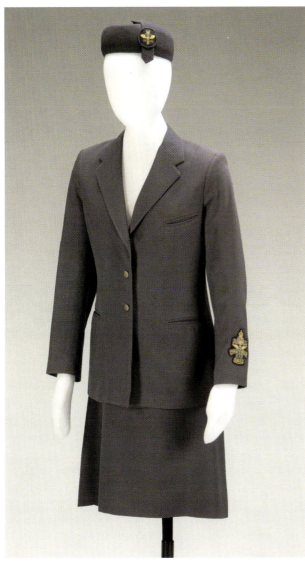

Figure 12
Uniforme d'hiver de l'infirmière en santé publique
Colombie-Britannique
1948-1970
Photographe : Doug Millar
Musée canadien des civilisations, 2004.97.5, 2004.91.4, 2004.45.1
(dons de Shirley Jones, de Lorna Storbakken et de Vicki Anderson)

astuce est à l'origine d'une plaisanterie qui se mit à circuler dans le service de santé de l'Ontario : une infirmière hygiéniste, à qui l'on demandait l'avis sur le temps qu'il faisait, répondait à l'individu d'interroger un médecin pour avoir son opinion[29].

Contrairement à leurs homologues dans les centres urbains, les premières infirmières hygiénistes en milieu rural étaient souvent des généralistes. Elles s'occupaient d'une diversité de programmes comme l'éducation sanitaire, la santé dentaire, la lutte contre les maladies transmissibles, les soins prénatals et postnatals, la prévention des maladies chroniques, les soins médicaux et chirurgicaux. Elles devaient aussi procéder à des accouchements et donner des soins d'urgence : médicaux, dentaires, et même vétérinaires en certaines occasions, quand ces spécialistes n'étaient pas disponibles. Même si leur travail était pénible et interminable, le sentiment de satisfaction que leur procuraient tant leur mode de vie que l'exercice de leur métier était une récompense en soi pour bien des infirmières. Voici les réflexions d'Amy Wilson sur ses premières années comme infirmière hygiéniste dans le district de Peace River dans le nord de l'Alberta :

> J'aimais le travail que j'y faisais; donner les premiers soins, des cours de soins à domicile, vacciner les enfants, m'occuper des cas de maternité, essayer d'être à la fois une conseillère, une amie et une infirmière pour les gens que je comprenais et que je respectais. J'ai beaucoup appris à leurs côtés sur la vie à la ferme : les endroits qu'il fallait éviter à cheval dans ce pays de tourbières, comment tirer au fusil, comment préparer et cuire le gibier, et comment improviser[30].

La capacité de s'adapter fut peut-être l'apprentissage le plus utile.

La santé publique dans la deuxième moitié du XXe siècle

À la fin de la Deuxième Guerre mondiale, les lignes essentielles du nursing de santé publique étaient bien dessinées. Mais les particularités de la pratique ont évolué en réponse aux changements survenus dans la composition de la population canadienne, à la différenciation qui s'est opérée dans les programmes provinciaux, et à l'évolution du tableau de la morbidité au Canada comme ailleurs[31].

Les rôles et les responsabilités dans le domaine de la lutte contre les maladies transmissibles se sont transformés à mesure que s'allongeait, de décennie en décennie, la liste des maladies à déclaration obligatoire nécessitant une intervention en santé publique. En ce qui concerne les maladies transmissibles sexuellement, où l'accent était initialement mis sur le contrôle de la syphilis et de la gonorrhée, il a fallu inclure plusieurs autres maladies infectieuses comme le sida, les hépatites B et C, ainsi que la chlamydia.

Le nursing de santé publique au Canada

Cathy Crowe, «infirmière de rue» et réformatrice

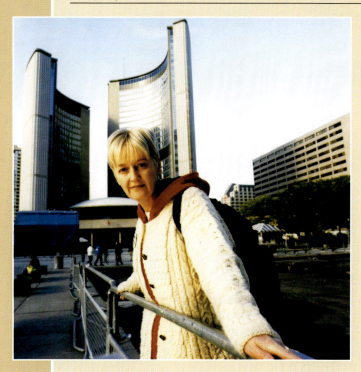

Figure 13
Cathy Crowe en face du Toronto City Hall
2002
Gracieuseté de Cathy Crowe

Christina Bates, Musée canadien des civilisations, et Cathy Crowe

Certaines infirmières en santé publique se sont tournées vers l'action sociale pour tenter de répondre aux besoins de leur communauté. À partir de 1987, le sac à dos rempli du matériel nécessaire pour donner des soins, Cathy Crowe se rendit auprès des sans-abri de Toronto sur les trottoirs, dans les villages de tentes et dans les refuges. Diplômée de la Toronto General Hospital School of Nursing en 1972, elle travailla pendant un certain temps pour un seul médecin, puis décida de changer pour une pratique plus significative. Elle quitta son travail routinier et s'activa au sein de plusieurs centres de santé communautaires du centre-ville, tout en obtenant un baccalauréat en nursing et une maîtrise en sociologie.

L'infirmière Cathy Crowe fournit une expertise et des méthodes de recherche permettant de comprendre les effets dévastateurs de la condition des sans-abri, comme la propagation croissante de la tuberculose, du VIH/sida et de l'hépatite. Combinant respect, grande empathie pour ses patients, savoir-faire politique et détermination inébranlable, elle fonda avec d'autres personnes engagées le Toronto Disaster Relief Committee, qui milite pour que la condition des sans-abri au Canada soit déclarée désastre national. L'organisme fait la promotion de la Solution 1 %, réclamant de tous les paliers de gouvernement qu'ils consacrent 1 % supplémentaire de leur budget global au logement.

Pour Cathy Crowe, certains de ses patients étaient les meilleurs lobbyistes dans la cause du logement. Le sans-abri James Kagoshima participa avec elle à plusieurs rassemblements. Voici en quels termes Cathy prononça son éloge funèbre :

> C'est lors du rassemblement national sur le logement à l'extérieur de l'hôtel de ville de Toronto que j'ai posé les yeux pour la première fois sur James Kagoshima. Au premier rang, il appréciait grandement la musique et les discours, riant, scandant des slogans. Plusieurs fois, je l'ai vu distribuer des tracts et des macarons 1 % aux sans-abri, et parler lors de manifestations et de conférences de presse. Dans l'une de celles-ci, il a impatiemment jeté et piétiné son chapeau, illustrant ainsi combien il était scandalisé par la performance du pays dans le dossier du logement. James s'occupait de sans-abri que je n'aurais jamais pu joindre et leur apportait sacs de couchage, nourriture et marques d'amitié.
>
> Des années plus tard, handicapé par l'œdème et confiné à une chaise roulante dans un refuge pour sans-abri, James a accepté un traitement énergique pour pouvoir continuer à combattre la condition des siens. Peu après, il recommençait à marcher et continuait ses dénonciations. Malheureusement, son rétablissement fut bref. Le jour de sa mort, les infirmières de l'unité de soins intensifs m'ont gentiment permis d'épingler sur sa jaquette d'hôpital un macaron 1 % avant que l'on débranche les appareils qui le maintenaient en vie.

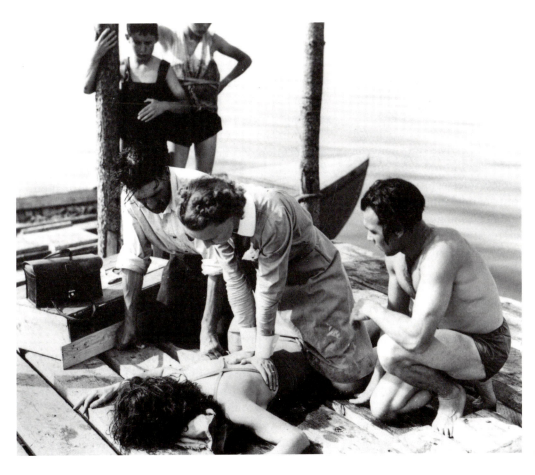

Figure 14
Infirmière de la santé publique faisant une démonstration de la respiration artificielle
Slave Lake, Alberta
Archives Glenbow, Calgary, Alberta, NA-3948-2

La tuberculose, que l'on croyait virtuellement maîtrisée au milieu du siècle, est réapparue dans les années 1990 comme une des principales menaces pour la santé mondiale. Les maladies contagieuses venues d'ailleurs guettent toujours la santé publique, mais, en ce début de XXIe siècle, le travail de prévention des infirmières hygiénistes porte davantage sur les cas de maladies tropicales, de syndrome respiratoire aigu sévère (SRAS) et de grippe, que sur le choléra, la variole et la typhoïde. Depuis les années 1970, les infirmières de la santé publique livrent un dur combat pour préserver la survie des programmes de lutte contre les maladies contagieuses en dépit de l'indifférence de la population et du manque de fonds publics[32]. Les récentes tragédies, comme l'explosion de cas de colibacillose à Walkerton et l'épidémie de SRAS à Toronto, ont eu pour effet de ramener la lutte contre les maladies transmissibles à l'ordre du jour des instances publiques. Un rappel pour les Canadiens que ces maladies peuvent toujours profiter des faiblesses du système de santé publique.

Les infirmières de la santé publique continuent d'être engagées dans la promotion de la santé des mères et des nourrissons. Les congés accordés plus tôt aux accouchées et à leur nouveau-né, une pratique qui s'est répandue à la fin des années 1980, ont eu pour effet de renforcer les liens entre les secteurs hospitalier et communautaire du système de soins de santé. L'existence de services d'aiguillage hautement efficaces et la mise en œuvre de programmes postnatals fonctionnant tous les jours dans de nombreuses communautés canadiennes ont permis aux infirmières hygiénistes d'obtenir un portrait précis de la progression des familles dans la communauté après l'accouchement.

Les 50 dernières années ont vu les mesures préventives contre les maladies chroniques comme le cancer, les affections cardiovasculaires et le diabète de type II s'accroître de manière importante. Parmi les interventions visant à orienter les programmes de prévention sur les populations à risque par des initiatives de développement communautaire et d'éducation sanitaire dans des milieux comme les écoles publiques, les lieux de travail, les habitations pour aînés et les cercles d'entraide, celles des infirmières en santé publique sont au premier plan, en plus de

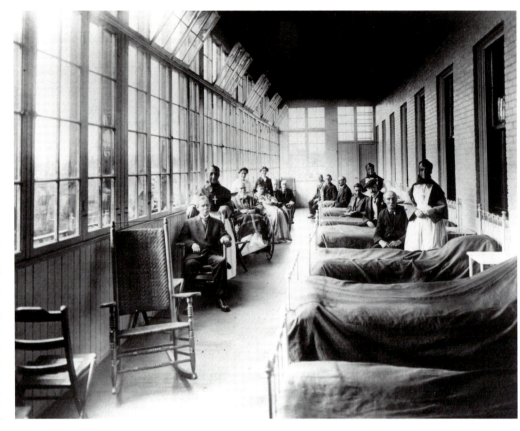

Figure 1
Sœurs de la Charité soignant des patients
Hôpital Tâché, 4
Saint-Boniface, Manitoba
1926
Archives provinciales du Manitoba, Collection de Saint-Boniface, Hôpital Tâché, pièce n° 4, négatif 9367

que l'expérience des religieuses soignantes sur ce territoire se compare à celle de leurs consœurs dans les autres régions du Canada; peu importe le lieu où elles étaient ou l'époque où elles se sont dévouées pour aider leur prochain, ces femmes avaient certains défis communs à relever liés à la géographie, à la culture et à l'économie. Tout au long de notre histoire, les religieuses soignantes ont servi les Canadiens de toutes les origines et à travers tout le pays. Ce chapitre, qui explore l'œuvre des religieuses soignantes dans l'ouest du Canada, trace le portrait des religieuses canadiennes dont le rôle fut prépondérant dans l'évolution du nursing et des services de santé au pays.

La trame de fond : le Canada de 1760 à 1899

Déjà en 1760, les congrégations soignantes catholiques romaines avaient établi un réseau d'hôpitaux en cette partie de la Nouvelle-France qui deviendra plus tard la province de Québec. Après 1760, ces congrégations continuèrent de croître sous la nouvelle férule des Britanniques. Leur existence fut assurée par la promulgation de l'Acte de Québec en 1774 qui accordait, entre autres, la liberté religieuse aux populations françaises de l'Amérique du Nord[2]. Sans elle, il aurait été impossible aux religieuses soignantes de poursuivre leurs activités et de fournir des services uniques qu'on ne retrouvait dans aucune autre colonie britannique en Amérique du Nord. Il est important de rappeler qu'à cette époque, les soins de santé organisés étaient quasi inexistants dans le monde anglo-saxon et qu'il faudra attendre encore un siècle avant que les premières diplômées des écoles hospitalières britanniques, subventionnées par le Fonds Nightingale, introduisent les réformes qui donneront naissance au nursing moderne.

Entre 1760 et 1900, ce territoire que l'on connaît aujourd'hui comme l'Ouest canadien, dont la population était jadis majoritairement composée d'Autochtones et de Métis, accueillait de plus en plus de gens en provenance de divers pays d'Europe, qui s'y installaient pour se bâtir une nouvelle vie. Au début de cette période, la traite de la fourrure constituait la principale forme de commerce, mais elle avait presque totalement disparu vers la fin du XIXe siècle au profit de nouvelles activités économiques qui contribuèrent à l'essor des villes et à la création de nouvelles entités provinciales.

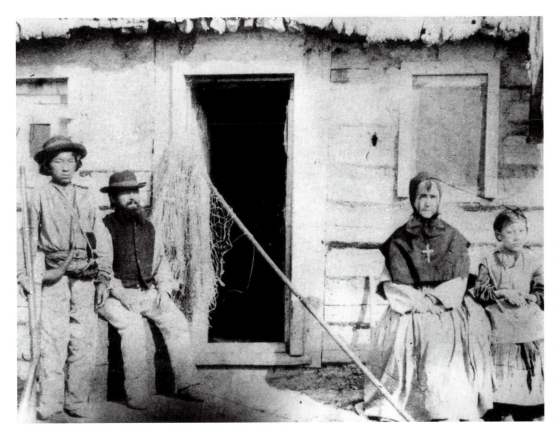

Figure 2
Sœur Grise visitant une famille métisse à domicile
Manitoba
Archives provinciales du Manitoba, Collection Stovel Advocate, pièce n° 283, négatif 10201

En réponse à de nombreux appels : l'arrivée des religieuses soignantes dans l'Ouest canadien

Ce furent des conditions similaires à celles qui avaient attiré les religieuses françaises en Nouvelle-France qui incitèrent les religieuses canadiennes-françaises à s'établir dans les Prairies. Au début des années 1800, la traite des fourrures était toujours la principale activité économique dans l'ouest du Canada et la Compagnie de la Baie d'Hudson en détenait le monopole. Monseigneur Provencher se rendit sur ce territoire en 1818 à la demande de la Compagnie, qui considérait que la présence du clergé pourrait contribuer à ramener l'ordre dans la colonie de la Rivière-Rouge[3]. Les Sœurs de la Charité de Montréal, connues sous le nom de Sœurs Grises, acquiescèrent à la demande de monseigneur Provencher d'envoyer des missionnaires dans l'Ouest. Le modèle de colonisation n'est pas sans rappeler celui qui prévalait en Nouvelle-France : les premiers arrivants étaient les commerçants de fourrures, suivis des missionnaires puis des religieuses. La population que desserviraient ces dernières était tout aussi réduite. Dans ce cas, toutefois, une congrégation, celle des Sœurs Grises, se vit donner un double mandat : fournir les soins de santé et enseigner aux enfants. Des 25 Sœurs Grises de Montréal, 17 se portèrent volontaires pour faire partie de la mission appelée à se rendre dans l'Ouest, mais 4 seulement furent retenues : les sœurs Valade, Lagrave, Coutlée-Saint-Joseph et Lafrance qui furent choisies sur la base des compétences qu'elles pouvaient apporter à la mission. Sœur Valade, qui serait responsable du groupe, avait de l'expérience comme soignante et était elle-même d'origine métisse. L'on pensait que ce dernier attribut serait un atout lui permettant de mieux comprendre la population métisse de la région. Sœur Lagrave, qui s'occuperait des visites à domicile, était bien connue pour son tact. Quant à sœur Coutlée-Saint-Joseph, elle serait responsable des futurs novices et enseignerait aux garçons, tandis que l'enseignement destiné aux filles reviendrait à sœur Lafrance.

Les religieuses quittèrent Montréal en canoë le 23 avril et arrivèrent à la rivière Rouge, à Saint-Boniface au Manitoba, le 21 juin 1844. Cet événement sera le premier épisode dans la longue progression des Sœurs Grises de Montréal jusque dans les contrées qui deviendront la Saskatchewan, l'Alberta et les Territoires du Nord-Ouest. Moins d'un siècle plus

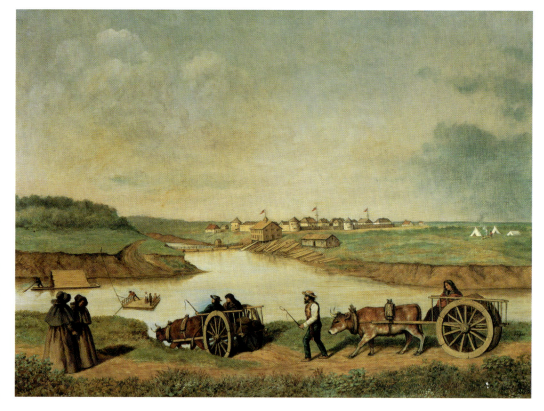

Figure 3
Sans titre
(«The Forks»)
Artiste :
W. Frank Lynn
Saint-Boniface,
Manitoba
[1875]
Collection du
Winnipeg Art
Gallery, G-70-7
(don de
Mrs. J. K. Morton)

tard, elles administraient ou possédaient 15 hôpitaux en des lieux aussi variés que l'Île-à-la-Crosse (Saskatchewan), Edmonton (Alberta) et Fort Simpson (Territoires du Nord-Ouest).

Fournir des services avant l'arrivée de la plupart des colons dans des endroits reculés souvent dénués de médecins requérait beaucoup de courage et de foi. Sœur Émery, l'une des premières de la congrégation des Sœurs Grises à s'établir au lac Sainte-Anne, la première mission de l'Alberta, en 1859, brosse un portrait frappant de la vie d'une religieuse dans l'Ouest canadien : «Ici, il faut être de tous les métiers. Il y a quelques jours j'ai montré à un pauvre homme à vanner de l'orge. C'était un peu extraordinaire de voir une Sœur Grise à un tel ouvrage [...].» Onze ans plus tard, alors que la mission était déménagée à Saint-Albert (près d'Edmonton), sœur Émery écrivit que, durant les derniers six mois de l'année 1870, le travail de soignante avait inclus des visites au domicile de 36 familles (représentant un total de 692 visites), le traitement des blessures de 22 patients, la vaccination contre la variole de 218 enfants et de 133 adultes ainsi que la distribution de 392 repas[5].

Tout comme les Sœurs Grises, la congrégation des Sœurs de Sainte-Anne, fondée par Esther Blondin à Saint-Jacques, au Québec en 1851, s'est aventurée dans de nombreuses régions de l'ouest du Canada. En 1858, des 40 sœurs de cette nouvelle congrégation, 4 partirent pour une lointaine mission située à Fort Victoria, aujourd'hui la ville de Victoria. Il s'agissait des sœurs Marie-du-Sacré-Cœur (Salomé Valois), Marie-Angèle (Angèle Gauthier), Marie-Luména (Virginia Brasseur) et Marie de la Conception (Mary Lane). Après un périple de six semaines, d'abord en train jusqu'à New York, puis par bateau le long de la côte Atlantique jusqu'au canal de Panama et de la côte Pacifique vers le nord, les religieuses arrivèrent enfin à destination. Bien que l'éducation était leur mission première, les Sœurs de Sainte-Anne avaient compris avant leur départ que des compétences infirmières seraient utiles. C'est pour cette raison que deux des religieuses avaient été envoyées à l'Hôtel-Dieu de Montréal pour acquérir l'expérience nécessaire. Dès leur arrivée à Fort Victoria, les religieuses prodiguèrent des soins non officiels aux résidents, bien avant que le St. Joseph Hospital n'ouvre ses portes en 1876[6]. Durant les décennies qui suivirent, elles établirent d'autres missions dans d'autres territoires de la Colombie-Britannique, de l'Alaska et du Yukon.

C'est dans la foulée de la ruée vers l'or au Klondike que les Sœurs de Sainte-Anne se rendirent à

Sœur Lagrave et la mission des Sœurs Grises

Christina Bates, Musée canadien des civilisations

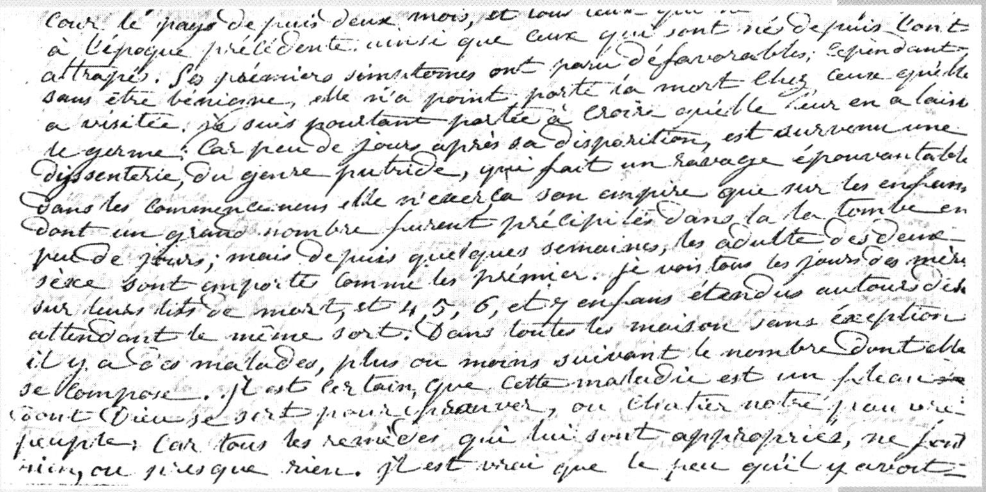
cour le pays depuis deux mois, et tous ceux qui
à l'époque précédente ainsi que ceux qui sont nés depuis l'ont
attrapés. Les premiers simptomes ont paru défavorables; cependant
sans être bénigne, elle n'a point porté la mort chez ceux qu'elle
a visitée. Je suis pourtant portée à croire qu'elle leur en a laissé
le germe. Car peu de jours après sa disparition, est survenu une
dyssenterie, du genre putride, qui fait un ravage épouvantable
dans les commencemens elle n'exerça son empire que sur les enfans
dont un grand nombre furent précipités dans la tombe en
peu de jours; mais depuis quelques semaines, les adulte des deux
sèxe sont emportés comme les prémier. Je vois tous les jours des mères
sur leurs lits de mort, et 4, 5, 6, et 7 enfans étendus autour d'elles
attendant le même sort. Dans toutes les maison sans exception
il y a des malades, plus ou moins suivant le nombre dont elle
se compose. Il est certain que cette maladie est un fléau
dont Dieu se sert pour éprouver, ou chatier notre pauvre
peuple; car tous les remèdes qui lui sont appropriés, ne font
rien, ou presque rien. Il est vrai que le peu qu'il y avoit

Figure 4
Sœur Lagrave à sa maison mère
Saint-Boniface, Manitoba
1846
Archives des Soeurs Grises de Montréal

Quand les quatre Sœurs Grises quittèrent la culture européenne de Québec pour la rude frontière de la «fourche» de la rivière Rouge en 1844, elles ne renonçaient pas à leurs valeurs traditionnelles et à leur vision du monde. Sœur Eulalie-Marie Lagrave était la plus âgée et la plus compétente en matière de soins. Elle se rendait dans les régions éloignées surtout pour soigner les malades dans leur foyer, voyageant sur une charrette de la rivière Rouge. Ses lettres* à sa mère supérieure et aux sœurs témoignent de l'importance que les Sœurs Grises attachaient à la mission religieuse.

Face aux épidémies qui frappaient durement les Métis, les Amérindiens ou les colons qui n'y avaient jamais été exposés, sœur Lagrave se sentait impuissante à prévenir la maladie ou à guérir ceux qui étaient atteints. «La rougeole [...] parcour [*sic*] le pays depuis dix mois [...]. Je vois tous les jours des mères sur leur lit de mort et quatre, cinq, six et sept enfans [*sic*] étendus autour d'elles, attendant le même sort [...].[T]ous les remèdes qui lui sont appropriés ne font rien, ou presque rien.» Mais les soins du corps venaient après ceux de l'âme. Elle adhérait à la croyance séculaire que la maladie était un signe extérieur de problèmes spirituels : «Il est certain que cette maladie est un fléau dont Dieu se sert pour éprouver ou châtier notre pauvre peuple.» Obtenir des conversions à la foi catholique chez les Autochtones était sa mission la plus importante, particulièrement quand ils faisaient face à la mort : «La maladie fait chez les pauvres infidèles un terrible ravage et un très petit nombre demande le Baptême. J'ai été il y a quelques jours dans un de leurs camps visiter les malades; je trouvai dans une loge une fille de vingt ans et deux enfans [*sic*] en bas âge qui se mouroient. J'employai toute ma science et ma pauvre éloquence pour [la] persuader de se faire baptiser, tout fut inutile.»

Soutenues par la certitude que leur dur labeur avait une fin supérieure, sœur Lagrave et les autres Sœurs Grises auraient fait 6 000 visites aux malades au cours de leurs dix premières années à Rivière-Rouge. Elles ont ensuite créé des missions dans les régions les plus isolées de l'Ouest.

Sources : Archives des Sœurs Grises de Montréal, correspondance, Sœur M. E. Lagrave à « Ma très chère Mère et mes bien aimées Sœurs», 1846, Maison Pv.SB. Historique, doc. 70; Estelle Mitchell, *The Grey Nuns of Montreal at the Red River, 1844-1984*, Montréal, Éditions du Méridien, 1987; Sister Mary Murphy, *St. Boniface: Heroines of Mercy*, Muenster (Sask.), St. Peter's Press, 1944.

*Les lettres se trouvent aux Archives des Sœurs Grises de Montréal.

Dawson, au Yukon. À l'instar des autres missions, un missionnaire catholique avait demandé leur assistance. L'expédition n'avait pas été facile; les religieuses étaient parties en septembre 1897, mais le bateau à vapeur sur lequel elles s'étaient embarquées n'avait pu se rendre à destination à cause du trop faible niveau d'eau. Elles durent attendre au printemps 1898 pour reprendre leur voyage vers Dawson qu'elles atteignirent le 11 juillet 1898. Les premiers mois furent sans doute pénibles pour les sœurs Marie de la Croix, Marie-Joseph et Marie-Jean, car elles furent d'abord logées dans une ancienne chambre froide sans fenêtre; et le St. Mary's Hospital construit par le père Judge, un bâtiment à deux étages en bois rond avec bien peu de commodités, n'avait pas d'eau courante et était pourvu de sacs remplis de sciure de bois en guise de matelas. Avant l'arrivée des religieuses à Dawson, l'hôpital ne desservait qu'une clientèle exclusivement masculine. C'est grâce à leur présence que les femmes purent bénéficier de soins puisqu'elles pouvaient être hospitalisées dans le couvent. Dawson était une véritable ville frontière à l'époque de la ruée vers l'or. Il va sans dire qu'il n'y avait ni planification urbaine ni services essentiels, contrairement aux villes du Sud généralement mieux desservies. Ces conditions de vie — par exemple, l'absence de réseau d'égout et la rareté des vivres — aboutirent, comme on pouvait s'y attendre, à l'éclatement d'une épidémie de typhoïde à l'automne 1898 et à l'hospitalisation de 150 personnes. Les religieuses étaient responsables tant de l'administration de l'hôpital que de la collecte de fonds puisque l'établissement était endetté et manquait même du strict nécessaire. Elles bénéficièrent toutefois du soutien de la population : en 1899, les femmes de Dawson organisèrent un bazar de Noël au profit de l'hôpital[7] et les mineurs répondirent aussi à l'appel des religieuses. En plus des services de soins de santé que fournissaient les Sœurs de Sainte-Anne, l'Église presbytérienne gérait le Good Samaritan Hospital entre 1898 et 1918, mais le déclin de la population de la ville entraînera la fermeture du petit hôpital. Les Infirmières de l'Ordre de Victoria (VON) prêtèrent aussi main-forte durant la période du Klondike. Mais seules les Sœurs de Sainte-Anne restèrent à Dawson après la ruée vers l'or et continuèrent à desservir la population jusque dans les années 1950[8].

Parmi les congrégations religieuses catholiques originaires du Québec qui participèrent à l'implantation d'hôpitaux modernes dans l'ouest du pays, la contribution de celle des Sœurs de la Providence, que fonda Émilie Gamelin à Montréal en 1843, est particulièrement importante. C'est en 1856 dans le Territoire de Washington (qui deviendra plus tard l'État américain de Washington) que s'amorça, à la demande des Pères Oblats, l'établissement de leurs missions dans l'Ouest canadien. Comme les Sœurs de Sainte-Anne, elles atteignirent la côte Ouest après un long voyage par mer. Elles étendirent leur œuvre au nord de Washington et fondèrent leur première mission à New Westminster en Colombie-Britannique, en 1886. Les religieuses y administraient un hôpital de 15 lits et effectuaient des visites à domicile. Comme en bien d'autres lieux, il faudra une épidémie pour que la population apprécie leurs services à leur juste valeur. Toutefois, après l'épidémie de typhoïde de 1891, des citoyens reconnaissants apportèrent leur soutien à l'hôpital grâce à des dons. Mais ce n'est pas avant des années que le gouvernement accepta de prendre en charge les coûts d'exploitation. Mis à part leur travail à New Westminster, l'ouverture en 1891 du Saint Paul's Hospital à Vancouver, qui deviendra l'un des établissements de santé les plus importants de cette ville, fut l'une des plus grandes réussites des Sœurs de la Providence.

Bien que le concours des congrégations canadiennes-françaises ait été prédominant, des congrégations d'autres origines contribuèrent aussi à l'évolution des soins de santé et des hôpitaux dans l'ouest du Canada. Ces dernières s'installaient habituellement dans les plus petites agglomérations puisque les religieuses canadiennes-françaises donnaient déjà des services dans les plus grandes villes. Les Sœurs de la Charité de Notre-Dame d'Évron, une communauté française, établissaient en 1928 un hôpital à Vegreville, en Alberta. La congrégation des Sisters of St. Joseph of Peace, fondée en Angleterre en 1884, administrait un hôpital dans la ville minière de Rossland, en Colombie-Britannique. En 1938, les Sisters of St. Joseph of Sault St. Marie, membre de la Federation of Sisters of St. Joseph of Canada, qui eut une grande influence en Ontario, érigèrent un hôpital dans l'est de la Saskatchewan. Les Sisters of St. Martha, une congrégation fondée en 1901 en Nouvelle-Écosse, recrutèrent des membres parmi la population d'Antigonish parlant le gaélique et mirent sur pied le Banff Mineral Springs Hospital en Alberta[9].

Malgré la diversité de provenance des immigrants qui s'établirent dans l'Ouest durant les années 1900, il est intéressant de noter que très peu de congrégations religieuses soignantes avaient des origines autres que

Caroline Wellwood (1874-1947) : pionnière de la formation infirmière en Chine

Janet Beaton, Faculté de nursing, Université du Manitoba

Caroline Wellwood illustre ces premières infirmières canadiennes entraînées dans la foulée de la grande croisade missionnaire de la fin du XIXe et du début du XXe siècle, qui ont pris la mer vers l'Asie, l'Afrique ou l'Inde pour servir comme missionnaires soignantes. Née dans l'Ontario rural en 1874, Wellwood, comme beaucoup de ses contemporaines, fut formée aux États-Unis. En 1906, lorsqu'elle offrit ses services à la Woman's Missionary Society (WMS) de l'Église méthodiste du Canada, elle aurait difficilement pu deviner qu'elle passerait les 38 années suivantes de sa vie en Chine. Le difficile voyage de cinq mois — par les voies terrestre, fluviale et maritime — pour se rendre dans la mission située à l'intérieur des terres du sud-ouest de la Chine éprouva son courage et fit appel à son esprit aventureux aiguisé et à sa capacité de s'adapter rapidement aux conditions locales. Préoccupée par le traitement que subissaient les femmes chinoises et leurs enfants, Wellwood conclut bientôt que le petit hôpital de Chengdu ne répondait pas à sa vision du nursing en Chine. Mue par une foi profonde, des normes élevées en matière de soins et un vif désir d'améliorer la vie des Chinoises et de leurs enfants, elle mena une campagne ardente pour l'établissement d'une école de formation en nursing, phénomène nouveau dans la Chine de l'époque. Elle fit aussi résolument pression sur la WMS du Canada pour qu'elle subventionne la construction d'un hôpital moderne pour les femmes et les enfants. Elle parvint à ses fins dans ces deux initiatives novatrices, malgré la révolution qui grondait, l'isolement géographique dans lequel elle vivait et la perception culturelle négative qui était répandue au sujet du nursing en tant que carrière pour des jeunes femmes respectables. Même si le WMS Hospital for Women and Children, muni de 90 lits, fut détruit par les flammes en 1940, le programme de nursing créé en 1915 est toujours bien vivant de nos jours à l'Université de Sichuan. Ont aussi survécu son souvenir et la tradition d'excellence de la formation en nursing qu'elle a instituée.

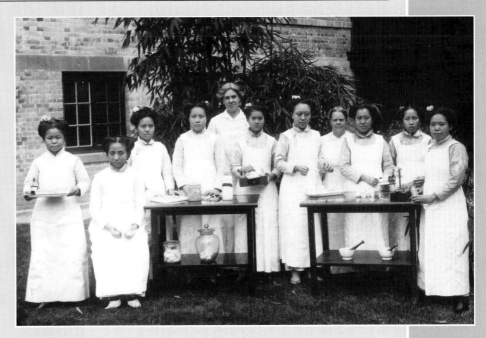

Figure 5
Infirmières à l'hôpital
Chengdu, China
Vers 1917
Église Unie du Canada, Archives de l'Université Victoria, Université Victoria, Toronto, Ontario, 94.007P/19 N

Figure 7
Épinglette de fin d'études, E. Klassen
Saint-Boniface Hospital, School of Nursing,
Saint-Boniface, Manitoba
1934
Collection de l'Association des infirmières et infirmiers du Canada
Musée canadien des civilisations, 2000.111.186

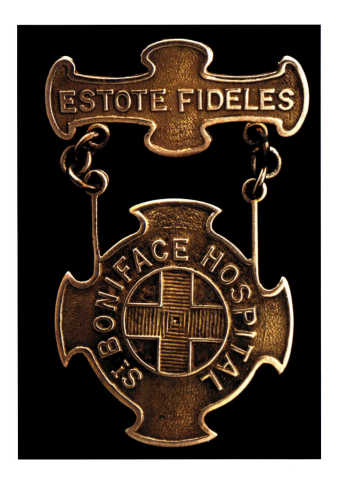

de friction l'opposition des médecins au sujet des politiques d'admission des Sœurs Grises. Les religieuses avaient pris la liberté d'accepter les malades qui ne pouvaient pas payer et comptaient sur les médecins pour qu'ils les soignent à tour de rôle; le problème résidait certainement en grande partie dans cet état de fait. D'autres correspondances et témoignages[16] indiquent toutefois que l'autorité des religieuses était aussi remise en cause, que des considérations financières faisaient probablement partie de l'équation et que ces divergences avaient de fortes connotations religieuses. Plus tard la même année, les médecins impliqués dans la dispute réussirent, avec l'aide du clergé protestant, à convaincre la ville de créer le Edmonton Public Hospital (EPH), un hôpital «non confessionnel».

L'utilisation du terme «non confessionnel» par les fondateurs du EPH a de quoi surprendre lorsque l'on connaît le rôle important qu'y ont joué le clergé protestant et les loges maçonniques locales. Il est vrai que l'Hôpital général était un hôpital catholique, mais les patients y étaient toujours acceptés peu importe leur confession. Pendant l'année 1896, par exemple, 494 catholiques et 450 protestants furent admis. Il était impensable pour les religieuses de sacrifier ce qu'elles considéraient comme leur devoir moral à des visées religieuses. Bien que l'on ignore à quelle religion appartenaient les médecins démissionnaires, il est clair que parmi les quatre qui choisirent de rester, deux étaient certainement catholiques et canadiens-français[17]. L'année suivante, ce conflit s'étendit aux relations entre l'Hôpital général et le conseil municipal. Mais les tensions se résorbèrent rapidement avec l'explosion de l'épidémie de variole dans la ville d'Edmonton en 1901. En effet, n'eût été des Sœurs Grises et d'une soignante laïque du Misericordia Hospital, un autre hôpital catholique, les victimes de l'épidémie auraient été abandonnées à leur sort. Le Misericordia Hospital, fondé en 1900, était à l'époque un hôpital de maternité donc offrant des services complémentaires à ceux disponibles à l'Hôpital général. Cet épisode montre clairement que les Sœurs Grises considéraient qu'il était de leur devoir d'aider tous les malades sans distinction de croyance religieuse ou d'origine culturelle. Cette vision du nursing était répandue dans toutes les communautés religieuses soignantes, pour qui les soins aux malades relevaient d'une mission apostolique. En effet, pendant toutes ces années, avant l'apparition de l'assurance-hospitalisation, les hôpitaux qu'administraient les communautés religieuses, ou dont elles étaient propriétaires, desservaient des populations démunies sans qu'on exige grand-chose en échange. Les hôpitaux municipaux fournissaient aussi certains services aux plus défavorisés, mais dans une moindre mesure que les hôpitaux religieux.

Assurer la gestion des hôpitaux avec très peu d'aide de l'État, tout en offrant des services gratuits à un grand nombre de leurs patients, requérait de la part de ces communautés religieuses une bonne dose d'ingéniosité, de détermination et de foi. Les religieuses soignantes durent faire preuve de beaucoup de créativité pour maintenir leurs hôpitaux ouverts en temps de crise, comme ce fut le cas dans les années 1930 où nombre d'institutions furent frappées par la crise économique. Dans le cas des Sœurs Grises d'Edmonton, elles assurèrent la survie de leur institution grâce à une entente conclue avec le gouvernement provincial pour soigner les tuberculeux. Les subsides reçus compensèrent dans une certaine mesure la perte de «patients payants» ne pouvant plus assumer les coûts des soins à cause de la crise.

Tout au long du XXe siècle, les hôpitaux religieux connurent la même évolution dans l'Ouest canadien que dans l'est du pays. Dans les années 1970, les hôpitaux comme l'Hôpital général d'Edmonton ou le St. Paul's Hospital de Saskatoon, tous deux administrés par les Sœurs Grises, ainsi que le St. Paul's Hospital de Vancouver, géré par les Sœurs de la Providence, étaient devenus des institutions urbaines de premier plan offrant tous les services disponibles dans ces régions.

Les religieuses soignantes étaient non seulement des chefs de file dans leurs propres institutions, mais également dans le domaine de l'éducation et du nursing en général. Des documents démontrent l'existence de tensions entre les communautés soignantes et les premières associations infirmières du Québec[18], mais il ressort aussi que les religieuses étaient régulièrement invitées à participer à des conseils provinciaux d'organisations de nursing de l'Ouest canadien. Si l'on se fie à l'exemple de l'Alberta, elles jouèrent certainement aussi un rôle déterminant au sein des associations catholiques de la santé[19]. Il importe de souligner que, grâce aux fonctions qu'elles exercèrent dans l'administration des hôpitaux, le nursing se retrouva dans des arènes où les infirmières n'auraient pas été représentées. En général, les infirmières dans les hôpitaux laïcs étaient peu impliquées dans la haute direction; elles étaient plutôt confinées aux tâches de soins proprement dit, tandis que les religieuses soignantes catholiques étaient présentes à tous les échelons administratifs de l'hôpital.

Le rôle des religieuses soignantes dans la formation infirmière

Comme leurs consœurs laïques, les religieuses soignantes implantèrent des écoles de nursing dans les hôpitaux au début des années 1900. Ces écoles acquirent de plus en plus d'importance puisque les étudiantes constituaient une main-d'œuvre cruciale susceptible de donner des soins, un complément aux services offerts par les religieuses. Il est difficile d'estimer le nombre d'infirmières canadiennes ayant été formées par les religieuses. Toutefois, si l'on considère que 1 999 infirmières furent diplômées de l'école de nursing de l'Hôpital général d'Edmonton entre 1911 et 1973 (l'année de sa fermeture), on peut certes en déduire que le nombre total d'infirmières formées par les religieuses, toutes congrégations confondues, était assez impressionnant[20]. Des générations d'infirmières acquirent leurs compétences dans les hôpitaux religieux d'un océan à l'autre. Les Sœurs Grises d'Ottawa et celles de Montréal eurent une influence marquante sur le développement de l'enseignement infirmier universitaire, incluant la fondation par ces dernières, en 1934, de la toute première institution de niveau universitaire de langue française, l'Institut Marguerite d'Youville, qui offrait aussi un baccalauréat en nursing[21].

Langue et culture dans la communauté

Comme nous l'avons vu précédemment, la grande majorité des religieuses soignantes de l'Ouest canadien étaient catholiques romaines et le plus souvent d'origine canadienne-française. Bien qu'elles aient contribué considérablement à la santé de la population et que les gens qu'elles desservaient les soutenaient généralement dans leur mission, il n'en demeure pas moins qu'il survenait invariablement des tensions. Les premières années de l'Hôpital général d'Edmonton dont il fut question plus avant en sont une bonne illustration, mais l'histoire de cette institution dévoile d'autres sources de discorde, dont certaines étaient liées à l'usage du français. En 1937, par exemple, l'archevêque de la région exhorta les religieuses à reconnaître officiellement l'Hôpital général comme une institution anglophone[22]. Bien que cette directive n'ait jamais été suivie, elle illustre bien que la question de la langue devenait problématique. Compte tenu des caractéristiques de la société canadienne à l'époque, il est plus que probable que les autres religieuses soignantes aient vécu des expériences similaires. Et ces tensions au sujet de la langue ne se limitaient pas seulement aux relations des religieuses avec le monde «extérieur», mais se manifestaient au sein même des communautés. Sœur Cantwell et sœur George Edmond, qui écrivirent à propos des religieuses de leur congrégation (soit les Sœurs de Sainte Anne de Dawson), décrivaient ces tensions en ces termes :

> Les vues discordantes relatives à l'usage du français ou de l'anglais chez les religieuses pouvaient être à l'origine de situations perturbatrices. Les médecins et les infirmières qui entendaient les religieuses se parler entre elles en français

Les infirmières du WHMS dans les colonies «étrangères» : la mission Ethelbert

Ina Bramadat, infirmière retraitée, Ph.D.

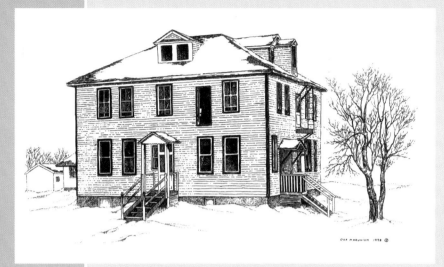

Figure 8
L'Hôpital Ethelbert, avant sa démolition en 1983
Artiste : Ora Maryniuk
Archives de l'Église Unie du Canada, Université de Winnipeg

En 1907, la Woman's Home Missionary Society (WHMS) presbytérienne répondait à un appel de l'Église requérant des services de soins à Ethelbert, une communauté de la colonie ukrainienne de Dauphin, au nord-ouest de Winnipeg, constituant la première mission «étrangère» de l'Église dans les nouvelles colonies ethniques des Prairies canadiennes.

Les infirmières de la WHMS prodiguaient des soins au dispensaire du village et dans les foyers des colons. Les églises des régions plus populeuses du pays envoyaient des ballots de vêtements et de matériel à Ethelbert, en réponse aux rapports de la WHMS au sujet des conditions pénibles, de l'isolement et de la pauvreté qui y régnaient. L'Église ayant notamment pour mandat d'intégrer les colons ukrainiens dans la culture de la société protestante anglophone, les infirmières enseignaient l'école du dimanche, assistaient au culte et organisaient des groupes religieux. En 1915, la WHMS établissait un hôpital de 23 lits avec un personnel de quatre infirmières. Même si l'hôpital était trop petit pour abriter un programme de formation, il constituait un lieu où les jeunes femmes du pensionnat de l'église locale pouvaient effectuer leurs apprentissages pratiques en nursing.

En 1960, ces services locaux devinrent inutiles. Des autoroutes pavées permettaient d'accéder plus facilement aux plus grandes installations de Dauphin. L'idéal d'une assimilation culturelle cédant la place à une vision multiculturaliste, la motivation religieuse qui avait inspiré la mission de la première heure s'oblitérait. Comme dans d'autres petites communautés des Prairies, elle tirait à sa fin.

Aujourd'hui, l'Église protestante cohabite avec les Églises catholique et ukrainienne dans l'un des centres les plus dynamiques de la culture ukrainienne canadienne. Même si on a maintenant moins besoin d'elles, les infirmières missionnaires ont fourni des soins de santé dans la communauté pendant plus de cinq décennies ainsi qu'une contribution essentielle au passage de la vie frontalière d'Ethelbert à celle de nos jours.

avaient la désagréable impression qu'on parlait d'eux. À cause de la provenance des sœurs, le choix de l'une ou l'autre langue était presque invariablement source de mécontentement, car certaines étaient d'ascendance canadienne-française, tandis que d'autres étaient natives de la Colombie-Britannique ou de divers pays d'Europe[23].

La participation active des religieuses à la vie communautaire en dehors de leur congrégation est assurément un sujet digne de mention. Leur apport était particulièrement apprécié de leurs concitoyens appartenant à des groupes ethniques minoritaires, comme les Canadiens français et les Ukrainiens. Les religieuses accomplissaient bien sûr des fonctions ecclésiastiques et s'occupaient aussi de fêtes communautaires. Par exemple, les Sœurs Grises d'Edmonton participèrent à l'organisation de la fête canadienne-française de la Saint-Jean-Baptiste. En 1928, elles aidèrent les Pères Oblats à préparer le pique-nique du 24 juin, et les jambons achetés pour l'occasion par la Société Saint-Jean-Baptiste furent apprêtés à la cafétéria de l'hôpital. Les religieuses écrivirent : « Nous sommes heureuses d'exprimer notre patriotisme et de venir en aide aux Pères Oblats[24]. » Elles se firent aussi un point d'honneur d'être présentes à la rencontre annuelle de l'Association canadienne-française de l'Alberta[25].

Les religieuses issues des mêmes groupes culturels minoritaires que leurs patients avaient une connaissance intime de ce que ce statut impliquait et étaient donc à même de mieux comprendre leurs besoins que les infirmières appartenant à la majorité. Il est difficile d'évaluer les répercussions de cet élément sur la santé des populations minoritaires. Mais il est fort probable que le simple fait d'offrir des services dans la langue maternelle des patients ait été d'une portée appréciable. Il devait être à tout le moins réconfortant de recevoir des soins dans sa propre langue.

Moins visibles, mais toujours présentes (1970-2003)

Les bouleversements survenus au cours des trois dernières décennies du XXe siècle affectèrent les religieuses soignantes, qui furent de plus en plus reléguées dans l'ombre. L'implantation de l'assurance-hospitalisation et de l'assurance-maladie, combinée à la décrue progressive des vocations religieuses, posait de nouveaux défis. L'intervention plus directe des gouvernements sur la scène hospitalière amena des changements sur le plan des politiques, du financement et de la gouvernance. À partir des années 1960, les transformations sociales, qui se traduisirent notamment par une liberté de choix accrue pour les femmes et une laïcisation croissante de la société, entraînèrent le déclin des vocations religieuses; nombre de religieuses atteignirent l'âge de la retraite et ne furent pas remplacées. Il devint difficile pour les communautés religieuses de demeurer propriétaires de leurs hôpitaux à cause du vieillissement des religieuses soignantes et du besoin grandissant en personnel hospitalier. Et en l'an 2000, l'environnement hospitalier s'était métamorphosé, et même s'il existait encore des hôpitaux fondés par les religieuses qui continuaient à desservir la population, ces dernières n'étaient plus là pour assurer une présence constante. Pourtant, encore aujourd'hui, il existe quelque chose d'unique dans ces hôpitaux : on peut encore sentir une présence, comme si des religieuses se déplaçaient toujours de salle en salle, apportant quelque réconfort indécelable aux patients actuels.

Conclusion

Depuis leur arrivée dans l'Ouest canadien vers 1760, les congrégations religieuses soignantes contribuèrent de façon substantielle à l'expansion du réseau de santé canadien tant dans l'Ouest qu'à travers tout le pays. Même si leur rôle s'est amenuisé considérablement au fil des années, leur héritage demeure bien vivant parmi nous. Les religieuses soignantes furent les premières à prodiguer des soins de santé dans les régions les plus reculées du Canada, et avec le peuplement des colonies, elles furent aussi les premières à y fonder et à y gérer des hôpitaux urbains modernes. Venues à la demande du clergé pour desservir à l'origine les populations autochtones et métisses ainsi que les premiers colons, elles demeurèrent sur place et ne cessèrent jamais de vivre selon les principes de charité et de foi et à propager ces valeurs, même lorsque les médecins, et plus tard les administrateurs laïcs, se mirent à imposer leur nouveau credo scientifique et plus matérialiste dans les hôpitaux et dans l'ensemble des soins de santé. Bien que les communautés catholiques d'expression française du Québec occupaient une place prépondérante, d'autres congrégations religieuses originaires des autres provinces canadiennes et de pays comme l'Angleterre, la France et l'Ukraine apportèrent aussi un concours notable. Les congrégations soignantes contribuèrent en outre à l'enseignement du nursing en établissant des écoles hospitalières (comme celle fondée par les Sœurs Grises à l'Hôpital général d'Edmonton) et en mettant en œuvre des programmes universitaires de nursing. Des générations d'infirmières canadiennes furent formées par les religieuses soignantes, et un nombre incalculable d'institutions de soins de santé demeurent aujourd'hui la preuve tangible de leur œuvre secourable et pérenne. Aujourd'hui, les religieuses, quoique vieillissantes, continuent de contribuer à la société; elles ont délaissé la gestion des grands hôpitaux au profit d'autres activités. Une fois de plus, elles travaillent à nourrir et à loger les plus démunis. Personne ne peut prévoir l'avenir, mais il reste que les religieuses soignantes ont soigné des générations de Canadiens, un fait qui demeurera à jamais inscrit dans notre mémoire collective.

CHAPITRE 9

Le nursing en régions éloignées au Canada

Dianne Dodd, Jayne Elliott et Nicole Rousseau

En 1933, Maude Weaver, une infirmière de la Croix-Rouge, décrit sa semaine de travail depuis son poste de soins situé à Atikokan. Le dimanche soir, elle avait admis une femme se rétablissant d'un AVC, mais qui nécessitait des «soins privés» pour la semaine au dispensaire muni de deux lits. Le lundi, elle avait stabilisé l'état d'un patient souffrant d'un «abdomen aigu» avant de le mettre à bord du train pour Winnipeg. Le mercredi matin, elle avait fait une suture à un enfant qui s'était coupé à la cheville. Elle avait fait bouillir «une foule de choses et avait injecté de la cocaïne avec une seringue hypodermique juste au-dessus [de la coupure] et fait quatre points avec du fil de soie». Cet après-midi-là, elle était arrivée au moment du «dernier soupir» d'un homme qui avait été victime d'une crise cardiaque alors qu'il était en train de faucher l'avoine dans son champ. Elle avait appelé le coroner, signé les papiers autorisant son transport et rempli d'autres formulaires en tant que mandataire du défunt et du médecin hygiéniste. L'absence d'un médecin sur place signifiait qu'«il fallait faire le travail de croquemort en plus de tout le reste», écrivait-elle. Le matin suivant, alors qu'elle était en route pour la gare avec le corps qui devait être envoyé à Fort William, le répartiteur ferroviaire l'informa que ses services étaient requis à quelque 25 kilomètres de la gare. Elle s'empressa d'aller chercher sa trousse et monta à bord du train pour Iron Spur «sans même un chapeau». Arrivée à destination, elle trouva une femme dont la température était très élevée et qui souffrait d'un «problème gynécologique». Elle fit sa toilette et lui administra un lavement, de la codéine et de l'aspirine. Lorsque sa température se remit à grimper dans l'après-midi, elle contacta le répartiteur pour qu'il arrête le train de marchandises sur le point d'arriver afin qu'elle puisse envoyer la femme à Port Arthur. L'infirmière Weaver résume ainsi la situation : «C'était une journée gratifiante parce que mon travail semblait en valoir la peine, et ma patiente et son mari étaient si reconnaissants[1].»

Comme l'histoire de Maude Weaver l'illustre, le nursing en régions éloignées ou de dispensaire requérait des qualités telles l'indépendance et l'adaptabilité, pour traiter des patients dans des conditions très différentes de celles prévalant dans les grands hôpitaux urbains. Peu importe l'organisation qui les employait, les infirmières de dispensaire de tout le pays se heurtaient aux défis considérables que présentait un travail aux confins de la colonisation. Le transport et les communications, par exemple, posaient leur lot de problèmes particuliers. De plus, les infirmières entreprenaient souvent des tâches au-delà des frontières officielles du métier, comme l'ont dénoncé l'élite infirmière, la profession médicale et les autorités législatives. Celles qui réussissaient à satisfaire à ces demandes exigeantes éprouvaient une grande satisfaction personnelle et étaient tenues en haute estime dans leur communauté.

Le nursing en régions éloignées a pris son essor dans les années 1920, mais ses débuts remontent aux années 1890, et il demeure aujourd'hui toujours vivant dans certaines localités. Les infirmières de dispensaire ont apporté leur expertise professionnelle à

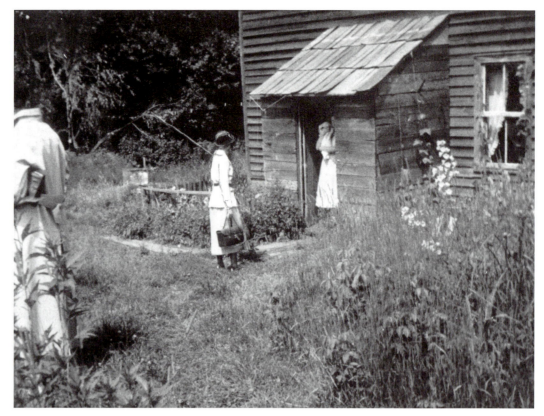

Figure 1
Infirmière de dispensaire effectuant une visite à domicile
Vers 1920
Archives de la Société canadienne de la Croix-Rouge

des populations ayant un accès limité à des traitements médicaux. En tant qu'éducatrices en santé publique, les infirmières symbolisaient certainement la norme de la classe moyenne urbaine de race blanche, que leurs patients ne pouvaient souvent pas atteindre ou qu'ils refusaient. Leur travail a toutefois influencé de manière déterminante la santé et le bien-être des populations isolées, et a contribué à la vaste entreprise de colonisation du pays. Les soins de périnatalité constituaient l'une de leurs principales fonctions, et nombre de femmes n'ayant accès à aucune aide fiable pour leur accouchement ont pu compter sur l'assistance qualifiée de l'infirmière de leur localité. Par ailleurs, ayant mis en lumière l'existence d'un besoin en soins de santé, les infirmières de dispensaire ont stimulé le soutien nécessaire des gouvernements et des communautés à l'édification de l'infrastructure de la santé du XXe siècle, participant ainsi à la mise en place de l'État-providence[2].

Les origines du nursing en régions éloignées : les Infirmières de l'Ordre de Victoria

Au début du XXe siècle, les médecins avaient déjà plus ou moins consolidé leur mainmise sur le domaine des soins de santé. Ils jouissaient d'un monopole sur le régime de rémunération à l'acte des services médicaux, incluant les soins de maternité. Jusqu'à l'introduction de l'assurance-maladie et de l'assurance-hospitalisation universelles à la fin des années 1950 et 1960, seuls les gens bien nantis ou ayant un emploi stable avaient les moyens de se payer une assurance médicale privée. Les services de santé offerts aux indigents étaient sous la gouverne des municipalités ou des associations caritatives privées. Le droit de recevoir une assistance variait toutefois d'un endroit à l'autre, et les citoyens vivant dans les zones rurales éloignées et mal desservies étaient les plus vulnérables. Pour pallier ces conditions, plusieurs groupes cherchèrent à offrir des services de santé aux populations isolées.

La route ayant conduit Maude Weaver dans sa communauté reculée fut tracée grâce aux initiatives du Conseil national des femmes du Canada et de l'épouse du gouverneur général du Canada, Lady Ishbel Aberdeen, qui fonda le Victorian Order of Nurses (VON, ou Infirmières de l'Ordre de Victoria du Canada) en 1897. Convaincues que la pénurie de services médicaux et de soins de santé pour les femmes des colonies était en partie responsable du taux élevé de mortalité infantile et maternelle, ces

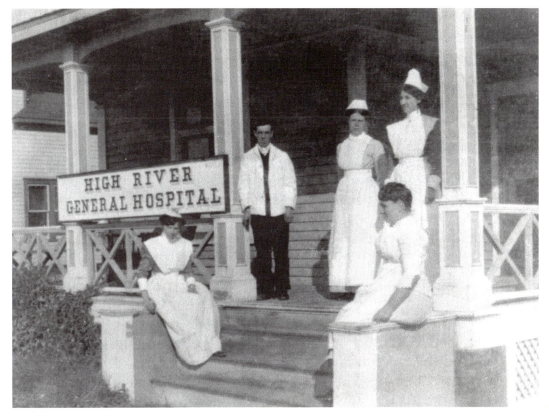

Figure 2
Hôpital général de High River et son personnel
High River, Alberta
Vers 1914
Musée de Highwood, High River, Alberta

pionnières furent outrées par le refus du gouvernement fédéral d'agir en dépit de leur impétueuse promotion de la colonisation. C'est dans ce contexte que le VON décida de rendre des services pré et postnatals accessibles aux femmes enceintes par l'établissement de postes hospitaliers (ou dispensaires) dans les communautés de l'Ouest canadien et du nord de l'Ontario[3]. Le programme de dispensaire se révéla très coûteux en raison de l'étendue du territoire et de la faible densité démographique. Les petites communautés, composées de fermiers et de travailleurs luttant pour leur subsistance, avaient bien du mal à soutenir un tant soit peu les installations médicales et de soins. Lady Minto, qui succéda à Lady Aberdeen en 1900, lança une vaste campagne de financement pour assurer la survie de ces dispensaires, mais les fonds furent bientôt épuisés, et le VON décida de concentrer ses efforts sur le maintien des dispensaires existants. L'organisme se mit aussi à offrir des services d'infirmières visiteuses dans les «districts ruraux», et, en 1915, 19 avaient été établis. La situation géographique et l'insuffisance du soutien de la communauté condamnèrent à l'échec le programme d'infirmières visiteuses en milieu rural, alors qu'on assistait à l'expansion du VON en zone urbaine. Ce travail pionnier souligna l'existence d'un besoin en soins de santé et convainquit les autorités médicales que les infirmières étaient de réelles ambassadrices de la santé, capables de gagner la confiance des femmes dans leur foyer, celles-là même qui prodiguaient les soins de santé à leur famille[4].

Les conséquences de la Grande Guerre

Ce n'est seulement qu'après la Première Guerre mondiale que l'œuvre du VON fut enfin reconnue. La gravité des maladies infantiles non traitées, mais évitables, qui avait conduit au rejet d'un grand nombre de recrues potentielles, mit en lumière l'état de santé déficient des jeunes Canadiens. Après la cessation des hostilités, les anciens soldats revinrent au pays arborant non seulement des cicatrices physiques et émotionnelles, mais souffrant également de la tuberculose et de maladies vénériennes. Devant le nombre effarant de «futurs pères» décédés au combat, la santé des mères prit une nouvelle signification sur le plan de la reconstruction de la nation[5].

En réponse à la pression — pour ne nommer que celle-là — voulant que les soins de santé soient orientés vers les mères et leurs enfants, surtout dans les familles des soldats, le gouvernement fédéral institua le ministère de la Santé en 1919. Un an plus tard, il substantiels dont elle disposait après la guerre, elle lança un vaste programme d'hygiène publique. Un des aspects du programme prévoyait l'association des divisions de la Croix-Rouge aux groupes communautaires locaux et aux services de santé provinciaux, en vue d'établir des dispensaires et de petits hôpitaux dans les zones rurales reculées du pays, avec une seule infirmière par localité. Il en résulta d'importantes disparités régionales, reflétant l'autonomie dont bénéficiaient les divisions et les divers degrés de soutien des gouvernements provinciaux. C'est la division de l'Ontario qui gérait le programme le plus complexe, inaugurant le premier de ses 43 postes à Wilberforce en 1922. Le concours d'Adelaide Plumptre, une organisatrice non qualifiée de grande compétence, se révéla déterminant pour la mise en œuvre initiale du programme, mais son extension à l'échelle nationale et provinciale fut rendue possible grâce à un groupe professionnel constitué de médecins et de l'élite infirmière[11].

À l'opposé, le Service médical aux colons (SMC) fut créé au Québec en réponse aux pressions du clergé, mais son établissement ne devint officiel qu'après une période d'essai de dix ans. La Grande Crise poussa le gouvernement provincial à donner des terres aux indigents désireux de s'établir en dehors des centres urbains, et ce mouvement donna naissance à de petites communautés appelées «colonies», composées de populations d'une grande pauvreté. Cependant, nombre de ces communautés démunies n'arrivaient pas à recruter de médecins. Le clergé desservant ces localités suggéra ce qui sembla être «la solution la plus raisonnable», soit celle de permettre aux infirmières d'accomplir des actes normalement réservés aux médecins, comme aider aux accouchements, diagnostiquer les maladies, prescrire des médicaments et effectuer des chirurgies mineures. Eveline Bignell fut la première infirmière du genre à s'installer sur la Côte-Nord le 26 août 1926 pour aider les femmes à accoucher et fournir de l'aide médicale aux gens souffrant d'«affections mineures». Au cours des dix années qui suivirent, le docteur Alphonse Lessard, qui fut le directeur tant du Service provincial d'hygiène (SPH) que du Service de l'assistance publique (SAP) entre 1921 et 1936, utilisa, malgré la vive opposition des médecins, son pouvoir discrétionnaire afin d'embaucher des infirmières pour travailler dans les communautés démunies au lieu de subventionner des médecins. Au début des années 1930, Aurore Bégin en Abitibi, Anita Dionne au Saguenay et Gabrielle Blais au Témiscouata furent également engagées par le docteur Lessard, une solution temporaire, urgente et exceptionnelle due à la pénurie de services médicaux dans les colonies. Il n'existait aucune structure administrative ni aucune installation; les infirmières demeuraient souvent au presbytère, chez les colons ou à l'école du village.

Avec l'éclatement de la crise économique et le mouvement de colonisation à la charge du gouvernement qui se poursuivait, il devint nécessaire de trouver une solution plus structurée. Le 24 décembre 1935, lors d'une réunion des représentants du ministère de la Colonisation, du SAP et du SPH, le docteur Lessard réussit à faire accepter que soit créé un service permettant d'embaucher systématiquement des infirmières pour assurer un minimum d'assistance médicale aux colons nécessiteux et d'établir ces dernières dans des dispensaires-résidences. C'est ainsi que naquit le SMC en 1936, dont le docteur Émile Martel fut le premier directeur. De cette structure émergea tout un réseau de postes desservis exclusivement par des infirmières travaillant en collaboration avec les médecins régionaux. Ce service «temporaire» fit partie du décor pendant 36 ans! En 1953, 119 postes étaient établis, la majorité étant dotés d'un dispensaire-résidence, et, même après l'abolition du service en 1962, certains furent maintenus en activité[12]. En Abitibi et dans la Basse-Côte-Nord, des traces des 174 postes créés existent toujours, dont 122 disposaient d'un dispensaire-résidence financé par le gouvernement du Québec[13].

En ce qui concerne les régions nordiques du pays, le gouvernement fédéral accepta à contrecœur ses responsabilités envers les Autochtones lors de la Confédération, mais ce n'est pas avant 1904 que le ministère des Affaires indiennes commença à affecter un certain nombre d'infirmières dans les postes des régions arctiques et subarctiques du pays. Pour reprendre les termes d'un administrateur médical, l'implantation d'un service de santé était nécessaire pour «des raisons humanitaires [...] et pour éviter que les maladies ne se propagent aux populations blanches[14]». En 1946, 24 infirmières étaient en service, bien que les Inuits ne disposèrent de leur premier poste de soins qu'à partir de 1947. Les politiques adoptées par le gouvernement fédéral visaient à imposer les pratiques médicales du Sud aux populations indigènes du Nord. Les infirmières n'étaient souvent pas préparées sur le plan culturel à faire leur travail, et certaines percevaient leur affectation comme une occasion de faire montre de leur autonomie et de leur autorité. Nombre d'entre elles,

Gertrude Duchemin (1910-1990)

Brigitte Violette, Parcs Canada

Née à Sainte-Thècle (comté de Champlain) le 20 mai 1910, Gertrude Duchemin grandit à Saint-Tite en Mauricie. Formée à l'école d'infirmières des Sœurs de la Providence à l'hôpital de Lachine, elle fut reçue infirmière à Montréal en 1932. Elle pratiqua d'abord en service privé dans cette même ville, puis elle obtint un poste d'infirmière au dispensaire de l'Hôpital Notre-Dame de Montréal. Un accident vint mettre un terme à cette assignation en 1934. Au cours de sa convalescence, elle se rendit auprès de deux de ses frères établis à Amos (Abitibi), et le 15 décembre 1936 elle fut embauchée à titre d'infirmière «pour faire du travail d'hygiène et donner certains soins médicaux aux colons indigents dans les cantons de La Corne et Varsan [Vassan]».

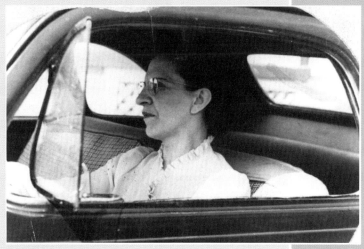

Figure 5
Gertude Duchemin dans son automobile
La Corne, Abitibi, Québec
Vers 1945
Photographe : Desparois
Collection de la Corporation «Le Dispensaire de la garde»

Comme toutes les infirmières de colonie, «garde» Duchemin était appelée à pratiquer des accouchements. Au fil des ans, elle développa une expertise dans le domaine obstétrical, à tel point que les femmes des cantons voisins en vinrent à solliciter ses services. Ses collègues infirmières affirmaient de plus qu'elle possédait une bonne connaissance des pathologies et de leur traitement et que ce savoir lui permettait d'exercer avec aisance et sans risque.

À l'instar de ses collègues qui pratiquaient en région isolée, Duchemin transgressa les barrières sexuelles tant sur le plan professionnel que personnel. Elle eut d'ailleurs maille à partir avec le deuxième curé de la paroisse lorsque celui-ci jeta l'interdit sur le port du pantalon par les femmes. Étant la seule au village à braver la sentence ecclésiastique, tous les regards se portèrent vers elle. Déterminée à faire lever cet interdit, Duchemin s'adressa à l'évêque d'Amos qui se rangea de son côté et lui confirma que sa façon de s'habiller était commandée par ses fonctions.

Gertrude Duchemin prit sa retraite le 1er janvier 1976 après 40 années de service. Deux ans plus tard, elle devenait propriétaire du dispensaire-résidence qu'elle habitait depuis 1940. Elle y demeura jusqu'à la fin de ses jours, soit jusqu'en 1990, année où elle fut emportée par un cancer à l'âge de 80 ans.

Sources : Claire Martin, *L'infirmière de colonie en Abitibi-Témiscamingue*, automne 1992. Récit historique présenté par la Corporation «Le dispensaire de la garde», La Corne, Abitibi, dans le cadre du Programme d'aide aux organismes en matière de patrimoine du ministère des Affaires culturelles du Québec, Direction de l'Abitibi-Témiscamingue; Société historique d'Amos, *Fonds P63, Fonds Gertrude Duchemin*, ANQ M.1-711, dossier P63/T-2-23..

Myra Grimsley Bennett, infirmière de dispensaire à Terre-Neuve

Dianne Dodd, Parcs Canada

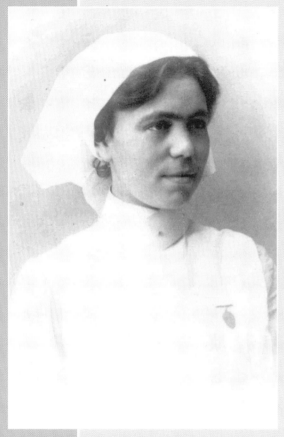

Figure 11
Myra Grimsley Bennett
Angleterre
1915
Myra Bennett House Foundation

Myra Grimsley Bennett (1890-1990), qui compte parmi les infirmières britanniques ayant reçu une formation de sage-femme, est arrivée dans les régions reculées de Terre-Neuve en 1920, mandatée par l'Outpost Nursing Committee. Œuvre initiée par Lady Constance Harris, épouse du gouverneur de Terre-Neuve, le Comité devint en 1924 la Newfoundland Outport Nursing and Industrial Association (NONIA).

On attribua à Grimsley la responsabilité de 320 kilomètres de côtes. Le médecin le plus proche se trouvait à Corner Brooke, à quelque 200 kilomètres, et l'hôpital le plus près à St. Anthony, à l'extrême nord de la péninsule. Dans cette communauté pauvre et isolée, Grimsley a fourni toute une panoplie de soins, depuis les accouchements jusqu'aux chirurgies mineures. Elle aime bien raconter qu'elle avait acheté un «forceps universel» avant son départ pour Terre-neuve, instrument qui s'avéra utile, entre autres, pour l'extraction de dents.

En 1922, Grimsley épousa un résidant local, Angus Bennett, qui fut pour elle son assistant paramédical de toujours. Son mariage et son intégration dans la communauté lui permirent de nouer de bonnes relations avec les patients et les guérisseurs traditionnels locaux. Même après sa «retraite forcée» en raison de son mariage, Myra continua de prodiguer des soins bénévolement. Lorsque le service de santé provincial reprit le programme de soins de la NONIA en 1934, Bennett reçut un modeste salaire comme infirmière à temps partiel et put transférer des patients à l'hôpital et distribuer des médicaments. Elle devint plus tard une employée à plein temps et prit sa retraite à 65 ans. On lui décerna nombre de récompenses, incluant la Médaille de l'Empire britannique. Sa dernière résidence à Port Daniel, la Nurse Myra Bennett Heritage House, est devenue un musée et un centre d'interprétation présentant son œuvre comme infirmière de dispensaire.

d'appui des communautés étaient moins officielles. Nombre d'infirmières, par exemple, recevaient l'aide des hommes de leur localité pour le transport des patients à l'hôpital ou pour leurs propres déplacements pour se rendre chez des patients éloignés.

Les infirmières de dispensaire n'arrivaient pas toutes à bien s'intégrer dans leur communauté. Certaines partaient peu de temps après leur arrivée, terrassées par l'éloignement, la solitude et le manque de stimulation professionnelle. Margaret Maclachlan souligne que si elle était restée à l'emploi de la Croix-Rouge, elle aurait eu besoin de fréquentes périodes de répit, «sinon, c'était tout simplement l'épuisement[21]». Cependant, l'adaptation de celles qui étaient parvenues à s'acclimater avait été facilitée par leur participation aux activités locales. Certaines jouaient de l'orgue à l'église et assistaient à divers événements comme les soirées dansantes et les parties de cartes. Plusieurs infirmières du Québec, dont une s'est mérité une distinction de l'Ordre du Canada, participaient activement à des groupes comme les Cercles de fermières et les Femmes chrétiennes — une autre a même été présidente de la Caisse populaire locale. Les infirmières fédérales travaillant dans le Grand-Nord réussissaient souvent à gagner la confiance des sages-femmes locales en leur témoignant du respect[22]. L'infirmière québécoise Blanche Pronovost, dont la vie a été immortalisée dans le populaire roman *Les filles de Caleb* d'Arlette Cousture, publié en 1986, et dans la série télévisée ultérieure *Blanche*, portait des pantalons, coupait elle-même son bois et négociait avec les résidents. Il est clair que certaines infirmières ont pu reculer les frontières traditionnelles associées au genre et au rôle professionnel grâce à leur mode de vie de pionnière.

L'édification de la nation : la colonisation et le système de santé moderne

Cette vaste entreprise de création de postes de soins dans les régions reculées du pays a eu plusieurs répercussions pour les communautés : elle a permis de fournir une assistance médicale essentielle aux colons et aux ouvriers, de renforcer le sentiment que la santé devait être accessible à tous, et d'intensifier la pression sur les gouvernements pour qu'ils en assurent le financement. L'agitation populaire orchestrée par les femmes pour l'obtention de traitements médicaux a conduit les gouvernements provinciaux à l'instauration du District Nursing Service en Alberta et du Service médical aux colons au Québec. La Croix-Rouge canadienne a aussi favorisé une plus grande participation de l'État aux soins de santé, en tentant de «combler le vide» jusqu'à ce que la population et les gouvernements de tous les paliers soient prêts à prendre la relève pour le maintien des postes de soins.

Les programmes de nursing en régions éloignées ont contribué à l'amélioration substantielle des infrastructures de formation pour les infirmières en santé publique au Canada. En 1897, le VON mettait sur pied des «centres de formation» à Ottawa, à Montréal, à Toronto et à Halifax, qui représentaient le seul moyen pour une infirmière qualifiée de suivre un cours reconnu en santé publique ou en soins à domicile au pays. Immédiatement après la Première Guerre mondiale, la Croix-Rouge finança des cours de nursing de santé publique dans cinq universités à travers le pays. En réponse aux besoins exprimés par le District Nursing Service de l'Alberta en 1943, qui souhaitait améliorer la formation des nouvelles infirmières de district, l'Université de l'Alberta décida de créer un cours de pratique avancée en obstétrique d'une durée de trois mois. L'Université de Dalhousie lança un cours de sage-femme en 1967 pour augmenter le nombre d'infirmières dans les communautés nordiques.

En plus de ces occasions d'obtenir une formation officielle, les infirmières de dispensaire échangeaient de l'information avec les sages-femmes locales, autodidactes. Au Québec, à Terre-Neuve et sur la côte de l'Arctique, par exemple, elles amenaient des sages-femmes avec elles dans leurs tournées et leur transmettaient leurs connaissances des méthodes modernes. On peut très bien imaginer qu'elles ont aussi beaucoup appris des sages-femmes, dont l'expérience des accouchements sans aide était beaucoup plus considérable. Les infirmières fédérales œuvrant dans les communautés autochtones ont peut-être même contribué à préserver les méthodes traditionnelles d'accouchement, tout en modifiant les attentes en matière de soins, ce qui a radicalement transformé le mode de prestation des soins dans les régions nordiques[23].

Le nursing en régions éloignées de nos jours

De nos jours, il ne reste plus qu'une poignée de ces programmes de nursing en régions éloignées, la majorité ayant été intégrés au système de santé. Le premier programme repris par l'État fut celui de la NONIA, qui fut amalgamé au système d'hôpitaux pavillonnaires de Terre-Neuve en 1934. La section industrielle de l'organisation continue toutefois de fournir des débouchés aux talents organisateurs et artisanaux des femmes. Après la Deuxième Guerre mondiale, d'autres programmes amorcèrent un déclin dû aux problèmes de transport, au recours accru aux hôpitaux pour les accouchements ainsi qu'à l'introduction de l'assurance-hospitalisation et de l'assurance-maladie. Le District Nursing Service de l'Alberta devint le Municipal Nursing Service, mais comme il ne se distinguait pour ainsi dire plus du programme des infirmières de la santé publique à partir des années 1960, il finit par être aboli en 1976. Après l'introduction de l'assurance-hospitalisation en 1959, les divisions de la Croix-Rouge abandonnèrent graduellement les postes établis en régions éloignées; la division de l'Ontario finit par transférer son dernier hôpital à Burks Falls en 1984. La division de l'Ouest, par contre, maintient toujours six postes en activité en Colombie-Britannique. Les infirmières fédérales continuent de desservir des postes dans les régions nordiques, mais la plupart des parturientes sont maintenant transportées par avion pour accoucher en dehors de leur communauté, avec tous les bouleversements sociaux et émotionnels à la vie familiale que cause leur absence prolongée.

Au Québec, le travail des infirmières au sein du SMC connut une profonde transformation entre 1961 et 1972. Après l'entrée en vigueur de la *Loi sur l'assurance-hospitalisation* en 1961, les médecins refusèrent de prêter assistance aux infirmières effectuant des accouchements à domicile. Des infirmières comme Louisette Beaudoin se retrouvent coincées entre le risque d'être poursuivies en cas de complication et la pression des femmes souhaitant toujours pouvoir accoucher chez elles. En 1971, la *Loi sur les services de santé* et les services sociaux a engendré une complète restructuration des services de santé et des services sociaux au Québec, et le personnel restant fut intégré aux départements de santé communautaire rattachés aux centres hospitaliers et aux centres locaux de services communautaires (CLSC). Les médecins demeureraient toutefois toujours réticents à pratiquer en régions éloignées. C'est pour cette raison que Thérèse Mercier, qui avait quitté le CLSC de Montmagny en 1976, continua d'offrir des services de consultation les fins de semaine pendant encore deux ans, à la demande de la population locale. Quelques postes de soins subsistaient aussi en Abitibi et, aussi récemment qu'en 1986, un nouveau poste était créé à Aylmer Sound en Basse-Côte-Nord.

Conclusion

Depuis la fin du XIXe siècle, les groupes de femmes comme le VON ont mis en lumière le taux élevé de mortalité infantile et maternelle. Lorsque l'armée a été forcée de rejeter un grand nombre de soldats ayant souffert durant la Grande Guerre de maladies infantiles évitables, les gouvernements ont commencé à prendre au sérieux l'état de santé des citoyens et ont décidé de reprendre à leur compte et de répandre l'œuvre amorcée par les associations bénévoles féminines. Les programmes d'infirmières de district initialement administrés par les groupes de femmes non qualifiées, comme le VON et la NONIA, ont cédé la place à des programmes gérés par des professionnels majoritairement masculins constitués de médecins et de bureaucrates. Désireuse de s'investir dans le domaine de l'hygiène publique, la Croix-Rouge a établi tout un réseau de postes de soins en régions éloignées, recourant aux services d'infirmières et leur offrant de la formation, celles-ci étant considérées comme les vecteurs idéaux de l'éducation relative à la santé publique. Elles procédaient à des traitements médicaux et fournissaient des soins de santé aux communautés nécessiteuses, et se heurtaient sensiblement aux mêmes difficultés que la population isolée. Disposées à faire preuve d'autonomie, elles ont développé des compétences dans des activités pour lesquelles elles n'étaient pas préparées. Elles ont fait de leur mieux, appris par la pratique et, armées d'optimisme, ont accouché les femmes, effectué des chirurgies mineures, donné les premiers soins, arraché des dents, prescrit des médicaments et posé des diagnostics — toutes des tâches extérieures au cadre traditionnel de la profession. En tant que réelles pionnières, les infirmières de dispensaire et de district ont soutenu le mouvement de colonisation et le peuplement de vastes régions du Canada. Plus encore, elles ont jeté les bases pour un engagement officiel des gouvernements dans les soins de santé, participant ainsi à la mise en place d'un aspect déterminant de l'État-providence.

CHAPITRE 10

Soigner au front : l'expérience des infirmières militaires canadiennes pendant la Première Guerre mondiale

Geneviève Allard

Pendant les années qui précèdent la Première Guerre mondiale, la profession d'infirmière au Canada commence à se structurer : l'ouverture d'écoles de formation et la création d'associations contribuent, entre autres, à établir le statut professionnel du travail de soignante dans la société. Au cours de cette même période, consciente des avantages liés à la présence d'infirmières lors d'opérations militaires, l'Armée canadienne invite des groupes d'infirmières à accompagner les troupes lors de diverses expéditions militaires, invitation qui constitue le prélude à la mise en place d'un réel corps infirmier militaire, qui se fera en 1908. Malgré tout, en septembre 1914, même après une dizaine d'années d'existence, le Corps infirmier militaire canadien compte moins de 30 membres réservistes et seulement 5 membres permanents. De plus, ses membres sont fort mal préparés pour affronter les événements qui se dessinent. C'est quelques mois avant la guerre que Margaret McDonald est nommée « matrone » en chef du Corps infirmier militaire relevant du Corps expéditionnaire canadien. Forte de son expérience lors de la guerre des Boers et dans les hôpitaux militaires canadiens par la suite, Margaret McDonald doit mobiliser un convoi d'infirmières militaires qui serviront outre-mer. Un appel est lancé et, moins de trois semaines après la déclaration de guerre par le Canada, des infirmières diplômées, en provenance de toutes les régions du pays, offrent leurs services pour la durée de la guerre. Deux mille trois femmes s'enrôlent dans le Corps infirmier militaire et sont envoyées à l'étranger. Au cours de la guerre, ces quelque 2 000 infirmières soigneront un peu moins de 540 000 soldats en travaillant tout près des lignes de feu, y risquant même leur vie, et ce, en tant que membres à part entière du Corps expéditionnaire canadien. D'ailleurs, 53 d'entre elles perdront la vie en service commandé, ce qui captera l'imaginaire populaire, auréolant ainsi d'un prestige certain toutes ces femmes qui serviront au front.

Pourtant, au tournant du siècle, le front est perçu comme un domaine exclusivement masculin. Les femmes n'ont, en principe, ni les capacités, ni les qualités requises pour y exercer leur métier. Or, la réalité de la Grande Guerre a rendu nécessaire, voire indispensable, la présence de femmes soignantes à proximité des lignes de feu.

Acclamées comme des héroïnes de guerre lors de la démobilisation, ce groupe de soignantes a contribué à donner ses lettres de noblesse à la jeune profession d'infirmière et à son programme de formation, qui a connu son âge d'or dans les années qui ont suivi la Première Guerre mondiale. Serait-ce en partie grâce à la visibilité que les infirmières militaires ont acquise? Bien que nous sachions étonnamment peu de choses sur l'expérience militaire de ces femmes — peu d'historiens s'y sont intéressés et les infirmières elles-mêmes sont restées fort discrètes —, les journaux intimes, la correspondance et le témoignage de ces femmes, que l'on a commencé à recueillir, à analyser et à étudier, démontrent que, sur les plans professionnel et personnel, l'expérience

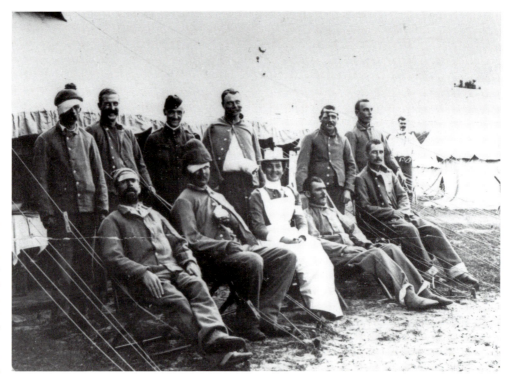

Figure 1
Miss Minnie Affleck, infirmière militaire, premier contingent canadien, guerre en Afrique du Sud, et soldats blessés
Vers 1900
Bibliothèque et Archives Canada, C-051799

de guerre fut marquante. La présence et la contribution des infirmières au sein du Corps expéditionnaire canadien ont amélioré l'organisation des soins médicaux sur le front et, par conséquent, ont eu un effet appréciable sur la santé physique et mentale des soldats confiés à leurs soins, tout comme le conflit a eu, parallèlement, un impact sur la vie des infirmières.

Il est donc fort intéressant d'examiner les origines et les composantes du Corps infirmier militaire canadien, ainsi que la pratique du métier d'infirmière au front, afin de comprendre comment le travail infirmier militaire à l'époque de la Première Guerre mondiale s'insère dans l'histoire du développement de la profession d'infirmière au Canada et d'en cerner, dans la mesure du possible, les retombées.

Le Corps infirmier militaire canadien

Bref historique du service infirmier militaire

Le service infirmier militaire est d'abord redevable aux efforts volontaires d'infirmières qui ont, en quelque sorte, imposé leur présence au fil des guerres en démontrant l'utilité, voire, la nécessité de leur action. Florence Nightingale est considérée, à tort ou à raison, comme la pionnière du nursing moderne et en particulier du nursing militaire. Son service auprès des soldats lors de la guerre de Crimée (1854-1856) ainsi que ses efforts constants afin d'améliorer l'efficacité du travail des infirmières ont convaincu le public, de même que les autorités militaires, qu'il était indispensable d'organiser un corps médical plus complet au sein des forces armées, au lieu d'offrir les services d'un seul officier médical par régiment.

Les expériences de Florence Nightingale[1] l'ont par ailleurs convaincue qu'un service infirmier efficace devait être indépendant des autorités militaires. En conséquence, le service infirmier britannique établit à partir de 1855 ses structures propres. Bien que rattaché à l'Armée, le corps infirmier constitue une entité indépendante des autorités militaires sur le plan administratif. Le Corps infirmier britannique emprunte certaines règles de fonctionnement aux forces armées, en ce qui concerne notamment le port de l'uniforme, le respect de la hiérarchie, de même que l'obéissance à un code de conduite strict. Au Canada, le Corps infirmier militaire, créé et pris en charge par le ministère de la Milice et de la Défense, s'inspire des traditions britanniques mais s'en démarque rapidement[2].

En 1870, la rébellion des Métis, sous la direction de Louis Riel dans le Nord-Ouest canadien, nécessite l'envoi de troupes militaires. Le ministre Adolphe Caron donne au lieutenant-colonel Darby Bergin la tâche d'organiser les services médicaux

Sans frontières

Georgina Fane Pope (1862-1938)

Cameron Pulsifer, Musée canadien de la guerre

Georgina Fane Pope, première «matrone» à temps plein du Corps infirmier militaire canadien, était la fille de William Pope, un éminent avocat de l'Île-du-Prince-Édouard, politicien et «père de la Confédération». Elle grandit dans le confort et la distinction, et fut inscrite en 1884 au programme de nursing de l'Hôpital Bellevue à New York. Après avoir occupé plusieurs fonctions prestigieuses en nursing aux États-Unis, elle retourna dans son pays natal en 1899 pour offrir ses services au contingent canadien sur le point de partir pour la guerre des Boers. Pope dirigea une équipe de quatre infirmières qui fut élargie à huit en février 1900. Plus tard, elle fut responsable d'un autre groupe de huit infirmières canadiennes qui servirent en Afrique du Sud pendant six mois en 1902.

Pope possédait ce que sa collègue Margaret Macdonald décrivait comme «une magnifique aptitude d'organisation», et sous sa direction «engageante» mais «ferme», les infirmières accomplirent un travail remarquable dans des conditions pénibles, soignant les blessés et aidant à combattre les ravages du fléau le plus redoutable d'Afrique du Sud, la typhoïde. Leur travail inspira le ministre de la Milice qui créa un cadre d'infirmières à temps partiel en août 1901. Le départ de la garnison britannique d'Halifax en 1906 résulta en des responsabilités accrues pour le Corps infirmier militaire, et l'embauche subséquente de Pope et de Macdonald à plein temps. L'infirmière Pope fut promue au poste de «matrone» en 1908. En août 1917, Pope quitta Halifax pour se joindre au personnel du No. 2 Stationary Hospital situé dans la ville d'Outreau (France) sur le front ouest. Mais sa santé ne résista pas et elle dut être rapatriée au Canada, souffrant de ce qu'on appelait le «traumatisme dû au bombardement*». Cette pionnière talentueuse et énergique, ayant repoussé et peut-être même dépassé ses limites, décéda en juin 1938 et fut inhumée à Charlottetown.

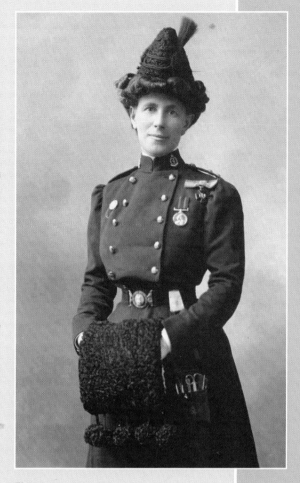

Figure 2
Georgina Fane Pope
Musée canadien de la guerre, 19830041-182

Source : G. W. L. Nicholson, *Canada's Nursing Sisters*, Toronto, Hakkert, 1975, p. 43.
*NDT : Ancien nom donné au syndrome de stress post-traumatique.

qui accompagneront les membres de la Gendarmerie royale. Ce dernier a déjà l'intention d'engager une main-d'œuvre féminine pour son service médical.

Quatre infirmières civiles bénévoles sont alors sélectionnées pour œuvrer aux soins des blessés pour une période de quelques mois. Ayant rapidement prouvé l'utilité de leurs services, ces infirmières ont été relevées à la fin de leur mandat par des groupes successifs d'infirmières bénévoles, et ce, jusqu'à la fin des hostilités. Les infirmières ont été chaudement applaudies pour leur courage et leur endurance et elles ont reçu, chose rare pour les femmes à l'époque, une décoration militaire en récompense de leurs efforts, soit la médaille du Nord-Ouest[3].

Devant le succès de l'organisation des soins médicaux au cours de la rébellion du Nord-Ouest, le lieutenant-colonel Bergin projette la création d'un corps armé médical permanent, lequel serait indépendant des autres corps armés et composé à la fois de médecins et d'infirmières. Mais une fois la paix rétablie, le projet est plus ou moins mis de côté. Cependant, l'idée de maintenir une main-d'œuvre infirmière régulière au service des soldats commence à s'imposer.

En 1898, le gouvernement fédéral envoie 200 soldats volontaires pour soutenir les efforts de la Gendarmerie royale au Yukon, à la suite de problèmes occasionnés par la ruée vers l'or. Aucun officier médical n'accompagne le contingent. Cependant, quatre infirmières du Victorian Order of Nurses (VON) sont du voyage. Ces dernières s'occupent principalement des besoins médicaux des soldats au cours du long trajet vers la ville de Dawson au Yukon. Elles soignent aussi les habitants des divers villages miniers situés sur la route vers le Nord.

Le périple dure trois mois et, à leur arrivée à Dawson, les quatre infirmières restent sur place pour soigner la population de la région. Leur travail, exécuté dans des conditions difficiles — édifices inadéquats, manque de matériel, température peu clémente —, leur vaut les éloges et le respect des autorités militaires canadiennes.

Toutefois, les Forces armées canadiennes n'ont pas encore intégré les infirmières à leurs structures permanentes. Lors de la déclaration de la guerre des Boers en 1899, le Service de santé de l'Armée canadienne, organisé au début des hostilités entre Britanniques et Sud-Africains, ne possède pas de corps infirmier militaire. Néanmoins, les autorités militaires canadiennes prennent la décision de joindre un groupe d'infirmières au convoi de soldats envoyés au front. En Afrique du Sud, contrairement aux infirmières envoyées au Yukon sous la bannière du VON, les infirmières portent un uniforme fourni par l'Armée canadienne. Huit infirmières au total sont sélectionnées pour accompagner les quelque 1 000 volontaires canadiens[4].

À la suite de cette guerre, en 1899, le directeur général des services médicaux des Forces armées canadiennes recommande l'instauration d'un corps infirmier militaire officiel. Appuyée par le commandant de la milice canadienne, impressionné une fois de plus par le travail des infirmières en situation d'urgence, la recommandation est acceptée et la création du Corps infirmier militaire canadien s'amorce en 1901. Avant même que la structure administrative de ce corps ne soit établie, la Grande-Bretagne se trouve face à une reprise des hostilités en Afrique du Sud. Huit infirmières, dont quatre ayant déjà servi pendant le premier épisode de la guerre, se rendent une fois de plus en Afrique du Sud, cette fois en tant que membres à part entière du nouveau service infirmier militaire canadien[5].

En 1904, les Forces armées canadiennes entreprennent une réforme complète de leurs services médicaux. Celle-ci se traduit par une restructuration administrative : il est décidé que le Corps infirmier fera partie de la Réserve, une section des Forces armées composée de membres semi-permanents, qui, comme le nom l'indique, a pour fonction suppléer aux sections régulières en cas de conflit armé. Vingt-cinq infirmières sont sélectionnées pour en faire partie.

Ce n'est toutefois qu'en 1908, lorsque Georgina Fane Pope devient la première « matrone » en chef du Corps infirmier militaire et, par conséquent, le premier membre permanent de cette unité, que ce corps commence son existence officielle. Parmi les fonctions de cette pionnière, il faut compter son apport dans l'établissement des règles de fonctionnement et de recrutement des membres du Corps infirmier. Au cours de son mandat, Miss Fane Pope s'occupe principalement de la direction des hôpitaux militaires et du recrutement de nouvelles infirmières. De plus, elle est responsable de l'uniforme des infirmières. Celui-ci passe du kaki au bleu marine et on y ajoute tous les insignes militaires[6].

Qui sont les infirmières militaires canadiennes?, une esquisse

La profession d'infirmière constitue, à l'aube de la Première Guerre mondiale, un secteur d'emplois professionnels féminins en pleine expansion et en pleine

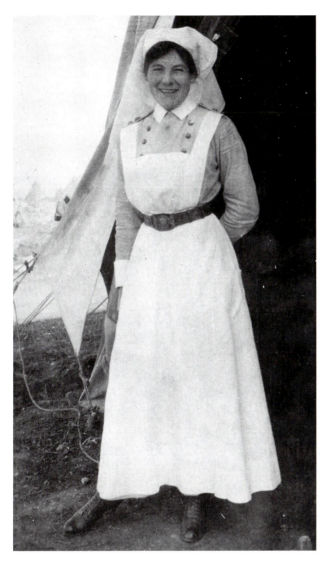

Figure 3
Infirmière militaire Ruby Gordon Peterkin debout à l'entrée d'une tente
Vers 1916
Bibliothèque et Archives Canada, ISN- 576261

structuration. En regard de l'ensemble de la main-d'œuvre féminine, les infirmières ne représentent encore que 2 % des effectifs, une proportion que l'on peut qualifier de négligeable[7]. Mais la profession est en plein essor, et les écoles de formation s'établissent à un rythme effréné. En 1921, ses effectifs avaient quadruplé. La Première Guerre mondiale semble avoir joué un certain rôle dans l'évolution numérique du métier, entre autres par la création du Corps infirmier militaire canadien.

Peu de statistiques officielles existent à son sujet. Toutefois, même si l'analyse des diverses sources disponibles sur le parcours des infirmières militaires canadiennes ne permet pas de faire des généralisations hâtives sur l'ensemble des infirmières militaires en service lors de la Première Guerre, il est possible d'en extraire quelques informations intéressantes et de dégager des tendances caractéristiques du groupe[8].

Les infirmières militaires canadiennes étaient surtout d'origine canadienne ou provenaient des îles Britanniques; la plupart ont été élevées en ville, et avaient donc plus facilement accès à une formation que leurs consœurs de la campagne, les écoles d'infirmières étant alors concentrées dans les centres urbains. Elles ont grandi en général dans des milieux petit-bourgeois; leurs pères étaient ministres du culte, médecins, comptables, hommes d'affaires. Elles étaient généralement plus instruites que la moyenne des femmes de l'époque. La plupart ont suivi un cours de niveau secondaire, certaines ont même poursuivi des études universitaires. Plusieurs avaient déjà une certaine expérience du travail rémunéré, à titre de gouvernantes, d'institutrices ou de commis, et ce, avant d'entrer à l'école d'infirmières, ces institutions n'acceptant que les candidates âgées de 21 ans et plus.

Les infirmières du Corps expéditionnaire canadien ont été formées dans des écoles de nursing canadiennes, d'autres en Grande-Bretagne; quelques-unes ont choisi les États-Unis pour y effectuer leurs études. La majorité ont joint les rangs du Corps infirmier militaire canadien peu de temps après avoir complété leur formation. En 1914, elles avaient en moyenne 24 ans.

Dès le début du conflit, la plupart des infirmières ont été envoyées en Europe, où l'on a acheminé des convois d'infirmières jusqu'en 1917. Souvent, elles sont restées jusqu'à la fin des hostilités. Toutes démobilisées à la fin de la guerre, plusieurs se sont mariées et ont eu des enfants. Toutefois, une bonne partie d'entre elles sont restées célibataires, ce qui n'était pas fréquent à l'époque. Parmi les célibataires, la majorité sont retournées sur le marché du travail et ont œuvré sinon à titre d'infirmières, au moins dans le domaine de la santé.

Avant la guerre, les infirmières recrutées pour servir dans le Corps infirmier sont choisies parmi les infirmières civiles. Elles doivent être célibataires et en bonne santé et avoir obtenu un diplôme en

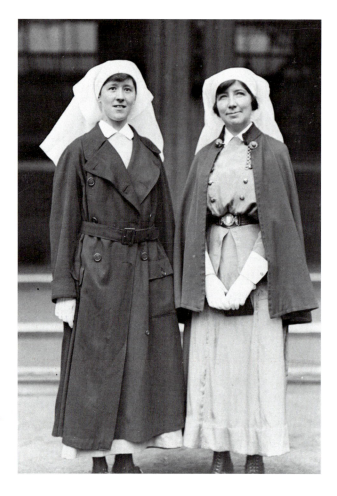

Figure 4
Les infirmières militaires Guilbride, CRR (droite) et E. McLeod, CRR dans leur uniforme
Vers 1914-1919
Bibliothèque et Archives Canada, PA-007351

études infirmières d'une école de formation reconnue. Une fois sélectionnées, les candidates doivent suivre un entraînement de quatre à six semaines à l'hôpital militaire de Halifax pour y apprendre les rudiments du nursing militaire. Elles doivent ensuite se soumettre à un examen oral et écrit, après quoi elles peuvent être admises officiellement comme membre du Corps infirmier militaire et recevoir le grade de lieutenant ainsi que tous les avantages liés à ce titre : salaire, permissions, régime de retraite. Cependant, leur autorité en tant qu'officier est limitée aux fonctions qu'elles exercent dans les hôpitaux. Elles n'ont aucun pouvoir décisionnel sur le plan militaire, contrairement aux officiers médecins. De plus, bien qu'elles soient lieutenants, elles sont simplement connues et appelées «nursing sisters», un titre qui rappelle la vie religieuse à laquelle sont souvent associées les tâches de soins, l'administration des soins étant aussi perçue comme une vocation.

De toutes les infirmières en service commandé au cours de la Première Guerre mondiale, seules les infirmières canadiennes sont sous le contrôle direct de l'Armée et détiennent un rang militaire. Par comparaison, les services infirmiers britanniques, bien qu'affiliés à l'Armée, n'en font pas partie intégrante. Le statut plus élevé accordé à la profession d'infirmière au Canada qu'en Grande-Bretagne peut expliquer, tout au moins en partie, ce bouleversement de la tradition par les autorités militaires canadiennes. La plupart des infirmières diplômées canadiennes ont effectué des études secondaires et, au Canada, la formation dans une école d'infirmières est perçue comme une marque de prestige[9].

Margaret McDonald, qui a succédé à Miss Fane Pope comme «matrone» en chef du Corps infirmier, s'est montrée quelque peu critique en ce qui a trait au mode de recrutement des membres. Le processus de sélection constitue, selon elle, une entrave à l'établissement rapide d'un corps nombreux d'infirmières. Pour résoudre ce problème, elle suggère que des cours de nursing militaire soient donnés dans divers hôpitaux du Canada et que les infirmières soient autorisées à se rendre dans les camps d'entraînement des soldats pour qu'elles puissent mettre en pratique les notions de nursing militaire acquises, qui diffèrent, à son avis, de celles du nursing civil. De plus, Margaret McDonald, après maintes pressions auprès du ministre de la Défense, se rend en Grande-Bretagne en 1911 afin d'étudier l'administration et l'organisation des corps infirmiers militaires britanniques, dont veut s'inspirer le Corps infirmier canadien. Le but du voyage est d'apprendre les méthodes des infirmières militaires britanniques, plus nombreuses et mieux organisées, afin de les appliquer au Corps infirmier canadien, que l'on souhaite rendre plus fonctionnel en cas de conflit armé[10].

Malgré ces efforts, en 1914, le Corps infirmier militaire, tout comme le reste du Corps expéditionnaire canadien, est fort peu préparé aux défis qui l'attendent. Toutefois, le manque d'organisation ne signifie pas manque d'effectifs. Tout au long de la guerre, le nombre de demandes d'enrôlement de la part des infirmières a toujours dépassé le nombre de places disponibles dans le Corps infirmier militaire.

Laura Holland (1883-1956)

Glennis Zilm, infirmière retraitée, écrivaine et éditrice pigiste, et Ethel Warbinek, Université de la Colombie-Britannique

Laura Holland était à la fois infirmière et travailleuse sociale — double qualification inhabituelle à l'époque, car la plupart des infirmières n'avaient pas de formation universitaire, et l'introduction du travail social, une profession naissante, dans la formation postsecondaire était toute récente. Holland apporta une participation active et exerça des rôles de leader au sein de ces deux professions tant sur le plan national que provincial. Elle fut aussi l'une des premières infirmières conseillères du gouvernement.

Diplômée de l'école de nursing de l'Hôpital général de Montréal en 1914, Holland servit comme infirmière militaire pendant la Première Guerre mondiale et se vit décerner la Croix-Rouge royale. Elle obtint ensuite un diplôme en travail social du Collège Simmons, devint directrice des services de nursing de la Croix-Rouge de l'Ontario et mit sur pied ses quatre premiers hôpitaux en régions éloignées, ce qui lui valut le titre de commandant de l'Empire britannique. Elle fut nommée directrice de la division de l'assistance sociale du Service de santé publique de Toronto en 1923, et s'installa en 1927 à Vancouver comme directrice de la Children's Aid Society. Elle occupa ensuite plusieurs postes clés au gouvernement, incluant celui de surintendante adjointe du secteur des enfants négligés pour la Colombie-Britannique, superviseure du Welfare Field Service et surintendante des services sociaux de la province, de même que conseillère auprès du ministre sur les politiques de l'assistance sociale.

Ses réalisations en nursing incluent un rôle actif dans l'établissement de la Registered Nurses Association de la Colombie-Britannique, dont la mise sur pied de son service d'aide à l'emploi et le développement de ses districts et de ses sections. Elle fut reconnue pour ses réalisations professionnelles, mais davantage encore pour sa chaleur, sa gentillesse et sa compréhension. En 1934, un article de la revue *The Canadian Nurse* déclarait : «Ses connaissances, sa compétence technique et ses habiletés administratives lui ont valu une reconnaissance publique. Mais ses hauts faits auraient été bien stériles sans la chaleur de sa personnalité, sa gentillesse et sa compréhension, son altruisme et sa dévotion. Son exemple continuera de rayonner sur le nursing et le travail social dans les années à venir.»

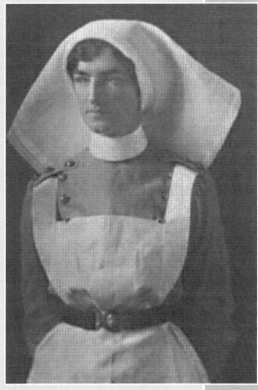

Figure 5
Laura Holland, infirmière militaire du Service de santé de l'Armée royale canadienne
1914-1918
Gracieuseté de Mrs. Kathleen Cooke

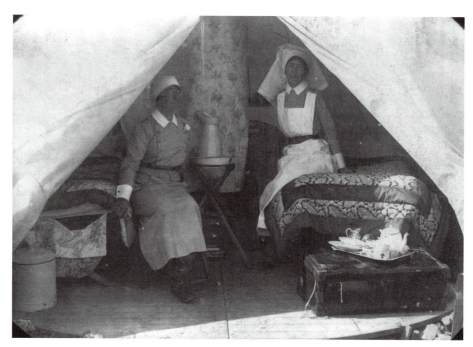

Figure 6
Les infirmières militaires Pugh et Parker assises dans leur tente au No. 2 Canadian General Hospital
Le Tréport, France
Vers 1915
Bibliothèque et Archives Canada,
ISN 579194

S'enrôler

Il n'est pas étonnant que le ministère de la Défense ait reçu autant de demandes d'infirmières voulant se joindre au Corps expéditionnaire canadien, et ce, malgré le danger qui caractérise le contexte de la guerre. Les raisons qui poussent les infirmières à s'enrôler dans le Corps infirmier militaire rattaché au Corps expéditionnaire canadien sont nombreuses et diverses. Les perspectives d'emploi pour les infirmières à l'époque sont encore assez restreintes et les salaires peu élevés. La possibilité d'un salaire régulier et supérieur et les conditions avantageuses associées au travail militaire le rendent attrayant. Le Corps expéditionnaire canadien offre aussi l'attrait de l'aventure, d'une vie peu ennuyeuse, de défis professionnels nouveaux. De plus, le contexte économique et politique de l'époque se prête bien à l'émergence de cet engouement pour la carrière militaire. La propagande en faveur de la guerre encourage les jeunes femmes, à l'instar des jeunes hommes, à prendre part à l'effort de guerre. L'idée de s'enrôler est imprégnée d'un certain romantisme, que représente notamment l'uniforme, semble-t-il, par son élégance et son allure, et en tant que symbole de courage et de patriotisme.

Pour mobiliser rapidement le convoi d'infirmières requis par le ministre de la Milice, le processus de sélection, beaucoup trop long, est considérablement écourté. La priorité est d'abord accordée aux infirmières réservistes ayant déjà reçu la formation dispensée dans les hôpitaux militaires. Les autres infirmières sont choisies parmi les centaines de candidatures reçues. Les jeunes femmes sont sélectionnées rapidement, selon les mêmes critères : bonne santé, statut civil de célibataire, formation d'infirmière. Toutefois, les étapes de l'examen et de l'entraînement de six semaines sont abandonnées. Bien que la moralité ne soit pas un des critères de sélection, une lettre de recommandation d'un chef religieux n'est pas sans donner un certain poids à un dossier; de même, une jeune femme appuyée par une personnalité politique ou bien nantie peut voir sa candidature progresser plus rapidement. Aucune expérience militaire n'est requise et l'entraînement militaire se fait d'une manière précipitée, quand le temps s'y prête, souvent sur le navire, en route vers l'Europe. Le premier contingent, composé d'une centaine d'infirmières, s'embarque pour la Grande-Bretagne dès le mois de septembre 1914. Plusieurs autres convois lui succèdent au cours des mois suivants.

Le travail des infirmières militaires

Les conditions de vie

Rien dans les conflits qui ont précédé la Première Guerre mondiale n'a laissé présager l'ampleur qu'elle allait prendre. De nouvelles armes, de nouvelles tactiques de combat, le nombre de pays et d'hommes engagés : tout cela allait radicalement changer la façon

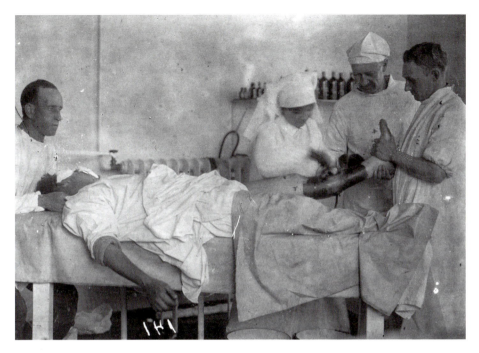

Figure 7
Médecin, infirmière militaire et deux soldats drainant une jambe infectée
No.7 Canadian General Hospital
Vers 1917
Bibliothèque et Archives Canada, ISN 575652

de faire la guerre. En conséquence, le rythme d'entrée et de sortie des patients dans les divers hôpitaux et centres de soins, la nature et la gravité des blessures subies, les soins nécessaires, bref, tous ces éléments feront que certains aspects de la pratique du travail infirmier divergeront sensiblement de ce que les infirmières ont connu en tant qu'étudiantes ou infirmières civiles. Ce n'est pas l'administration même des soins qui s'est transformée, mais plutôt les conditions qui entourent la pratique de leur métier dans le contexte du front.

L'état de guerre, dont les infirmières prennent réellement conscience en route pour l'Europe sur le bateau escorté de vaisseaux armés, est encore plus frappant à l'arrivée en Angleterre. Alors qu'une forme de rationnement et la conscription ont été instaurées au Canada, en comparaison, ces mesures, parmi d'autres comme le couvre-feu, sont naturellement exacerbées au Royaume-Uni et sur les autres fronts de la guerre.

Les premières mesures de guerre auxquelles les infirmières ont à faire face concernent la nourriture et le logement. Dans chaque lieu où sévissent les combats, que ce soit en Angleterre, en Europe continentale ou en Méditerranée, des difficultés particulières se posent. Les provisions sont réduites : le sucre, le beurre, le café, le chocolat et la viande sont des denrées rares. Sur la Méditerranée, la pénurie d'eau potable représente un problème encore plus dangereux pour la santé. Qui plus est, l'empoisonnement des réserves d'eau potable, une tactique de guerre que les ennemis emploient fréquemment, rend le travail et la vie quotidienne encore plus pénibles à gérer; les ressources limitées d'eau potable étant réservées à la consommation, l'hygiène personnelle des infirmières, de leurs patients et de leur milieu de travail est rapidement considérée comme secondaire.

En ce qui concerne le logement, certaines infirmières sont plus choyées que d'autres. En Angleterre et en France, les infirmières en service dans les villes ou les villages ont souvent la chance d'habiter des édifices, parfois même des villas ou des châteaux. Plus près des lignes de combat, les infirmières doivent se contenter de tentes de toile ou d'abris de bois. Elles sont ainsi à la merci des intempéries et du froid, à l'instar de leurs patients. Que l'endroit où elles vivent soit pourvu de murs ou non n'empêche pas les infirmières d'avoir à composer avec un fait bien réel : la présence de vermine. Les poux, les insectes de toutes sortes, mais par-dessus tout les rats, représentent un problème dans tous les types d'unités de soins; ces rongeurs nocturnes, semble-t-il, n'ont peur de rien et se jettent littéralement sur toute trace de nourriture et s'attaquent même aux patients. Enfin, les déplacements fréquents entre les centres de soins, un inconvénient aggravé par le manque de communication et qui résulte en pertes de temps, d'équipements et d'objets personnels, de même que les attaques et les bombardements font partie de la vie quotidienne au front. Ces derniers mettent les infirmières en danger et,

Figure 8 (droite)
Salle D du Old Duchess of Connaught Hospital de la Croix-Rouge canadienne
Vers 1916
Bibliothèque et Archives Canada, ISN 575623

Figure 9 (dessous)
Uniforme «bluebird» (merle bleu) de l'infirmière militaire lors de la Première Guerre mondiale
Photographe : Doug Millar
Musée canadien de la guerre, 20000105

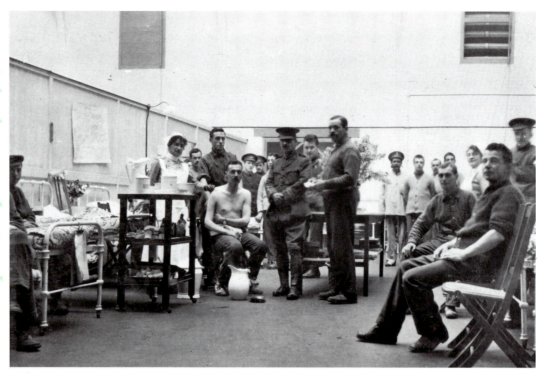

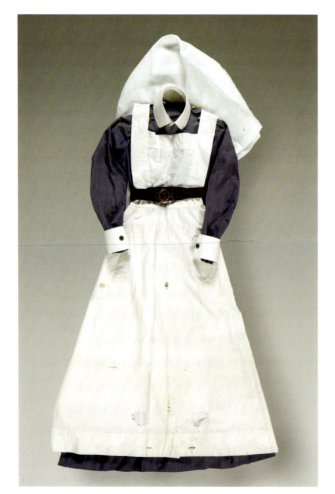

bien qu'ils soient acceptés comme étant incontournables en situation de guerre, il n'en reste pas moins qu'il s'agit là d'une réalité terrifiante.

Les conditions de travail

Au sein du corps médical armé, l'organisation des soins de santé prévoyait la répartition des médecins et des infirmières en quatre types d'unités de soins : les ambulances de campagne, les postes d'évacuation, l'hôpital fixe (ou sédentaire) et l'hôpital général. Dans un premier temps, les soldats blessés sont amenés à l'ambulance de campagne, une infirmerie située tout près du front. Ces infirmeries emploient des soldats qui ne donnent que les premiers soins. Les patients sont immédiatement transportés vers les postes d'évacuation sanitaire, où un médecin effectue un examen plus complet. En théorie, aucune infirmière ne doit travailler aussi près des hostilités. Certaines le font toutefois lors de circonstances particulières, par exemple pour accompagner un chirurgien posté dans l'une de ces installations. Fait à noter, les ambulances de campagne et les postes d'évacuation ne sont pas équipés pour accueillir les patients plus de quelques heures.

Les blessés sont ensuite transportés à l'hôpital fixe, un hôpital situé relativement près du front, dirigé par une «matrone» en chef et 16 infirmières.

Sans frontières

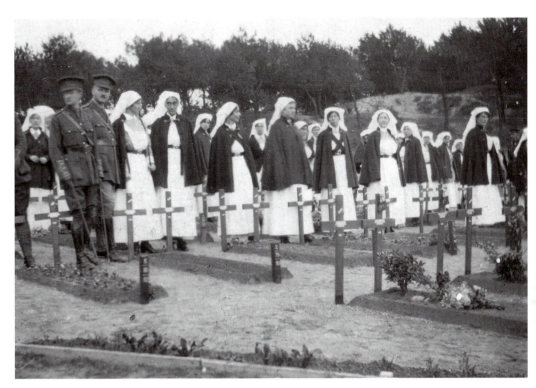

Figure 10
Infirmières militaires et officiers debout dans un cimetière
Vers 1916
Bibliothèque et Archives Canada, PA-134992

Ces hôpitaux comptent environ 250 lits. Les blessés graves nécessitant une longue convalescence ou les soldats souffrant de maladies diverses sont accueillis dans les hôpitaux généraux, des édifices permanents situés en Grande-Bretagne et pouvant héberger plus de 500 patients. Le personnel infirmier de ces hôpitaux est constitué d'une « matrone » en chef et de 72 infirmières. Les unités d'infirmières effectuent des rotations dans les divers hôpitaux fixes et généraux. Une infirmière peut changer plusieurs fois de poste au cours de son service militaire. De plus, une unité d'infirmières peut être fractionnée et ses membres répartis dans divers hôpitaux selon les besoins de personnel déterminés par les circonstances de la guerre.

En ce qui concerne le travail infirmier proprement dit, ce sont les conditions entourant l'administration des soins plutôt que les techniques infirmières comme telles qui sont différentes de celles prévalant dans la société civile. La rigueur des conditions de travail est considérablement accrue en raison du rythme irrégulier des arrivées souvent massives, conséquence normale de l'avancée et du recul des troupes, qui ajoute à la charge déjà lourde des maladies et des blessures accidentelles. Les infirmières doivent aussi pallier le manque d'hygiène et l'insuffisance de l'équipement du personnel, mais ce sont surtout le flux et reflux ainsi que l'affluence des blessés qui expliquent cette disparité.

Une unité de soins près des lignes de feu peut, au cours d'une offensive, se trouver complètement débordée. Sous le couvert de la nuit, des camions remplis de blessés boueux sont débarrassés de leur chargement que l'on remet aux infirmières, qui, entre les civières entassées ou à côté de soldats parfois couchés à même le sol, doivent tenter d'arrêter les hémorragies, replacer des os et assurer la survie de leurs patients jusqu'à ce qu'ils soient transportés plus loin derrière les lignes, afin de recevoir des soins appropriés. Le travail quotidien des infirmières œuvrant dans ces unités de soins plus éloignées des opérations militaires rime tout autant avec labeur. Les conditions climatiques et la vie de tranchées favorisant l'éclosion d'épidémies, les lits sont occupés par les nombreux soldats souffrant de maladies infectieuses, qui comptent par ailleurs pour près de 70 % des cas admis à l'hôpital[11].

Dans ce contexte, on ne peut conclure que, sur le plan de la pratique du travail infirmier et de l'administration des soins, la Première Guerre était synonyme de révolution médicale. Certes, certaines techniques ont été développées et se sont répandues au cours de cette période : le dépistage sanguin, les transfusions sanguines, le dépistage urinaire de certaines maladies.

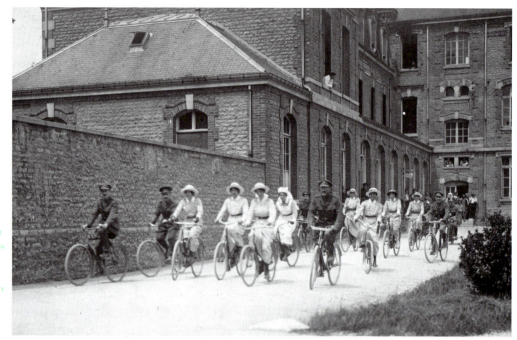

Figure 11
Groupe d'infirmières militaires et d'officiers à bicyclette au No. 6 Canadian General Hospital
Le Tréport, France
Vers 1917
Bibliothèque et Archives Canada, ISN 576440

Et c'est aussi l'époque des balbutiements de certaines disciplines spécialisées : la psychothérapie, la physiothérapie, l'orthopédie et la diététique. Mais il demeure surtout que les infirmières ont posé les mêmes gestes que dans les hôpitaux civils, soignant des maladies connues, comme la tuberculose, la grippe, la dysenterie, changeant des pansements, désinfectant des blessures et, bien sûr, veillant au bien-être de leurs patients : administration de nourriture et de soins corporels, attentions diverses et paroles réconfortantes.

Il existe un autre élément dont l'impact sur le travail infirmier militaire est non négligeable, soit la modernisation des techniques de guerre. Les moyens utilisés au cours des opérations militaires, comme les gaz nocifs, le shrapnel et les bombardements, causent souvent des blessures représentant des défis médicaux jusqu'alors inconnus des infirmières. Dans la même veine, les nouvelles tactiques de combat, la durée de la guerre, le moral de plus en plus bas des troupes sont responsables d'un nombre sans cesse croissant de maladies mentales qui se manifestent par des terreurs nocturnes, de l'insomnie et de l'énurésie, parmi d'autres symptômes. Les médecins de l'époque n'ont pas de traitements à prescrire pour de telles conditions, et dans ces circonstances, c'est la force des infirmières qui est éprouvée dans ce qu'elles savent faire de mieux, soit l'administration des soins : compresses, lavage des yeux, application de baumes dans le cas des brûlures au gaz, réconfort et écoute, environnement chaleureux et familial, repos et diète pour les patients plus troublés.

Pour les infirmières, administrer des soins au front représente un défi professionnel important tant sur le plan technique que personnel et moral. Travailler dans des conditions aussi insalubres, et à un rythme aussi effréné, va à l'encontre de ce qu'elles ont appris au cours de leur formation professionnelle, où l'accent était mis sur une propreté extrême et l'attention personnelle accordée à chacun des patients, et ce, à une époque où les séjours à l'hôpital sont très longs. En conséquence, les infirmières se retrouvent souvent aux prises avec des dilemmes moraux à surmonter, ce à quoi elles ne sont pas préparées, comme prendre la décision de laisser seul un patient mourant pour s'occuper des besoins pressants de ceux qui ont une chance de survie.

Le taux de mortalité élevé des patients constitue une des réalités avec lesquelles les infirmières militaires doivent aussi composer. Si elles ont eu à faire face à la mort auparavant, jamais elles ne se sont heurtées à la perte d'un si grand nombre de patients, et qui plus est, de patients aussi jeunes. L'isolement constitue un autre aspect difficile de la vie au front, où l'on est loin de ses proches, de ses amis et de sa famille. Sans compter la fatigue et l'épuisement qui affectent également l'état de santé des infirmières.

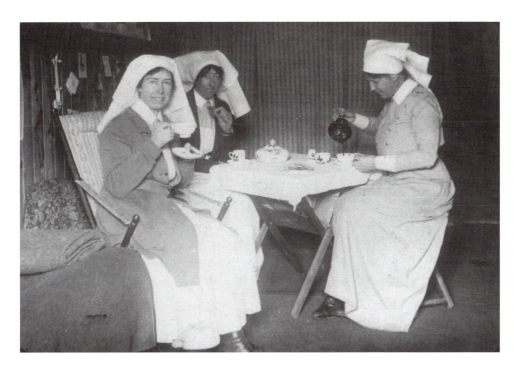

Figure 12
Les infirmières militaires Thomson, Beers et Isaacson prenant le thé dans les quartiers réservés aux infirmières militaires
No. 2 Canadian General Hospital
Le Tréport, France
Vers 1915
Bibliothèque et Archives Canada, ISN 579195

Les relations professionnelles et la vie sociale

L'isolement et la tristesse qui constituent des réalités du front, les dangers qui foisonnent, le travail constant et la proximité forcée dans laquelle les médecins, les infirmières et les patients doivent vivre, tout cela favorise les liens d'amitié, de solidarité et de loyauté. La jeunesse des membres du corps infirmier, leur statut civil, l'éloignement, la peur de même que l'assouplissement des conventions sociales en temps de guerre sont des ingrédients des plus propices à la création d'amitiés profondes. Les souvenirs des infirmières militaires témoignent d'une atmosphère de travail où les règles du jeu reposaient sur la coopération et le respect. Le respect des autorités et le maintien d'un comportement exemplaire étaient des exigences de premier ordre sur le front, ce à quoi les infirmières étaient habituées par leur formation professionnelle. Cependant, il semble que le contexte de la guerre ait contribué à atténuer la perception de sévérité rattachée à l'autorité au profit d'une collaboration nécessaire à la poursuite d'un objectif central : les soins aux malades et aux blessés.

Mais les inimitiés constituent le revers de la promiscuité forcée. Des groupes d'amies peuvent se construire sur la base de la réputation de l'école ou de la taille de l'hôpital où une infirmière a suivi son cours, ou en fonction du lieu de provenance, etc. Ces éléments distinctifs peuvent aussi susciter de la jalousie puisqu'ils marquent, de façon symbolique, le statut professionnel des infirmières, un statut encore mal assuré dans la société en ce temps-là. Les promotions, les plus grandes responsabilités peuvent également être sources d'envie, un indice qui illustre que les infirmières n'étaient pas sans avoir d'ambitions professionnelles compte tenu des possibilités d'avancement que leur offrait le service militaire.

Plus tendues, semble-t-il, étaient les relations des infirmières avec les infirmières étrangères, en particulier les infirmières britanniques. Ces tensions seraient dues aux conditions plus avantageuses dont jouissaient les infirmières canadiennes. Leur salaire plus élevé que celui des Britanniques, leur uniforme distinctif et leur popularité supposée auprès des officiers semblent avoir inspiré la convoitise chez leurs collègues étrangères. Toutefois, la plus grande source de frustration à l'égard des infirmières canadiennes avait trait à leur rang militaire. En effet, leur statut d'officier leur permet de jouir d'une plus grande liberté d'action, tout en leur accordant un plus grand prestige, deux éléments dont leurs collègues étrangères ne bénéficiaient pas. Les règles des armées canadienne et britannique exigeant que les officiers féminins ou masculins entretiennent des liens uniquement avec leurs pairs, à moins d'être vêtus en civil, les infirmières militaires britanniques, n'étant pas titulaires d'un rang militaire, ne pouvaient côtoyer leurs propres officiers ni ceux des Forces armées canadiennes si elles étaient en uniforme.

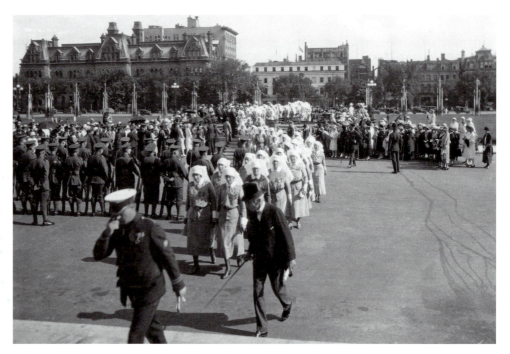

Figure 13
« La Dernière Parade » des infirmières militaires canadiennes sur la Colline du Parlement au cours de la cérémonie d'inauguration du Monument commémoratif érigé en l'honneur des infirmières militaires
24 août, 1926
Bibliothèque et Archives Canada, ISN 576343

De l'autre côté, les infirmières militaires canadiennes ne pouvaient fréquenter que des officiers, à cause de leur statut de lieutenant. Il est donc compréhensible que les infirmières britanniques aient perçu l'arrivée des Canadiennes avec une certaine appréhension. Qui plus est, la réputation rapidement acquise de compassion, de gentillesse et d'hospitalité faisait des Canadiennes des rivales dangereuses.

Les relations avec les soldats imprègnent aussi la réalité des infirmières militaires. À cette époque, la durée de séjour à l'hôpital, même dans le contexte de la guerre, était passablement longue. Les infirmières ont alors le temps de nouer des liens avec les soldats confiés à leurs soins et d'apprécier leur présence. Elles apprennent à connaître le patient, sa famille et finissent souvent par s'attacher à eux. Ces relations qui s'établissaient peu à peu comportaient toutefois certains désavantages. À cause de leur attachement pour leurs patients, les infirmières pouvaient s'inquiéter de leur sort, pleurer leur mort, sans parler de l'effet pernicieux du douloureux spectacle de leurs souffrances.

Paradoxalement, selon les témoignages, la correspondance et les paroles que les infirmières militaires nous ont légués, le pendant de l'univers chaotique et sombre de la guerre résidait dans la grande importance accordée à la vie sociale au front. Entre les attaques ennemies et leur quart de travail, les infirmières peuvent se divertir. Souvent, les officiers médicaux ou autres officiers disponibles les accompagnent dans leurs sorties. Les passe-temps des infirmières consistent en soirées de danse, en partage de repas et en activités sportives. Le sport de prédilection britannique, soit le tennis, entre autres, se révèle assez populaire auprès des infirmières.

Toutefois, le rituel anglais le plus apprécié est le thé de l'après-midi. Prendre le thé signifie que l'on va rendre visite à des compagnes dans d'autres hôpitaux à proximité, rencontrer des officiers ou des soldats dans un cadre autre que celui de l'hôpital et rompre la routine, tout en forgeant des liens d'amitié. Souvent, des familles anglaises qui habitent près des unités de soins invitent les infirmières à prendre le thé dans un geste d'accueil et d'hospitalité.

Mais les événements sociaux les plus courus sont les soirées de danse et de musique. Pendant les périodes d'accalmie, toutes les raisons sont propices pour se rassembler, organiser des concerts et danser. Les patients eux-mêmes prennent souvent l'initiative de ces fêtes ou y participent en exerçant leurs talents pour distraire leur entourage. Ces soirées sont parfois même égayées par la présence d'orchestres professionnels dont plusieurs ont joui d'une grande renommée à l'époque. La possibilité de rencontrer un prétendant lors de ces fêtes était une préoccupation pour certaines infirmières : ces rencontres pouvaient en effet mener à des demandes en mariage, ce qui, dans l'opinion de plusieurs jeunes filles, représentait la meilleure issue possible à leur carrière.

Les voyages constituent aussi un aspect important de la vie sociale des infirmières militaires. Les infirmières profitent de leur permission pour visiter l'Europe, des voyages difficilement accessibles aux infirmières civiles. Ces voyageuses jouissent d'une grande liberté d'action à cause de l'éloignement et des circonstances de la guerre qui entraînent une certaine souplesse dans l'observance des convenances s'appliquant normalement aux jeunes femmes respectables.

Les sorties, les rencontres, les divertissements de toutes sortes peuvent donner l'impression que la vie au front était une vie normale pour ces jeunes infirmières célibataires, et cela, d'autant plus que le contexte de la guerre faisait que la plupart d'entre elles menaient une existence beaucoup plus libre que leurs collègues civiles. Il reste que la guerre et ses conséquences étaient tout de même une réalité qui comportait son lot quotidien de difficultés.

Conclusion

La participation des infirmières militaires à la guerre semble avoir été si appréciée que, de retour au bercail, elles ont joui d'un respect inégalé. Dans les années qui ont suivi la Première Guerre mondiale, leur contribution à l'effort de guerre canadien et à la profession d'infirmière fut commémorée publiquement par l'érection d'un monument dans l'édifice du Parlement en l'honneur de toutes les infirmières canadiennes. Ce prestige a rejailli sur l'ensemble de la profession; l'époque de la guerre jusqu'aux années 1930 représente en réalité l'âge d'or de la professionnalisation du métier d'infirmière au Canada. Cette reconnaissance que les infirmières ont acquise tient, entre autres, au fait que les infirmières militaires ont su, par leur formation, leur ingéniosité et leur débrouillardise, se tailler une place enviable dans un milieu typiquement masculin.

La Première Guerre mondiale représente donc un moment important dans la période qui a marqué l'évolution de la profession d'infirmière au Canada. Le Corps infirmier militaire canadien créé au début du siècle a constitué un débouché intéressant pour plus de 2 000 diplômées d'écoles d'infirmières, leur offrant un emploi stable (du moins pour la durée des hostilités), bien rémunéré, rempli de défis professionnels et d'aventures. Au cours des quatre années de la guerre, les infirmières militaires ont risqué leur vie, travaillé sans relâche, surmonté des conditions de vie difficiles, vécu de grandes émotions, vu périr patients et amis, mais elles ont forgé des liens d'amitié et de solidarité qui ont transcendé leur service militaire et se sont aussi bien amusées. Par-dessus tout, elles ont mis à profit leur formation et leurs expériences personnelles et professionnelles pour améliorer et souvent même sauver la vie de leurs patients.

La Première Guerre mondiale n'a pas changé la pratique du métier d'infirmière de façon notable comme les développements de la médecine du XXe siècle le feront à l'occasion d'autres guerres. Toutefois, avec les nouvelles tactiques de combat et les armes que l'on utilisait, devant l'ampleur même du conflit, l'importance du rôle des infirmières en leur qualité de soignantes au sein des services médicaux du Corps expéditionnaire canadien a été amplement démontrée. Dans un contexte où le pouvoir de la médecine est limité, où les maladies abondent, les habiletés propres aux infirmières ont été nécessaires, voire essentielles.

De plus, la présence des infirmières dans des circonstances aussi exceptionnelles a apporté une touche féminine, quasi maternelle, s'exprimant de toutes sortes de façons. Il est en effet raisonnable de penser que les infirmières ont contribué à faire des unités de soins des endroits chaleureux, rappelant aux soldats l'ambiance de la maison familiale.

C'est là que se trouve la clé du succès des infirmières militaires canadiennes, qui ont servi en Europe pendant la Première Guerre mondiale : en faisant ce qu'elles avaient appris à faire de mieux, en le faisant bien, d'une manière efficace et avec dévouement, elles se sont jointes aux autres figures du panthéon des héros de la guerre. Et pour reprendre les mots de Marion Wylie, une infirmière de Sutton, en Ontario, qui a servi en Angleterre et en France de 1916 jusqu'à la démobilisation : «C'était très nécessaire et très important; et en rétrospective, je pense, très bien fait. Je ne veux pas me vanter, mais je crois que les infirmières ont travaillé très fort et ont fait du bon travail[12].»

CHAPITRE 11

«Prêtes, toujours prêtes» : les infirmières militaires canadiennes, une main-d'œuvre évolutive (1920-2000)

Cynthia Toman

La majorité des infirmières militaires canadiennes, qui détenaient un grade d'officier, qui portaient le titre de «Nursing Sister» (changé plus tard pour «Nursing Officer») et que l'on appelait respectueusement «Ma sœur» ou «Madame» chez les francophones, ont servi dans les forces armées seulement «pendant la durée des hostilités». À part quelques exceptions, le nursing militaire a surtout joué un rôle provisoire. Même si les besoins en infirmières des forces armées augmentaient de façon dramatique en temps de guerre, peu de postes permanents étaient disponibles entre les conflits, et les infirmières militaires avaient peu d'occasions de recourir à toutes les compétences professionnelles associées au nursing civil. Le caractère épisodique de la pratique du nursing militaire posait problème pour la profession civile, car les forces armées la considéraient comme une main-d'œuvre évolutive susceptible de «combler les effectifs» chaque fois qu'on avait besoin d'infirmières.

Le nursing civil devait assurer la formation et la certification des infirmières capables et désireuses de satisfaire autant les besoins militaires que civils; il lui fallait parallèlement éviter de former un trop grand nombre d'infirmières et le chômage élevé découlant de la cessation des hostilités. La demande épisodique pour un nombre accru d'infirmières a généré bien des tensions au sein de la profession, particulièrement durant la Deuxième Guerre mondiale, où un plus grand nombre d'infirmières s'enrôlaient pour servir outre-mer. Ce chapitre dépeint l'histoire du nursing militaire canadien depuis 1920, alors que les infirmières purent s'inspirer de traditions héritées de leurs précurseures de la Première Guerre, pour faire progresser leur profession, eurent à négocier leur statut à l'intérieur de structures militaires hautement sexistes et durent effectuer des choix difficiles concernant leur retour à un contexte civil après leur démobilisation.

Au Canada, le recrutement actif d'infirmières militaires n'a jamais été nécessaire — contrairement aux États-Unis, à la Grande-Bretagne et à l'Afrique du Sud. Même avant la déclaration de guerre canadienne en août 1939, la secrétaire générale de l'Association des infirmières et infirmiers du Canada (AIIC), Jean Wilson, rassura le gouvernement, soutenant qu'«il y aurait une ruée immédiate des infirmières pour répondre à "l'appel" pour leurs services professionnels». Les infirmières répondraient : «[...] "Prêtes, toujours prêtes" à tout appel urgent[1].» Et c'est ce qu'elles firent. Pendant les six années de la guerre, les infirmières canadiennes s'enrôlèrent comme volontaires en nombre de loin supérieur à celui des postes disponibles, dans tous les corps des forces armées. En fait, il fallut décréter un moratoire sur leur recrutement, et la liste d'attente atteignit un nombre estimé à 8 000 noms. Comme l'a expliqué «Nursing Sister» (NS) Mary Bower : «Nous avons toutes essayé de joindre l'Armée ou les Forces de l'air ou tout autre secteur des forces. Nous avons tenté d'aller en Afrique! Tout pour être enrôlées[2].» D'autres infirmières choisirent de servir dans les forces

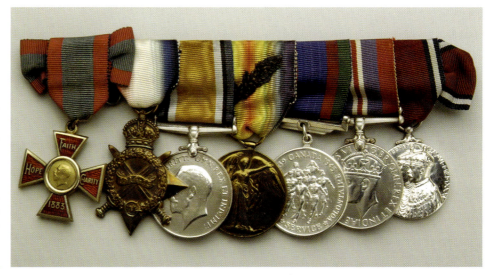

Figure 1
Ensemble de médailles, colonel Elizabeth Smellie
Étoile de la Croix-Rouge royale 1914-1915; Médaille de guerre britannique, 1914-1919; Médaille de la victoire, 1914-1919; Feuille de chêne (cité à l'ordre du jour); Médaille canadienne du volontaire; Médaille de guerre, 1939-1945; Médaille du jubilé du roi George V; et Médaille du centenaire du Canada
Musée canadien de la guerre, 20000105-049

américaines, britanniques ou sud-africaines plutôt que de risquer de «rater la guerre». L'officier Lee Anne Quinn se faisait l'écho d'un enthousiasme semblable pour le nursing militaire plus d'un demi-siècle plus tard, en décrivant son affectation en Somalie en 1994 comme «le moment le plus important de ma carrière d'infirmière[3]».

Combler les effectifs

À la fin de la Première Guerre, les plans officiels prévoyaient la création de 25 postes d'infirmière dans l'armée permanente et d'une force de réserve de 1 110 infirmières. Mais à cause des récessions économiques et de la Grande Crise, seulement 12 postes permanents avaient été créés pendant l'entre-deux-guerres, et la liste de réserve ne contenait que 363 noms d'infirmières à la fin des années 1930. Ces 12 infirmières militaires permanentes travaillèrent comme superviseures et gestionnaires dans les hôpitaux militaires de district. Elles enseignèrent les premiers soins aux militaires du rang («personnel non officier»), qui devinrent des adjoints médicaux et des brancardiers dans les unités de campagne. Durant les années 1930, quelques infirmières militaires servirent dans des camps militaires convertis en camps de travail pour les chômeurs recevant de l'aide sociale. NS Elizabeth Pense a soutenu qu'il fallait compter «5 patients militaires pour 50 patients sans emploi» dans ces camps, et a décrit «de nombreux cas de pneumonie chez les hommes débarquant directement des trains[4]».

Les infirmières militaires de réserve étaient «convoquées» au pied levé pour des urgences, comme lors de l'épidémie de grippe en 1924 au Royal Military College, à Kingston en Ontario. Elles pouvaient être envoyées dans les camps d'entraînement d'été, mais on assistait à une importante décrue de la formation militaire à cause des récessions. Le seul entraînement sur le terrain à l'intention des unités médicales s'est donné en 1938 au Camp Borden, la veille de la Deuxième Guerre mondiale. Pendant ce temps, les infirmières de réserve dépendaient des revenus gagnés en service privé, espérant toujours être embauchées dans l'armée permanente.

Aiguillées par les infirmières militaires retraitées d'Edmonton en 1920, les infirmières militaires en service à l'étranger durant la Première Guerre établirent à travers le Canada des clubs d'infirmières militaires d'outre-mer. En 1929, ces groupes locaux fondèrent un organisme national dans le but de constituer un réseau d'entraide, de conserver la mémoire du service militaire infirmier et d'énoncer une vision du nursing militaire. La Overseas Nursing Sisters Association assura la continuité pour la deuxième génération d'infirmières militaires qui reprit le flambeau en 1939. De fait, cinq infirmières militaires de la Première Guerre furent parmi les premières à s'enrôler pour la deuxième.

Dans une entrevue diffusée à la CBC en 1940, Elizabeth Smellie, «matrone» en chef du Corps de santé royal canadien (CSRC) durant la Deuxième Guerre mondiale, a parlé des liens particuliers unissant ces deux générations d'infirmières militaires. Elle a déclaré : «[V]os prédécesseures vous saluent et vous transmettent leurs meilleurs vœux. Je suppose que vous vous distinguerez à votre manière, comme nous l'avons fait. […] Ne nous en veuillez pas trop si

Elizabeth L. Smellie (1884-1968)

Cynthia Toman, École des sciences infirmières de l'Université d'Ottawa

La carrière d'Elizabeth Laurie Smellie, «matrone» en chef et première femme colonel au monde, illustre la continuité entre les deux guerres et établit le pont entre le nursing civil et militaire. Celle qu'on appelait Miss Smellie a gravi les échelons, occupant des postes de direction importants au sein de l'armée, du VON et de l'AIIC.

Elle obtint son diplôme du John Hopkins Hospital Training School en 1909 et travailla brièvement comme infirmière en milieu hospitalier et en service privé à Fort William (Ontario) et à Détroit. En 1914, elle se joignit au Corps de santé royal canadien (CSRC) et fut affectée à Taplow (Angleterre), à Le Tréport (France) et sur des navires-hôpitaux de l'Atlantique Nord. Smellie devint sous-«matrone en chef» (1918-1920), puis quitta le CSRS pour suivre une formation en santé publique à Boston. Elle enseigna en santé publique à la School for Graduate Nurses de l'Université McGill (1921-1923) et devint ensuite directrice générale du VON (Canada). Durant les années 1930, Smellie fut aussi la première vice-présidente de l'AIIC.

Ce bagage riche et varié lui valut en 1940 d'être réintégrée au sein du CSRC en tant que «matrone» en chef, où elle servit pendant la majeure partie de la Deuxième Guerre mondiale. Elle joua des rôles clés dans la formation du Service féminin de l'Armée canadienne (1941) et des services de nursing de la MRC et de l'ARC (1940-1941). Smellie prit sa retraite de l'armée en 1944 et revint au VON jusqu'en 1947; elle obtint alors le poste de superviseure du nursing pour la région de l'Ouest au sein du ministère des Anciens Combattants et prit définitivement sa retraite en 1948. Avec son sens de l'humour caractéristique, elle se disait «l'infirmière la plus fréquemment retraitée» du Canada. Elle fut largement reconnue comme une «vraie dame» qui savait combiner culture, sagesse et sens pratique.

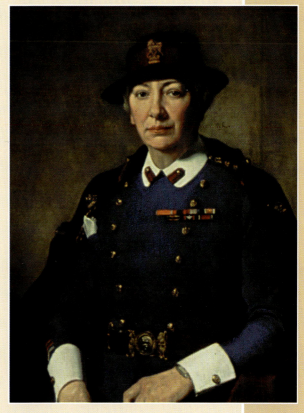

Figure 2
Colonel Elizabeth Laurie Smellie
Artiste : Captain Kenneth Keith Forbes
1944
Musée canadien de la guerre, 20000105-054

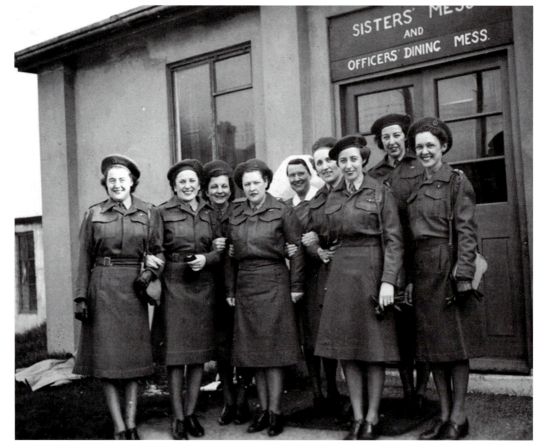

Figure 3
Infirmières militaires à l'extérieur du mess des officiers et infirmières militaires
No. 13 Canadian General Hospital, England
1945
Bibliothèque et Archives Canada, e002414889

nous, vétérans qui vous cédons peu à peu la place, continuons de montrer un grand intérêt pour votre uniforme et vous avouons que nous souhaiterions pouvoir repartir, car c'est la réalité, puisque nous n'avons pas encore pris conscience que beaucoup d'eau a coulé sous les ponts depuis 1918[5].» Et NS Jessie Morrison s'est exprimée ainsi : «Nous savions que nous prenions la relève de femmes hors du commun[6]!»

Les infirmières s'enrôlaient comme officiers avec le grade relatif[7] de sous-lieutenant et devenaient lieutenants à la fin de leur période de qualifiation. Elles avaient la possibilité de «gravir les échelons», avec des responsabilités accrues. Munies d'un grade relatif, elles étaient sous les ordres du directeur des services médicaux, par l'intermédiaire d'une hiérarchie d'autorité féminine parallèle : les «matrones», les «matrones» principales et les «matrones» en chef. À partir de mai 1942, les infirmières avaient le droit de commander les femmes, mais ce n'est qu'en 1949 qu'elles obtinrent les pleins pouvoirs de commandement et la parité des grades.

Au moins 4 079 infirmières militaires ont servi durant la Deuxième Guerre mondiale, constituant ainsi le plus grand groupe d'infirmières dans l'histoire militaire canadienne. Alors que leurs prédécesseures avaient été membres du Corps expéditionnaire canadien rattaché à l'Armée britannique, les infirmières de la Deuxième Guerre étaient enrôlées comme membres entièrement intégrées au Corps de santé royal canadien (CSRC), à l'Aviation royale canadienne (ARC) et à la Marine royale du Canada (MRC). À l'origine, le CSRC fournissait les infirmières à l'ARC comme à la MRC, avant que leurs services de nursing respectifs ne soient organisés en 1940-1941. C'est la «matrone» en chef Smellie qui en orchestra l'établissement, assurant ainsi une continuité sur le plan des politiques, de l'uniforme, de la rémunération et des avantages au sein des trois corps militaires.

À part quelques exceptions, les infirmières militaires ont servi dans les unités médicales canadiennes et sur tous les territoires où les troupes canadiennes étaient détachées : partout au Canada, Terre-Neuve, Angleterre, France, Hollande, Belgique, Allemagne, Afrique du Nord, Sicile, Italie et Hong Kong. NS Kay Christie et NS May Waters étaient affectées à Hong Kong lorsque celui-ci tomba aux mains des Japonais

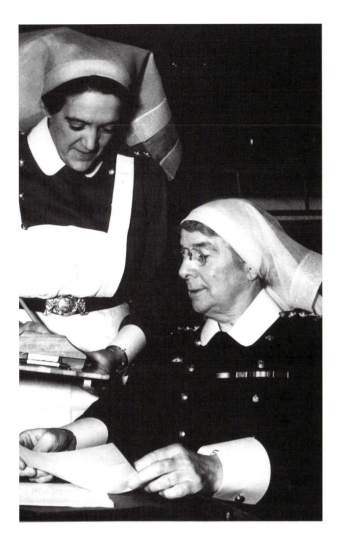

Figure 4
Infirmière militaire M. N. DeVere et capitaine «matrone» Charlotte Nixon sur le *Lady Nelson*
1943
Archives et musée de l'Alberta Association of Registered Nurses
Album de Marion C. (Story) McLeod

en décembre 1941. Elles furent les seules femmes canadiennes à avoir été faites prisonnières de guerre; leur emprisonnement dura 21 mois dans des conditions atroces de privation et d'intimidation. Trois cent deux infirmières canadiennes supplémentaires se portèrent volontaires pour servir dans le South African Military Nursing Service (SAMNS), alors qu'un nombre inconnu s'enrôlèrent dans les services de nursing britannique et américain.

Le titre de «Nursing Sister» n'était cependant pas réservé qu'aux infirmières. Jusqu'à ce que les forces armées aient établi des sections féminines (1941-1942), toutes les femmes enrôlées étaient désignées sous cette appellation, peu importe la profession exercée ou le poste occupé. Durant la Deuxième Guerre mondiale, les infirmières professionnelles comptaient pour près de 92 % des effectifs. Par exemple, les «Nursing Sisters» du CSRC incluaient les physiothérapeutes, les ergothérapeutes, les diététistes et les infirmières visiteuses (appelées «Home Sisters» ou «house-mothers»), alors que les techniciennes de laboratoire faisaient aussi partie des «Nursing Sisters» de la MRC. L'ARC recourut le plus longtemps possible aux services civils, puis enrôla des diététistes et des physiothérapeutes dans sa section féminine. Les «Nursing Sisters» ne furent jamais membres des sections féminines. Leur grade demeura une catégorie distincte et unique de femmes professionnelles faisant partie intégrante des services médicaux. Sur la Médaille canadienne du volontaire, 1939-1945 (voir figure 1), cette relation exceptionnelle avec l'ordre établi militaire est évoquée symboliquement. Parmi les sept personnages gravés, un homme et une femme représentent chacun des trois corps militaires, avec une seule infirmière militaire dans la partie supérieure de la médaille — comme si elle appartenait aux trois secteurs à la fois.

Douze infirmières du CSRC joignirent l'ARC en novembre 1940, où le lieutenant Jessie E. C. Porteous devint «matrone» en 1943. À la fin de 1944, l'ARC comptait une centaine de bases d'entraînement aérien, incluant des établissements hospitaliers ou des infirmeries à travers le Canada, à Terre-Neuve et au Labrador. Ces unités variaient en importance, allant de quelques lits à 700 au St. Thomas Technical Training School, en Ontario. Les soins étaient principalement donnés à des patients souffrant de maladies infectieuses ou nécessitant des chirurgies mineures, puisque peu d'hommes réchappaient d'un écrasement en cours d'entraînement ou de missions de bombardement. Les grands brûlés survivants exigeaient des mois et même des années de reconstruction et de réadaptation. Un petit nombre d'infirmières de l'ARC servirent en Angleterre au sein du No. 6 Bomber Group (Northallerton), du No. 3 Personnel Reception Centre (Bournemouth), du Repatriation Depot (Warrington), et de l'unité canadienne spécialisée en chirurgie plastique pour grands brûlés, à East Grinstead. Six infirmières de l'ARC suivirent le cours américain sur l'évacuation aérienne en 1943, et quatre d'entre elles devinrent les premières femmes alliées à débarquer en Europe seulement 13 jours après le jour J (6 juin 1944), accompagnant le No. 52 Mobile Field Hospital de l'ARC. Les infirmières de l'air furent aussi techniques spécialisées de réanimation cardio-respiratoire dans des conditions extrêmes, comme sous le tir ennemi, ne disposant que d'un temps limité sur le terrain pour les procédures d'évacuation. Les patients étant constitués de personnel militaire et de réfugiés civils, elles devaient gérer un imposant éventail d'équipements, allant des respirateurs de type volumétrique aux incubateurs pour le transport des nouveau-nés. Une infirmière de l'air fut affectée en Somalie pendant trois mois avec l'Opération des Nations Unies en Somalie, pendant que des équipes d'évacuation aérienne du HCNUR se rendaient au Rwanda où quatre infirmières militaires furent postées dans les camps de réfugiés. Une autre restructuration eut lieu en 1997, qui résulta en la création de 244 postes d'infirmières militaires et en l'introduction d'une formule de rotation entre les établissements civils de santé pour leur permettre de compléter leur expérience pratique.

Négocier une place dans l'armée

Dans l'ensemble, les infirmières anglo-canadiennes ont répondu avec ardeur à l'appel du nursing militaire. La majorité avaient hérité de profondes racines britanniques, comme immigrantes ou comme membres de la première génération de Canadiens nés de parents britanniques, auxquelles la guerre offrait des occasions de rétablir les liens familiaux. Leur enthousiasme reposait partiellement sur les expériences de leurs prédécesseures, qui avaient bénéficié d'un prestige et d'un statut accrus durant la Première Guerre à cause de leur fonction d'officier et de leur service outre-mer. Comme l'écrit NS Helen Ross : « J'ai été influencée dans mon choix de carrière parce que je voulais marcher sur les traces des infirmières militaires de la Première Guerre, qui étaient des amies très proches[8]. »

Par l'entremise de son organe officiel, la revue *The Canadian Nurse*, l'AIIC a manifestement soutenu et fait la promotion du nursing militaire comme étant un devoir professionnel patriotique. Comme l'a écrit l'éditrice Ethel Johns en 1940 : « Même si nous, les infirmières canadiennes, nous distinguons de manière unique et marquante, nos racines plongent dans le terreau fertile de la tradition britannique. La simplicité, la minutie, la dévotion des infirmières du vieux continent sont une constante inspiration. C'est la brillante armure que nous pouvons revêtir les jours de combat[9]. »

Pendant la Première Guerre, les Canadiens français se sont généralement opposés à la conscription, n'acceptant de participer à la guerre que dans la mesure où il fallait assurer la défense du pays. Pourtant, les infirmières canadiennes-françaises se sont enrôlées, même si elles étaient beaucoup moins nombreuses et que les premiers projets d'unités médicales entièrement francophones ne se sont jamais matérialisés. Peu après leur enrôlement, elles étaient habituellement affectées à Kingston pour suivre une formation militaire et des cours d'anglais. NS Gaëtane LaBonté décrit l'épreuve qu'avait constituée pour elle la transition : « C'était très difficile pour nous qui parlions très peu anglais [...]. Les infirmières [anglophones] devaient s'arrêter pendant les cours pour permettre à l'une d'entre nous de traduire pour s'assurer que nous comprenions bien. » Quand son unité est partie pour l'Angleterre, comme elle l'écrit, « nous croyions que le pire était derrière nous, qui avions soudainement été transplantées de notre milieu douillet francophone à un monde anglophone totalement étranger[10] ».

Sous plusieurs autres aspects, le nursing militaire était d'un grand attrait pour les infirmières civiles. Comme leurs devancières de la Première Guerre, la deuxième génération d'infirmières militaires était désireuse de voyager et de côtoyer des hommes en service outre-mer. D'autres cherchaient franchement l'aventure et le changement. NS Edna Waugh a écrit : « J'ai joint l'Armée pour être mieux payée et pour changer de mode de vie. » NS Joan Gore pensait que l'Armée offrait de bonnes occasions de voir du pays. Selon sa consœur Marion Nichols : « J'éprouvais un besoin de changement dans ma vie, et j'ai pris la décision de joindre l'Armée sous l'impulsion du moment. » Certaines infirmières estimaient que l'enrôlement était « la chose à faire »; NS Margaret Middleton écrivait : « J'ai joint l'Armée parce que tous les garçons de l'école et mes amis s'enrôlaient; il semblait que c'était la bonne chose à faire, traverser de l'autre côté et les soigner[11]. »

Pour les infirmières, ces occasions d'enrôlement étaient bien venues pour une autre bonne raison. Les années 1930 avaient été des années de vaches maigres pour les infirmières diplômées qui travaillaient habituellement en service privé après leur formation. Lorsque la population ne fut plus en mesure d'absorber les coûts liés au nursing privé, beaucoup d'infirmières inscrites sur des listes d'attente devaient patienter des semaines avant de recevoir un cas qui pouvait leur procurer quelques journées de travail, à 5 $ par jour. D'après le Rapport Weir de 1932, près de 40 % des infirmières autonomes au Canada étaient

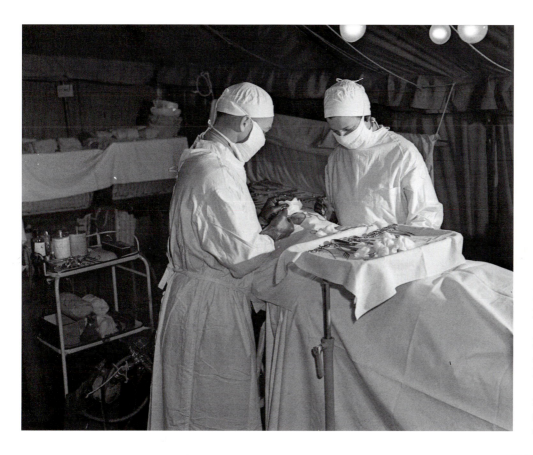

Figure 6
Chirurgie dans la tente-hôpital du Service de santé de l'Armée royale canadienne
El Arrouch, Algérie
1943
Bibliothèque et Archives Canada, PA-213783

presque constamment sans travail, et 20 % n'étaient embauchées que de manière sporadique. Leur salaire était loin de leur permettre d'assurer leur subsistance[12]. Par contre, le nursing militaire leur offrait un emploi à plein temps, une rémunération trois fois plus élevée que le salaire moyen des infirmières civiles, en plus du gîte et du couvert, des avantages médicaux, de l'occasion de voyager, de la proximité des hommes et du titre d'officier.

Le personnel infirmier militaire de la Deuxième Guerre mondiale était constitué uniquement de femmes, et la question du genre influença grandement leurs expériences dans les forces armées à prédominance masculine. Même si le recensement canadien de 1941 avait rapporté quelques centaines d'hommes infirmiers ou étudiants en nursing, l'Armée refusait de leur octroyer un statut d'infirmier militaire — avant tout à cause de la pénurie de main-d'œuvre militaire et de la conscription nationale imposée par le gouvernement. On avait plutôt besoin des hommes comme combattants non officiers.

Non seulement les «Nursing Sisters» constituaient-elles une main-d'œuvre féminine, mais elles devaient aussi être célibataires ou veuves, sans enfants à charge au moment de l'enrôlement. Elles devaient s'engager par écrit (contrat) à démissionner si elles se mariaient. Mais les forces armées révisèrent cette politique lorsqu'un nombre important d'infirmières militaires expérimentées démissionnèrent au moment où l'on projetait une importante offensive dans la Méditerranée et en Europe du Nord-Ouest. Ainsi, en 1943, la «matrone» en chef Smellie annonça que même si les infirmières mariées n'étaient pas encore admises dans les forces armées, elles pouvaient y demeurer si elles se mariaient après leur enrôlement — à condition d'être «en bonne condition médicale», une façon voilée de dire «pas enceintes[13]». Par contre, seulement 15 % des infirmières se marièrent durant la guerre, en partie parce que les infirmières mariées se voyaient refuser le droit de servir sur les théâtres actifs d'opérations; et nombre d'entre elles percevaient cette restriction comme une limitation de carrière. La plupart des mariages furent célébrés en 1945, vers la fin de la guerre, ou peu après le retour au Canada.

Lors de leur enrôlement, les infirmières militaires étaient pleinement qualifiées comme professionnelles; elles savaient certes comment administrer des soins, mais elles durent apprendre à devenir des soldats. L'entraînement militaire variait considérablement,

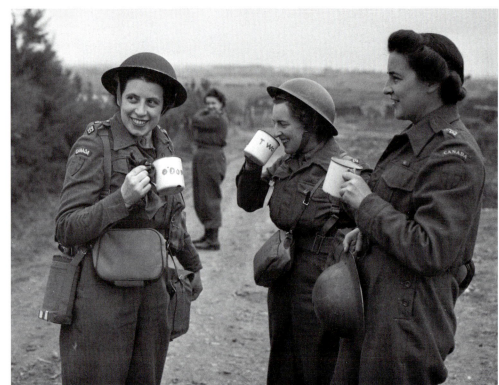

Figure 7
Infirmières militaires Hazel O'Donnell, Teresa Woolsey et J. MacKenzie du No. 10 Canadian General Hospital
Plage d'Arromanches, France
1944
Photographe :
Harold G. Aikman
Ministère de la Défense nationale
Bibliothèque et Archives Canada,
PA 132851

mais à partir de 1943, le CSRC avait créé un cours officiel intitulé «Qualifying Course for the Nursing Service», décrit comme une formation de quatre semaines obligatoire pour obtenir une promotion. Aux yeux de certaines, cette formation mettait l'accent sur les grades et les titres reconnus, et sur la compréhension des structures militaires. D'autres infirmières décrivaient les manœuvres militaires, les expériences en chambre à gaz permettant de se familiariser avec l'usage des masques à gaz, et les nombreuses semaines ou mois de travail probatoire dans un hôpital militaire canadien. Ces activités constituaient une période de qualification avant l'obtention d'une promotion et servaient de processus de sélection pour les postes outre-mer hautement convoités. Plusieurs infirmières ont décrit les marches d'entraînement, l'entraînement tactique et les manœuvres sur le terrain qui duraient jusqu'à dix jours. Comme NS Evelyn Pepper l'a précisé : «Apprendre à marcher, saluer, lire une carte, monter une tente, la démonter, la remonter, vivre dedans et aimer y vivre, manger dans une gamelle, conduire toutes sortes de véhicules, de la motocyclette à l'ambulance, tirer avec un revolver ou une 303, pratiquer des techniques de judo sur nos collègues officiers, en plus des cours généraux sur la terminologie et les procédures militaires, tout cela remplissait nos journées d'entraînement et durcissait nos muscles[14].»

D'autres infirmières ont toutefois reçu peu de formation militaire, sinon aucune. NS Jean Keays du SAMNS a expliqué qu'elle n'avait reçu aucune «formation de l'Armée» parce qu'«elle ne ferait que donner des soins de toute façon[15]». En novembre 1940, NS Frances Oakes était l'une des quatre premières infirmières de l'ARC. Elle fut affectée outre-mer avant l'établissement par l'ARC d'un programme de formation de trois semaines au Havergal College à Toronto, le «School of Aviation Medicine Course in Aviation Nursing». Mais la plupart des infirmières de l'ARC enrôlées après décembre 1942 devaient suivre l'un des 12 cours basés sur ce programme[16]. NS Dorothy Surgenor de la MRC a tracé le portrait de la situation délicate des infirmières perçues comme du personnel de «soutien» :

> Je n'ai reçu aucune formation de base. Je suis seulement passée d'un type de nursing à un autre. Ces lacunes sont ressorties brutalement le jour où [six] d'entre nous étaient censées [...] faire partie de la garde du drapeau lors du lancement de la corvette. Et nous ignorions tout de la marche, encore moins du salut, et de tout le reste. Donc, pendant deux jours, les patients des étages

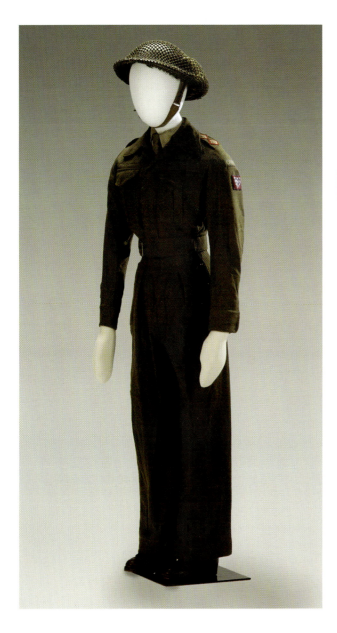

Figure 8
Tenue de combat
Deuxième Guerre mondiale
Musée canadien de la guerre, 19900213, 19760457, 20020107

Les forces armées avaient soigneusement réglementé la sélection des infirmières militaires, fondée sur le genre, l'âge, l'état matrimonial, la formation et la citoyenneté britannique. Après leur enrôlement, les militaires entreprenaient de faire des infirmières de bons officiers, et de contrôler leurs activités et leurs comportements. Les normes à respecter comme officiers s'étendaient à l'ensemble de leur vie : l'hôpital, l'unité militaire et le cadre civil. Selon NS Betty Nicolson : «Quand vous [étiez] dans l'Armée, et surtout outre-mer, vous y *étiez tout* le temps[19].» NS Doris Carter fut réprimandée pour avoir pris de l'alcool. NS Mary Bower lutta avec les gradés tout le long de sa carrière militaire, et sa «matrone» la fit «défiler» pour avoir incité les soldats à se rebeller. Lors de son affectation en Angleterre, NS Kathleen Rowntree aimait passer ses soirées dans un «petit pub bien tenu» où il y avait une piste de danse. Cependant, comme elle l'a écrit : «Un matin, j'ai été convoquée dans le bureau de la matrone et informée que "danser le jitterbug" ne convenait pas à un officier[20].»

Les militaires étaient ambivalents à propos de la présence des femmes, surtout sur les théâtres d'opérations. Il y avait des questions logistiques à résoudre, du fait que les gens des deux sexes vivaient et travaillaient ensemble dans la promiscuité 24 heures sur 24. Il y avait le problème du grade et du statut d'officier des infirmières qui pouvaient potentiellement les placer en position de commander des hommes de rang inférieur, incluant les médecins de moindre rang. Et on craignait que le public ne retire son soutien à la guerre si des femmes étaient blessées, tuées ou violées par l'ennemi — épreuve que les infirmières militaires désignaient par euphémisme comme «un sort pire que la mort».

Mais les militaires exprimaient peu de doute quant à la valeur professionnelle des infirmières. Le médecin militaire T. S. Wilson illustrait leur valeur ainsi : «Dans un centre chirurgical, les infirmières militaires sont particulièrement importantes, et on peut comparer leurs services à une attelle de Thomas dans un cas de multiples fractures du fémur. Pour l'éventuelle issue d'un cas, elles valent souvent de cinq à dix bouteilles de sang ou de plasma[21].» Alors

nous ont montré comment faire, car personne ne le savait vraiment [...]. Nous ne faisions pas vraiment partie de la Marine [...]. On ne nous a donné aucune instruction de départ; nous devions donc tout apprendre sur cette «galère» (et tout cela nous l'apprenions surtout des patients de l'étage car ils adoraient enseigner aux infirmières militaires) [...]. Nous étions dans la Marine mais n'en faisions pas partie[17].

Plus tard, les infirmières de la MRC ont rapporté avoir reçu une formation «déconcertante» sur la routine des casernes, l'art de saluer, et «la signification et l'importance des différents galons, y compris les dorés[18]».

que les forces armées reconnaissaient aisément la valeur des infirmières dans les unités médicales, elles évitaient le plus possible de les affecter sur les théâtres actifs d'opérations. Mais l'efficacité des traitements médicaux et des interventions chirurgicales dépendait en partie de la disponibilité de soins infirmiers sur le front, car beaucoup de blessés ne pouvaient survivre à de longues évacuations vers des lieux plus sécuritaires. Le grand nombre de procédures chirurgicales, l'utilisation massive des transfusions et des liquides de réanimation et l'introduction de la pénicilline injectable n'étaient que trois innovations du temps de guerre qui exigeaient les habiletés des infirmières.

Les infirmières militaires devaient former les aides-soignants qui pouvaient alors être affectés dans les unités sur la ligne de feu — soi-disant pour réduire les risques et les dangers pour les femmes. Ceux-ci fournissaient une assistance adéquate, mais ne pouvaient remplacer les infirmières hautement qualifiées. Un hôpital chirurgical de campagne en Italie attribuait clairement la baisse du taux de mortalité sous les 10 % aux «meilleurs soins» fournis grâce aux modifications apportées à leurs politiques et à la présence des infirmières plus près du front. Selon l'historien et médecin W. R. Feasby : «Il ressort nettement que sans les excellents soins post-opératoires prodigués [par les infirmières], le travail des chirurgiens aurait été pratiquement vain peu importe combien près du front ils étaient placés[22].»

La majorité des infirmières ont travaillé sur une multitude de territoires — jusqu'à quatre théâtres d'opérations différents à l'extérieur du Canada. Presque toutes commençaient leur service dans des hôpitaux militaires de district et dans des camps d'entraînement pour les troupes à travers le Canada. Un quart d'entre elles servirent uniquement au Canada, par choix ou parce qu'il n'y avait pas de postes disponibles outre-mer. Au moins les deux tiers furent détachées en Angleterre, un peu moins d'un tiers en Europe, approximativement un cinquième en Méditerranée, 7 % sur le théâtre de l'Atlantique Nord, un peu plus de 4 % en Afrique du Sud, et deux infirmières à Hong Kong.

Le type et l'envergure des unités médicales variaient selon les besoins changeants durant la guerre. Les unités de l'Hôpital général canadien en Angleterre étaient habituellement des installations de 600 à 1 200 lits aménagées dans des espaces empruntés. Elles furent converties en hôpitaux de campagne avant leur transfert en Méditerranée en 1943 et 1944, et en Europe en 1944 —, doublant souvent de taille pour faciliter l'accueil des blessés. On augmenta le nombre de médecins et d'infirmières militaires au sein de ces unités, et le personnel régulier devait faire des heures supplémentaires pour terminer les procédures chirurgicales et évacuer les patients, tout en se préparant pour la prochaine arrivée de blessés.

Les infirmières ont aussi servi dans des postes d'évacuation sanitaire (PES) de 200 à 600 lits, dont la mission consistait à stabiliser les patients dans un état critique et à les évacuer. La «matrone» Agnes MacLeod décrivait le PES où elle travaillait en Angleterre, qui consistait en une tente pour l'administration, une pour l'admission et l'autorisation de sortie, une autre pour les services médicaux, une quatrième pour les services chirurgicaux, une cinquième pour les services de soutien, en plus des tentes destinées aux patients — en tout «bien au-dessus de 50» tentes. Elle a noté une rotation rapide des patients, car on n'y acceptait que des cas légers qui ne requéraient pas de soins dans un hôpital général[23]. Mais ces unités de grande envergure étaient encombrantes, et comme on recherchait plus de mobilité, les PES furent convertis pour offrir des soins postopératoires immédiats aux patients, en plus de la stabilisation des blessés pour leur évacuation. En 1943, le CSRC réduisait encore leur taille, les reliant souvent à un petit hôpital militaire fixe de 200 lits pour les blessés et les malades nécessitant des soins moins prioritaires, tout en fournissant une équipe d'infirmières de renfort pour les unités sur le front. Mais comme l'a écrit NS Jean Dorgan : «Deux cents lits, ce n'était rien. Quand nous étions à court de lits, nous utilisions des brancards[24].»

Les unités chirurgicales et infirmeries de campagne étaient encore plus petites, composées généralement de deux infirmières en plus du personnel médical et de soutien. Elles opéraient comme sur une chaîne de montage (certaines recevant les soldats 20 minutes après qu'ils aient été blessés), et laissaient le suivi des patients à de plus grandes unités qui prenaient le relais derrière elles. Ces petites unités mobiles se déplaçaient avec les troupes et s'adaptaient aux installations disponibles : écoles, couvents, granges, usines détruites par les bombardements, châteaux ou tentes de toile. Les blessés exigeant une convalescence de plus de deux semaines étaient évacués en Angleterre sur un navire-hôpital, par train et par ambulance aérienne, alors que l'hôpital général et les unités spécialisées continuaient à fournir les services médicaux.

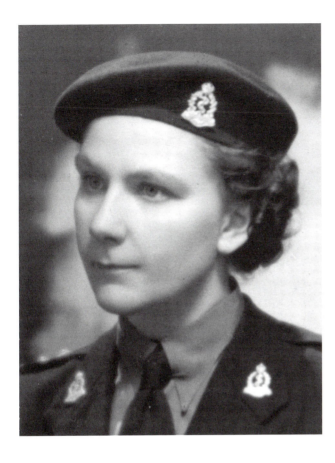

Figure 9
Infirmière militaire Pauline Cox Walker
Italy
1944
Gracieuseté de Cynthia Toman

Comme les infirmières se rapprochaient du front, elles étaient davantage exposées aux risques et aux dangers. Au moins 12 infirmières et une ergothérapeute ont perdu la vie en service, et une infirmière est morte à cause d'activités ennemies. Dix infirmières militaires du CSRC sont décédées d'affections médicales, de septicémie et d'accidents de voiture ou de bicyclette. Deux infirmières militaires de l'ARC ont péri pendant leur entraînement, et une des suites d'une maladie. Enfin, une infirmière de la MRC s'est noyée au large des côtes du Labrador en 1941 après une attaque ennemie. NS Agnes Wilkie revenait de Sydney, Nouvelle-Écosse, vers St. John's à bord du traversier de Terre-Neuve, le SS Caribou, qui fut torpillé et coulé par un sous-marin allemand. Wilkie et sa compagne diététicienne, NS Margaret Brooke, s'accrochèrent pendant plus de deux heures à un canot de sauvetage chaviré dans les eaux glacées et tumultueuses de l'Atlantique, avant que Wilkie ne perde conscience. On repêcha le corps de Wilkie, qui fut enterrée avec tous les honneurs. Brooke, qui fut secourue, raconte :

> Nous étions environ 12. Nous nous sommes cramponnés aux cordages. Les vagues nous amenaient au large, un après l'autre, et Agnes a dit qu'elle avait une crampe. Elle a lâché prise, mais j'ai réussi à l'attraper d'une main. Je l'ai tenue du mieux que j'ai pu jusqu'à l'aube. Finalement, une vague l'a emportée. Lorsque je l'ai appelée, elle n'a pas répondu. Elle devait être inconsciente. Les hommes qui restaient ont essayé de l'atteindre, mais elle a dérivé[25].

Malgré l'extrême ambivalence des militaires concernant le fait d'exposer les infirmières au danger, ces dernières exprimaient beaucoup moins d'inquiétudes. Elles croyaient généralement que leur place était là où se trouvaient les soldats blessés ou malades.

L'après-guerre : des décisions à prendre

Lorsque leurs compétences ne furent plus requises par l'Armée, peu d'infirmières militaires réintégrèrent les hôpitaux civils, en dépit de la pénurie accélérée d'infirmières à travers le Canada. Le nombre de postes disponibles en nursing après la guerre excédait de beaucoup la demande. Les infirmières militaires subissaient la pression de la profession civile qui souhaitait qu'elles contribuent à remédier à la situation, mais la majorité n'étaient pas intéressées à revenir «dans le civil», expression qu'elles utilisaient pour désigner la pratique civile. Plus des deux tiers indiquèrent qu'elles n'avaient pas l'intention de retourner au nursing dans un hôpital civil à la fin de la guerre[26].

Un certain nombre d'infirmières militaires quittèrent la profession civile immédiatement après la démobilisation. Près d'un tiers se marièrent et projetaient de prendre leur retraite du nursing pour élever des enfants. Comme un conseiller du ministère des Anciens Combattants (ACC) l'a écrit à propos d'une infirmière récemment mariée, elle était déjà «heureusement réintégrée». Un deuxième groupe d'infirmières demeurèrent liées à l'Armée dans des postes permanents ou avec les vétérans comme infirmières de l'ACC. Très peu purent mener de longues carrières militaires, comme l'a fait NS Harriett Sloan qui a gravi les échelons et est devenue lieutenant-colonel et «matrone» en chef du Service de santé des Forces canadiennes (1964-1968). Un troisième groupe projetait de travailler, mais dans un autre domaine que le nursing. Comme NS Estelle Tritt l'a expliqué : «Elles voulaient quelque chose de différent. [...] Elles n'auraient pas été heureuses dans un hôpital civil — avec des médecins autour d'elles qui leur auraient donné des ordres[27].»

À la fin de la guerre, nombre d'infirmières militaires étaient perturbées et anxieuses. NS Pauline Cox se rappelle : «Ça nous a pris un bon moment pour nous adapter au [cadre] civil. [...] [D]ans l'Armée, les repas sont fournis, le travail est structuré, et tout est pratiquement uniforme et pris en charge. Et au retour, vous devez du jour au lendemain tout faire par vous-même. C'est un monde complètement différent. Et à ce moment-là, la simple idée de travailler dans un hôpital civil était loin de me séduire[28].»

Les infirmières ont considéré une grande variété de projets pour leur retour à la vie civile. Certaines envisageaient d'utiliser leur statut de vétéran pour lancer de petites entreprises, seule ou avec un partenaire, comme une épicerie, une quincaillerie, un salon de thé ou un bar, un pavillon de ski, un magasin d'articles de cuir, un salon d'esthétique, un restaurant, la gérance d'un centre hôtelier ou un camp de vacances. D'autres souhaitaient se lancer dans la publicité, l'agriculture, la décoration intérieure ou l'artisanat. Certaines caressaient le projet de faire des études en art ou en musique[29]. NS Margaret Roe pensait se rendre en Californie ou à Costa Rica, mais comme elle le racontait : «À ce moment-là, je n'étais pas prête, mentalement parlant. [...] J'avais la possibilité d'aller à l'université, mais je n'étais simplement pas prête[30].» Durant l'année universitaire 1945-1946, 160 infirmières militaires déposèrent une demande d'admission dans les universités canadiennes, les demandes excédant les places disponibles. NS Mussallem se rappelle : «Il a même fallu s'asseoir dans les marches — ça débordait de partout, et beaucoup sont reparties. [C]'était un énorme encouragement pour le Canada, n'est-ce pas? — toutes ces infirmières? Ça aurait dû résulter en de meilleurs soins de santé[31].» Mais pour bien des infirmières, ce sont les secteurs de la santé publique et du nursing communautaire qui ont bénéficié des occasions d'apprentissage s'offrant à elles dans l'après-guerre, et non les hôpitaux où sévissaient les plus graves pénuries.

Conclusion

Pendant la plus grande partie du XXe siècle, le nursing militaire a joué un rôle provisoire, avec la profession civile comblant les effectifs au besoin. Très peu d'infirmières ont mené de longues carrières dans les forces armées. Leurs rôles et les possibilités d'avancement s'élargissaient en période de guerre, revenant au statu quo après coup. Les nombreux facteurs qui les ont motivées à s'enrôler variaient selon le contexte politique et socioéconomique dans lequel elles évoluaient. Le genre a grandement influencé leurs rôles et leurs aspirations, surtout en ce qui avait trait aux risques et aux dangers qu'elles couraient. La composition des services de nursing militaire s'est progressivement transformée pour inclure des hommes, des Autochtones, et des gens aux caractéristiques diverses liées à la langue, à la race, à l'ethnicité ou à l'orientation sexuelle. D'une part, les infirmières militaires n'ont jamais cessé d'attacher une grande valeur à leurs expériences. D'autre part, elles ont mené une lutte incessante sur divers fronts : leur position liée au genre, l'autonomie de leur pratique, l'amélioration et le maintien de compétences de pointe en nursing, ainsi que la préservation d'une identité bien définie comme infirmière professionnelle à l'intérieur de la hiérarchie militaire.

CHAPITRE 12

Assez mais pas trop : la formation en nursing au Canada anglais (1874-2000)

Lynn Kirkwood

Les écoles de nursing ont vu le jour pour permettre d'améliorer l'organisation hospitalière et la qualité des services aux patients. Elles constituaient simplement un moyen pratique d'atteindre cet objectif; elles n'étaient pas destinées à faire avancer la cause de l'enseignement supérieur ou à contribuer à l'avancement global de la connaissance humaine. Les administrateurs médicaux, et aujourd'hui les responsables gouvernementaux, voulaient une main-d'œuvre bien disciplinée et à bon marché; les médecins souhaitaient une infirmière dotée d'une personnalité plaisante et d'un bon caractère — en d'autres mots, une personne avec laquelle il était agréable de travailler et qui ne contesterait pas leur autorité. Pour leur part, les infirmières et les infirmières enseignantes n'avaient pas le pouvoir de façonner l'avenir de la formation en nursing et la profession naissante du nursing. À l'origine, les bases d'autonomie financière et administrative qui avaient permis à Florence Nightingale d'implanter le nursing moderne au St. Thomas en Grande-Bretagne étaient inexistantes en Amérique du Nord. De plus, l'élite de la profession n'y occupait pas la position sociale et n'avait pas le poids politique nécessaires pour persuader un monde dominé par les hommes de partager le pouvoir et la prise de décisions. Par conséquent, pour les candidates des premières écoles de nursing au Canada et aux États-Unis — et même en Grande-Bretagne où l'élite infirmière possédait un peu plus d'influence —, l'accent était surtout mis sur le service à donner, plutôt que sur le perfectionnement éducationnel ou professionnel individuel. Par ailleurs, il apparaissait évident qu'il fallait surmonter la réputation entachée de la soignante non qualifiée de la première heure. La respectabilité sociale devenait donc la première exigence, et on attendait des candidates en nursing «qu'elles acquièrent une éducation minimale et une réputation maximale sur le plan moral[1]». Même l'uniforme de l'infirmière reflétait les valeurs bourgeoises. Le col montant, les longues manches et la jupe descendant jusqu'aux chevilles servaient à rappeler aux patients et aux infirmières elles-mêmes le caractère féminin de la profession qu'elles avaient choisie.

Les arguments invoqués à l'encontre des aspirations éducationnelles des infirmières, et de l'instruction des femmes en général, incluaient des affirmations relatives à l'infériorité intellectuelle des femmes et à leur propension apparemment «naturelle» au service domestique. Pour gagner le respect et la reconnaissance de la société du XIXe siècle, les infirmières devaient endosser les valeurs de la classe moyenne. On mena les tentatives de réforme des hôpitaux comme s'il s'agissait d'une extension du rôle des femmes au foyer. D'après Adelaide Nutting, la première enseignante canadienne en nursing à l'Université Columbia, «la gestion hospitalière consistait en du travail ménager spécialisé à plus grande échelle[2]». Le nursing avait pour mandat de ne pas perturber les

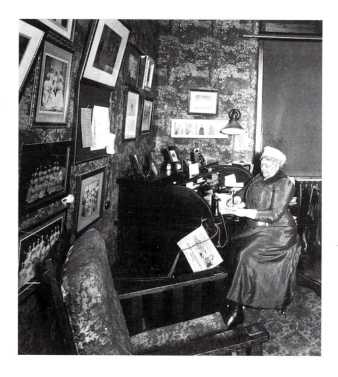

Figure 1
Nora Livingston, directrice des soins
Hôpital général de Montréal
Vers 1895
Archives de l'Université McGill, PU027043

rapports traditionnels hommes-femmes. Cette position ne constituait pas une menace aux ambitions professionnelles des médecins, ni à leur emprise sur les services de santé. La profession médicale estimait qu'une certaine formation donnée par des médecins profiterait aux infirmières, mais pas trop pour éviter que les tâches terre-à-terre des soins aux malades ne les ennuient. Les compétences pratiques, domestiques des infirmières étaient un complément aux compétences intellectuelles, scientifiques des médecins. L'image de l'infirmière était par conséquent celle d'une «bonne fille», dévouée, passive, remplie d'abnégation, moralement supérieure aux hommes, mais subordonnée aux médecins.

Les récits sur la formation en nursing sont essentiellement des comptes rendus louangeurs, habituellement rédigés par des diplômées à l'occasion d'un anniversaire particulier. Ces descriptions mettent l'accent sur la camaraderie, les joies et les aléas de la vie en résidence, et racontent avec humour, par le chant et les rimes, leurs rapports avec les patients et les épreuves dans les salles de malades. Un certain nombre de biographies des chefs de file de la formation en nursing ont été publiées pour tenter de souligner le progrès accompli par les infirmières dans leur conquête d'un statut professionnel. Depuis les 20 dernières années, cependant, des thèses de doctorat et de nombreux articles ont livré une analyse plus approfondie et plus critique. Plus récemment, des historiens intéressés à la cause des femmes, à la sphère du travail et aux problématiques sociales se sont penchés sur la profession du nursing. Ces écrits ont permis d'observer le nursing d'hier à travers une lentille différente. Ce chapitre s'inspire de travaux publiés et non publiés, ainsi que des souvenirs d'infirmières qui ont «exercé leur métier» au service des patients. Il ne couvre pas la variété de cours, de certificats et de formations non officielles dans lesquels les infirmières se sont engagées de tout temps, pas plus que l'enseignement du deuxième cycle universitaire. Il n'examine pas non plus l'arrivée progressive des hommes dans la profession, ni comment ceux-ci ont pu influencer la formation en nursing.

La création des programmes de formation en nursing

En 1874, Theophilus Mack, M.D. ouvrait une école de nursing au General and Marine Hospital de St. Catharines, en Ontario. Comme dans le cas des trois écoles établies aux États-Unis un an auparavant, Mack souhaitait susciter la contribution financière du milieu philanthropique par une réorganisation de l'hôpital, une amélioration des conditions sanitaires et une diminution des taux de mortalité postopératoire. Il croyait pouvoir réaliser ces objectifs en remplaçant les soignantes sans formation à l'emploi de l'hôpital par des infirmières qualifiées. Pour opérer ce changement, il fit venir à St. Catharines deux infirmières formées dans le système Nightingale pour l'implantation d'un programme de formation. D'après Gibbon et Mathewson, les statuts de l'établissement révélaient que Mack était influencé par la vision de Nightingale; la devise de l'école, «*I see and I am silent*» («Je vois et je suis silencieuse»), expression de son cru ou glose d'un confrère pour clarifier sa position, témoignait sans équivoque des intentions des administrateurs de l'hôpital : on voulait une sainte, pas une femme. Il écrivait :

> Dans l'exercice quotidien de leurs devoirs, les infirmières doivent en toutes occasions observer la plus stricte discrétion, éviter soigneusement les commérages et se comporter de manière aimable

«Nous nous sommes amusées en travaillant et avons travaillé en nous amusant.»

James Wishart, Universités Carleton et Queen's

L'histoire des écoles hospitalières est colorée de récits d'infirmières sur leurs exploits parascolaires. Au mépris des règles strictes de la bienséance féminine et du régime de travail abrutissant de la formation à l'hôpital, les étudiantes s'adonnaient à leurs propres rituels enjoués et fantaisistes, ce qui a sans doute contribué à atténuer les aspects plus ardus de leur apprentissage et à renforcer la camaraderie qui les a soutenues pendant leur formation et tout au long de leur carrière par la suite. Briser les règles était la règle, et cela pouvait prendre diverses formes : faire des courses de paniers à linge dans les couloirs souterrains de l'hôpital, voler des poulets rôtis à la cuisine, quitter la résidence ou y entrer par la fenêtre après le couvre-feu. À l'Hôpital général de Kingston, entre les années 1920 à 1960, les étudiantes en nursing notaient leurs escapades dans un journal caché dans la salle des attelles. Datée de novembre 1933, une page maculée par l'eau nous renseigne sur la pratique du «bain forcé», un baptême symbolique visant à initier les nouvelles recrues en chirurgie :

> Miss Freeman étant absente [...], nous avons décidé que ce serait le bon moment de plonger S—— dans l'évier [...]. L—— et P—— [deux internes] nous ont assistées pour lui donner un bon bain forcé — deux en fait, pour être certaines qu'elle était bien mouillée. Ensuite, nous avons plongé les nouvelles en salle d'op une par une dans les bains d'émail blanc remplis d'une eau glacée à souhait. Une par une, les jeunes filles inondées couraient ensuite aux toilettes, revenant séchées mais sans slip. Très rapidement, nous avons nettoyé le plancher avant le retour de notre surveillante [...] et étions revenues pour travailler un peu plus fort afin de reprendre le temps perdu.

Dans le même journal clandestin, une diplômée de 1928 résumait son expérience de sa formation à l'hôpital : «Il y a trois ans, 23 filles timides et farouches mais de bonne volonté entraient à l'Hôpital général de Kingston pour se joindre au monde du travail. Nous ignorions ce qui nous attendait; sinon, je me demande où seraient certaines d'entre nous aujourd'hui. Mais nous ne regrettons rien, car nous nous sommes amusées en travaillant et avons travaillé en nous amusant.»

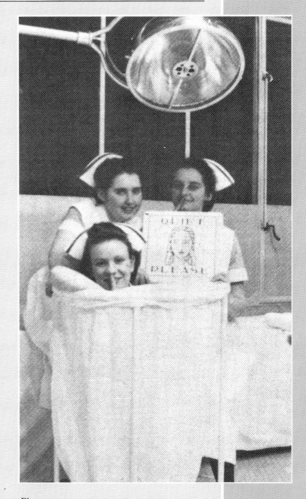

Figure 2
On s'amuse dans la salle d'op
Royal Jubilee Hospital School of Nursing, Victoria, C.-B.
1960
Alumnae Association de la Royal Jubilee Hospital School of Nursing

Source : Archives de l'Université Queen's, Fonds de l'Hôpital général de Kingston, R500, commentaires des infirmières, 4 novembre 1933, 18 septembre 1928.

Figure 3
Épinglette de fin d'études, Lillian R. Pettigrew
Winnipeg General Hospital Nurses Training School
1931
Collection de l'Association des infirmières et infirmiers du Canada
Musée canadien des civilisations, 2000.111.194

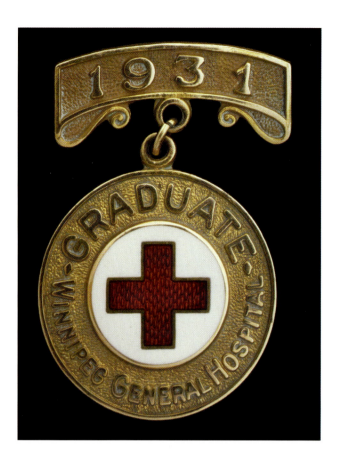

et respectueuse [...]. Elles ne doivent faire preuve d'aucun parti pris pour un médecin plus qu'un autre. Elles doivent s'occuper scrupuleusement des tâches associées aux soins des patients avec la gentillesse et la minutie enseignées par leurs supérieurs. Elles ne doivent jamais s'ingérer dans un traitement ni le critiquer[3].

Dans tout le Canada, d'autres écoles d'infirmières foisonnaient. En 1881, une école vit le jour à l'Hôpital général de Toronto. Mary Agnes Snively, une ancienne enseignante du St. Catharines en Ontario, nouvellement diplômée du Bellevue Hospital Training School de New York, prit en charge l'administration de l'école en 1884 et réussit à en faire l'une des écoles de nursing les plus performantes au pays. Au bout du compte, elle devint l'ambassadrice par excellence de la professionnalisation du nursing, autant dans son rôle d'enseignante que dans celui de fondatrice de l'Association des infirmières et infirmiers du Canada (AIIC). En 1890, après l'échec de deux tentatives entreprises par d'autres avant elle, Nora Livingston, une récente diplômée de l'école de nursing du New York Hospital, réussit à implanter une école à l'Hôpital général de Montréal, dont elle tint les rênes pendant 20 ans. Durant les années 1890, des écoles furent fondées dans les Maritimes, essentiellement influencées par les programmes concluants de la côte est des États-Unis. Elles furent aussi répandues dans l'Ouest, parallèlement à la colonisation et à la progression du chemin de fer. La Winnipeg General Hospital School of Nursing prétend avoir été le premier hôpital de l'Ouest canadien (1887). En 1898, les Sœurs de la Charité de Montréal (ou Sœurs Grises) implantaient la première école francophone de nursing à l'Hôpital Notre-Dame de Montréal. Les Sœurs Grises, qui étaient fondamentalement des éducatrices, créèrent d'autres écoles religieuses au Québec et dans tout le pays.

Cependant, tout au long des premiers développements de la formation en nursing, aucun mécanisme ne fut mis en place pour établir une base officielle de connaissances désignée sous le nom de «nursing».

Le savoir-faire en nursing était lié au devoir (la bonne fille), à l'obligation (le soin altruiste de la bonne mère) et à l'ordre (l'autodiscipline d'un bon soldat). Ces qualités réunies constituaient l'expertise des infirmières. On connaît peu de choses des soignantes non qualifiées qui travaillaient dans les hôpitaux avant l'établissement d'un système de formation officiel. Il n'existe aucun indice permettant de déterminer si certaines furent intégrées au nouveau mouvement d'infirmières qualifiées, ou si elles eurent la possibilité d'y participer, ni de supposer qu'on reconnaissait leur savoir-faire et leur expérience dans les nouvelles écoles. La première génération de réformatrices de la formation en nursing était plutôt composée d'enseignantes ou même de diplômées universitaires, beaucoup étant associées au Teacher's College, de l'Université Columbia, qui mit au point un cours pour les formatrices en nursing en 1899. Elles souhaitaient un enseignement similaire à celui de leurs confrères; l'éducation libérale est donc devenue la base de la formation en nursing. Elizabeth Logan, détentrice de deux diplômes en psychologie et en biologie de l'Acadia University et d'une maîtrise en nursing de Yale, a expliqué :

[...] on nous encourageait à être créatives, nous pouvions aller un peu plus loin, peut-être un peu différemment à cause d'elle [l'éducation libérale]. Et j'ai trouvé cela très stimulant. [...] et tout cela a en quelque sorte déterminé ma vision de ce que le nursing pouvait et devait faire[4].

En 1902, il existait au Canada 70 écoles qui offraient des programmes d'une durée de deux ou trois ans permettant aux jeunes femmes d'obtenir une formation en nursing en échange de services aux patients. En 1930, au moment de la publication du Rapport Weir, *The Survey of Nursing Education in Canada*, 212 écoles étaient établies dans 886 hôpitaux canadiens. Les données d'alors ne font pas la distinction entre les infirmières qualifiées et les soignantes sans formation. En 1901, on avait recensé 280 infirmières. En 1921, après la Première Guerre mondiale, ce chiffre avait augmenté d'une façon spectaculaire jusqu'à atteindre 21 183, dont 233 hommes. D'après Kathryn McPherson[5], les hôpitaux pour aliénés reposaient sur le travail des infirmiers, qui furent admis dans la formation. Ces programmes étaient d'une durée de deux ans, formation que les étudiants complétaient souvent par deux autres années dans un hôpital général. Cependant, comme on devait sévir plus fréquemment contre les hommes étudiants, les administrateurs hospitaliers préféraient la déférence et la docilité des femmes étudiantes. En 1960, au moment de la Royal Commission on Health Services, la population étudiante était équivalente à celle combinée des étudiantes et infirmières en 1921 — soit 21 297 étudiants dans 188 hôpitaux à travers le Canada. Fait intéressant, ces chiffres n'ont pas tellement changé : en 2000, cette population se situait à 21 390. En l'an 1900, le nursing était l'un des rares métiers accessibles aux femmes, leur permettant d'acquérir des compétences, une respectabilité ainsi qu'une sécurité financière. Mais dans les années 1960, la profession se trouvait en concurrence avec de nombreuses autres disciplines, plusieurs offrant de meilleures possibilités d'emploi, conditions de travail et rémunération.

Au début, les raisons de choisir le nursing étaient nombreuses et variées. Alors que la profession procurait une main-d'œuvre à bon marché aux hôpitaux en plein essor, les nouvelles écoles offraient aussi l'indépendance et la liberté, un emploi essentiel à celles dont on n'avait plus besoin sur la terre familiale, ainsi que la possibilité de faire un travail sécurisant et respectable, dans les limites du rôle attendu des femmes dans la société. Les conditions étaient certes difficiles, les heures de travail étaient longues, et la formation quasi inexistante. On envoyait souvent les nouvelles recrues dans les salles de malades sans préparation pour le travail à accomplir. Certaines ont affirmé qu'elles n'avaient pas été de réelles apprenties, les étudiantes ayant appris les unes des autres ou par leurs propres moyens[6]. Kathryn McPherson a soutenu que, même si les conditions dans les premiers hôpitaux étaient pénibles, ceux-ci offraient aux femmes la possibilité de s'extirper des conditions économiques précaires d'un Canada rural, ainsi qu'un travail relativement privilégié, comparativement aux femmes des autres secteurs de l'économie. Certaines souhaitant réellement aller à l'université optaient pour des études en nursing, parce que les ressources financières familiales étaient consacrées à l'éducation des fils. Mais les restrictions professionnelles imposées aux femmes dans la société étaient un autre facteur justifiant leur choix du nursing. Selon Rae Chittick, enseignante dans les Prairies durant la Première Guerre mondiale et plus tard directrice du nursing à la McGill School for Graduate Nurses :

> À cette époque, tellement peu de possibilités s'offraient à nous. J'ai d'abord envisagé de devenir médecin. Je n'avais pas les moyens. Mon père m'a découragée. Il m'a dit : «Tu ne réussiras jamais à exercer comme médecin.» [...] J'ai fait un peu de nursing durant l'épidémie de grippe. Il y avait là une infirmière qui travaillait à la Banque Royale comme secrétaire. Elle avait abandonné le nursing. Elle est revenue pour l'organiser [...]. Elle était si efficace. Je pensais que la formation en nursing m'aiderait à devenir plus efficace. Je suis donc allée à [Johns] Hopkins[7].

Dans les années 1930, les écoles étaient inondées de candidates de familles touchées financièrement par la crise. La formation en nursing offrait le gîte gratuit et de la bonne nourriture, ce qui faisait que la situation des stagiaires était meilleure que celle de nombre de leurs amies. Un étudiante raconte : «Le *crash* de 1929[...] a affecté beaucoup de nos parents [...]. Les personnes ayant une compétence ne pouvaient trouver du travail dans leur domaine. Nous, les stagiaires, étions chanceuses; nous travaillions et étudions fort, mais les sœurs nous nourrissaient bien[8].»

Avant les années 1970, très peu d'étudiantes en nursing faisaient partie des minorités visibles. Beaucoup d'écoles refusaient de les admettre, et les possibilités d'emploi étaient passablement limitées. Par exemple, en 1932, l'Hôpital général de Vancouver admit une étudiante canadienne d'origine japonaise, et en 1936, une autre d'origine chinoise [Louise Lore

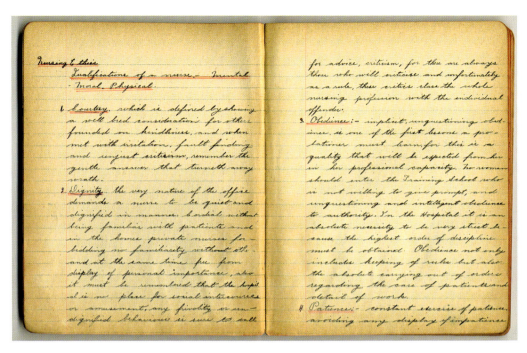

Figure 4
Page du cahier de notes d'une étudiante en nursing, «Nursing Ethics: Qualifications of a Nurse, Mental, Moral and Physical»
Grace Hospital
Windsor, Ontario
1920
Archives du Musée canadien des civilisations
(don de Lynn Kirkwood)

(plus tard Yuen)] fut diplômée et immédiatement admise dans le programme de certificat en santé publique de l'Université de la Colombie-Britannique (UCB). Mais ses choix de carrière étaient restreints puisqu'on s'attendait à ce qu'elle travaille au Vancouver Metropolitan Board of Health avec les gens de sa race. Et pour un salaire inférieur à celui des infirmières de race blanche[9]!

Les infirmières n'exerçaient aucun contrôle sur le développement du nursing dans le secteur clinique, demeuré l'apanage des médecins. Et la gestion des programmes de formation était sous la gouverne des administrateurs hospitaliers, dont le principal objectif était d'acquérir une main-d'œuvre soumise et à bon marché. Les directrices des soins, cependant, avaient pour mission de former le caractère des étudiantes et de les discipliner. Malgré quelques tentatives assez répandues pour améliorer les normes éducationnelles, les cours — habituellement donnés par des médecins — avaient lieu après de longues journées de service clinique. Seules les étudiantes disposant de «temps libre» à l'extérieur des salles de malades y assistaient. Dans les premiers temps, les directrices des soins, très peu soutenues par leurs collègues et par la profession, durent lutter pour maintenir un équilibre délicat entre la prestation des soins aux patients et la formation des étudiantes, tout en cherchant en même temps, bien sûr, à répondre aux attentes des parents et de la société en général. Pour éviter de compromettre sa position, la directrice elle-même devait être un modèle de féminité acceptable en tout temps.

La réforme de la formation en nursing

Dans les années 1920, les enseignantes en nursing déploraient le fait d'avoir perdu le contrôle de la formation en nursing. D'autre part, les médecins se méfiaient des infirmières qui quittaient la sphère hospitalière, où ils pouvaient régenter leur pratique, pour le nouveau domaine de la santé publique, qui n'était pas encore sous leur entière domination. Les infirmières souhaitaient explorer des secteurs d'expertise en nursing au-delà de ce qui était considéré comme faisant partie de la médecine — tels la prévention de la maladie et la préservation de la santé —, tout en reconnaissant toujours la suprématie des médecins dans des champs communs aux deux professions. En 1927, les membres de l'AIIC et de l'Association médicale canadienne (AMC) acceptèrent de collaborer pour déterminer les besoins des infirmières en matière de formation. On décida de mener une enquête désignée sous le nom de Rapport Weir, qui fut subventionnée à raison des deux tiers par l'AIIC et l'autre tiers par l'AMC. George Weir, professeur en éducation de l'UCB, se vit confier des pouvoirs considérables pour étudier tous les aspects de la profession et de la formation en nursing, de manière à traiter l'ensemble des questions non résolues. Il existait une telle opposition au désir des infirmières d'améliorer leur formation que Weir se sentit contraint d'aborder directement la question dans un chapitre intitulé : « L'infirmière a-t-elle besoin d'être formée ? » Il écrivait : « Un peu de raisonnement ne peut faire de tort, s'il est sensé; mais un raisonnement douteux qui vise, intentionnellement ou non, à priver les infirmières des avantages d'une solide éducation est non seulement dangereux mais indéfendable. » Et citant un président d'une université, il écrivait : « La formation en nursing est beaucoup plus que les bribes de temps libre à l'hôpital ou une source de main-d'œuvre à bon marché[10]. »

Dans le but d'améliorer la formation et de relever les normes, Weir recommanda son retrait de la gouverne des hôpitaux, la fermeture des petites écoles, ainsi que l'amélioration des normes d'admission et des conditions de travail. Il avisa aussi les universités qu'on leur demanderait tôt ou tard de former les infirmières en collaboration avec les hôpitaux bien équipés, puisque la formation universitaire constituait une partie essentielle du perfectionnement professionnel.

À la suite de ce rapport, certaines nouvelles mesures furent implantées. On ferma plusieurs écoles de petite taille et l'AIIC élabora des normes universelles de formation. Mais ces dernières n'étant pas obligatoires, nombre d'hôpitaux ne prirent aucune mesure pour améliorer les conditions. Trente ans après ce rapport, Helen Mussallem constatait que très peu de choses avaient changé[11]. Même si le nombre d'écoles avait diminué de 218 en 1936 à 171 en 1959, seulement 16 % d'entre elles répondaient aux normes établies par l'AIIC.

Il est trop facile de mettre l'inaction sur le compte de la crise des années 1930. Avec le recul, on peut dire que la crise économique offrait de grandes possibilités de changement. De nombreuses infirmières étaient au chômage et pouvaient facilement accomplir le travail à la place des étudiantes à un coût minime — et c'est ce qui s'est produit dans une certaine mesure. Cependant, le régime d'apprentissage était bien enraciné et satisfaisait les administrateurs sur le plan économique. Ceux-ci craignaient que le remplacement des étudiantes par des infirmières diplômées ait pour effet de saper leur autorité et pose des problèmes de discipline. Les citoyens, les parents en particulier, appréciaient généralement la supervision, la discipline et la formation dont leurs filles bénéficiaient dans les écoles, représentant pour eux des coûts relativement peu élevés. Comme Helen Carpenter l'a suggéré :

> Nombre d'écoles de nursing ont réussi à se forger une bonne réputation dans la communauté et à devenir la fierté des conseils d'administration, des administrateurs et des médecins, aussi bien que des diplômées et de leur famille. Toute proposition de changements équivalait à une critique. Les universités et les gouvernements hésitaient à s'immiscer dans un système acceptable pour le public et peu exigeant sur le plan financier[12].

La formation en nursing a connu des transformations colossales au cours des 20 années qui ont suivi la Deuxième Guerre mondiale. Les progrès de la science médicale de l'après-guerre, l'entrée en vigueur de la *Loi de l'assurance-hospitalisation* en 1957 et la hausse des subventions gouvernementales aux soins de santé et à l'éducation dans les années 1960, tout cela a contribué à la matérialisation de la principale recommandation du Rapport Weir, soit le transfert de la formation en nursing aux établissements d'enseignement. Dans les années 1950, les hôpitaux ont remis en cause la question du financement des programmes de formation en nursing. Une étude menée au Toronto Western Hospital en 1950 a révélé que « la perte nette de l'hôpital [pour gérer une école] était de 230,46 $ par étudiante ». Par conséquent, l'auteur a conclu qu'« il n'y avait aucune exploitation des étudiantes[13] ». Parallèlement, l'AIIC a effectué une étude au Metropolitan Hospital de Windsor, en Ontario, visant à démontrer qu'il était possible de former les infirmières de façon satisfaisante en moins de temps si celles-ci étaient déchargées des tâches de soins. Ce programme durait deux années pendant lesquelles les étudiantes, exemptées du service hospitalier, pouvaient se concentrer sur leur formation. Ce programme demeura en vigueur entre janvier 1949 et septembre 1952. À la fin de l'étude, on en vint à la conclusion que les 87 diplômées du programme étaient aussi bien préparées pour donner les soins de base aux malades que ne l'étaient les diplômées du groupe « témoin » ayant suivi trois années de formation à l'hôpital[14]. Mais une étude similaire menée au Regina Grey Nuns Hospital dans les années 1960 n'a pas donné des résultats aussi concluants[15].

Sans renoncer complètement aux écoles de nursing, les hôpitaux ont découvert une façon de rentrer dans leurs frais en mettant en place ce qui fut appelé le programme de stage en nursing. Avec la spécialisation graduelle des soins, il devenait évident que les étudiantes novices n'avaient pas l'expérience nécessaire pour prendre soin de patients gravement malades. Mais des étudiantes plus chevronnées pouvaient assumer en bonne partie cette responsabilité. Durant les années 1960, on mit en place dans tout le pays un programme consistant en deux années de formation plus une année de stage. Pendant les deux premières années, les étudiantes infirmières passaient plus de temps en classe qu'auparavant, et la troisième année, elles se consacraient entièrement à la prestation de soins généraux. Presque toutes les provinces adoptèrent ce système sous une forme ou une autre. Plus tard dans la même décennie, alors que la pénurie d'infirmières avait pris de l'ampleur, on réduisit la durée de ces programmes à deux ans.

Il est intéressant de comprendre pourquoi les enseignantes en nursing ont accepté l'idée d'une formation réduite, alors que le statut professionnel dépendait directement de la durée des études. En acceptant des périodes de formation plus courtes, les infirmières ont-elles raté l'occasion d'établir des bases scientifiques solides et de renforcer les cours de nursing? Et ont-elles aliéné la chance qu'elles avaient de transférer complètement la formation en nursing aux universités, dans la foulée d'autres professions comme l'éducation? Dans la formulation d'une réponse, cependant, il importe de considérer le fait que les administrateurs d'hôpitaux et les médecins exerçaient toujours un pouvoir considérable, et qu'il fallait surmonter un autre obstacle, soit la présomption que l'infirmière diplômée répugnerait peut-être à exécuter les tâches monotones, serviles et ennuyeuses des soins aux malades. Même si l'AIIC prenait part au projet du Metropolitan Hospital, elle n'était qu'un organisme consultatif. Du fait que peu d'infirmières avaient les qualifications pour enseigner, elles consentirent au meilleur arrangement qu'elles purent obtenir, soit l'exercice d'un certain contrôle sur le processus de formation.

Dans les années 1960, après que presque toutes les juridictions eurent fini de débattre la question de la formation en nursing, le régime d'apprentissage avait enfin fait son temps. Avec la hausse des coûts de formation et un meilleur financement gouvernemental permettant d'embaucher des infirmières diplômées, les responsables des hôpitaux étaient disposés à abandonner la formation des infirmières. Même si nombre de diplômées de ces premiers programmes hospitaliers prônaient les avantages de la vie en résidence, les jeunes femmes de la nouvelle ère féministe ne voyaient pas d'un très bon œil les règles tracassières et la discipline qui y régnaient. De plus, le profil des candidats en nursing se transformait, puisqu'on admettait des étudiantes plus âgées ayant une expérience antérieure, des hommes et des membres des minorités visibles. Progressivement, de la fin des années 1960 au début des années 1970, on céda les programmes de formation hospitalière à des collèges d'arts appliqués et de technologie ou à des centres régionaux de nursing. Ce transfert sonna le glas des principaux fondements idéologiques de la formation en nursing que constituaient le service hospitalier, ainsi que le soutien et les amitiés impérissables de la vie en résidence.

Fait notable, la cession de la formation en nursing au système d'éducation contribua à ruiner l'emprise que les médecins détenaient sur le diplôme. Moyra Allen et Marie Reidy ont aussi constaté qu'avec le transfert des programmes de nursing dans les établissements d'enseignement, les étudiantes portaient une plus grande attention aux soins des malades que lorsqu'elles devaient se conformer aux pratiques et aux politiques hospitalières[16]. Même si on n'a mené aucune étude pour cerner l'état du nursing dans les établissements de formation technique, des témoignages ont révélé qu'on tenait en haute estime la contribution positive du corps enseignant et des étudiantes, au développement des institutions sur le plan éducatif et politique.

L'enseignement infirmier professionnel

L'établissement de programmes de formation dans cinq universités canadiennes en 1919-1920 a fourni une base pédagogique pour le nursing, à partir de laquelle l'élite de la profession pouvait concrétiser son objectif de professionnalisation. À cette époque, on considérait l'enseignement universitaire comme un moyen de constituer un petit groupe d'infirmières susceptibles de devenir des enseignantes, des superviseures et des professionnelles en santé publique, dotées du leadership nécessaire pour réformer la profession[17]. Au lieu de céder l'ensemble de la formation aux universités, les réformatrices du nursing ont justifié l'enseignement universitaire dans quelques rares cas, créant ainsi un système d'entrée à deux vitesses dans la profession, et deux cultures du nursing — la culture professionnelle, axée sur l'éducation et la science, et une culture artisanale, orientée sur les compétences domestiques. Il existait certes des médecins qui appuyaient ces programmes, mais le sujet soulevait tout de même beaucoup de critiques. Dans ces circonstances, les infirmières se gardaient

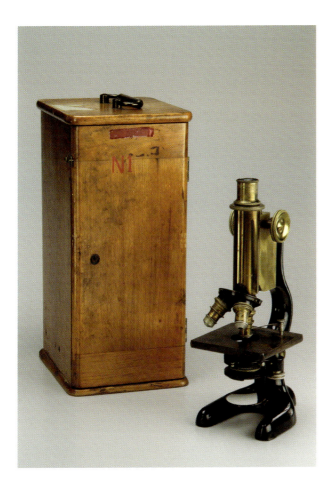

Figure 5
Microscope
Faculté de nursing, University of Western Ontario
Vers 1930
Musée canadien des civilisations, 2004.62.1.2
(don de Marion McGee)

bien de faire la promotion de l'enseignement universitaire pour l'ensemble des infirmières. Au lieu de cela, elles optèrent pour «y aller doucement» et se contentèrent d'un enseignement universitaire destiné à un groupe restreint. Ethel Johns, la première directrice du programme de l'UCB a rassuré les nombreux censeurs en affirmant : «[Le] nombre de femmes qui choisiront de gravir les échelons, ou qui en auront la capacité, sera nécessairement restreint. Nous n'avons aucunement l'intention de recommander que toutes les élèves soient obligées de suivre le cours combiné[18].»

Les programmes universitaires en nursing débutèrent en 1918 au Canada à l'Université de l'Alberta avec une brève formation de deux mois destinée aux infirmières en santé publique. En 1919, l'UCB instaura un programme de cinq ans pour les infirmières. Il s'agissait du premier programme de baccalauréat en nursing de l'Empire britannique. Ce programme, à l'instar d'autres programmes universitaires d'alors, était intimement lié à deux réformes sociales clés de l'époque : la gestion scientifique et la santé publique. Le programme de l'UCB fut créé grâce aux initiatives d'un administrateur hospitalier influent, le docteur Malcolm MacEachern, de l'Hôpital général de Vancouver, et du médecin hygiéniste de la province, Henry Esson Young. Ces hommes, comme d'autres médecins de notre histoire, faisaient la promotion de l'expansion de la formation en nursing dans la mesure où elle s'inscrivait dans le sens de leurs visées. MacEachern était d'avis que des infirmières mieux formées (à l'inverse des infirmières qualifiées de l'ère Theophilus Mack) étaient susceptibles de faire avancer les réformes des hôpitaux et de la santé publique d'une manière plus efficace, plus compétente et plus économique que leurs prédécesseures ayant reçu une formation. Les initiatives pour accomplir ces réformes ont fourni l'occasion tant recherchée par les infirmières d'utiliser les avancées scientifiques en bactériologie et en hygiène pour mettre au point une base systématique de connaissances pour le bénéfice de la profession. Cependant, les infirmières, soucieuses de conserver leur indépendance à l'intérieur de leur profession en évolution, craignaient que la médecine ne continue à s'immiscer dans leur progression. Dans une lettre à sa collègue Isabel Stewart, Adelaide Nutting écrivait : «[...] il semble évident que nos efforts visant à promouvoir la liberté dans les universités seront entravés par nos amis de la médecine. Nous sortons de l'hôpital seulement pour passer entre les mains de l'école de médecine[19].»

Malgré tout, au tout début du XXe siècle, les options demeuraient réduites. Les collèges d'arts appliqués et de technologie n'existaient pas encore, et le système d'écoles indépendantes, comme les écoles normales pour les enseignants, ne bénéficiait pas encore de financement public. Mais, plus important, les réformatrices du nursing savaient fort bien que leur association avec l'université moderne leur assurerait un statut professionnel.

En 1920, la Société de la Croix-Rouge, qui cherchait à jouer un rôle dans les initiatives axées sur la santé en temps de paix, accepta de financer temporairement des programmes universitaires pour les infirmières en santé publique. Après d'intenses

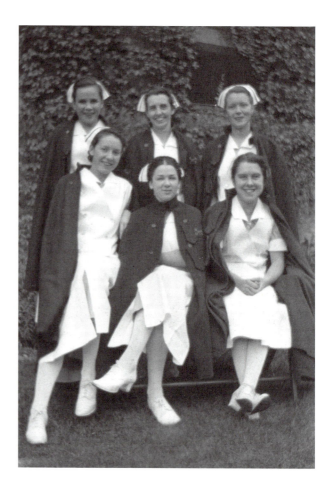

Figure 6
Diplômées, Université de Toronto
1936
Gracieuseté de Lynn Kirkwood

négociations, elle réussit à convaincre cinq universités de collaborer dans ce nouveau dessein. Des cours d'une durée d'un an commencèrent en septembre 1920 à l'Université Dalhousie (Nouvelle-Écosse), à l'Université McGill (Québec), à l'Université de Toronto (Ontario) et à l'UCB (Colombie-Britannique), toutes subventionnées par les Sociétés provinciales de la Croix-Rouge. L'University of Western Ontario inaugura un cours la même année, financé par la section locale de la Croix-Rouge. Les universités recevaient chacune 5 000 $ annuellement pendant trois ans. La division ontarienne accorda aussi 10 bourses annuelles de 350 $ chacune à des étudiantes. McGill offrait des cours s'adressant aux enseignantes, aux superviseures et aux infirmières en santé publique, car les médecins ne croyaient pas qu'il y avait un nombre suffisant d'infirmières intéressées par l'enseignement universitaire pour qu'un cours uniquement en santé publique soit justifié financièrement. Après le retrait du financement de la Croix-Rouge en 1923, seule l'Université Dalhousie abolit son programme. Dans les autres universités, le nombre d'étudiantes intéressées était suffisant pour qu'une continuité soit assurée sans nécessiter de fonds externes. Mais le financement demeurait (et demeure toujours) un problème aigu. Le seul programme qui continua de recevoir un financement externe après l'expiration de l'entente avec la Croix-Rouge fut celui de l'Institut Marguerite d'Youville, une institution francophone financée par les Sœurs Grises et associée à l'Université de Montréal. Entre 1925 et 1930, ce programme reçut 34 000 $ de subventions, avec l'objectif de remédier au problème du taux élevé de tuberculose dans les régions rurales du Québec[20]. Malgré l'importance de ce programme, son financement ne survécut pas à la Grande Crise.

Dans le milieu universitaire, les infirmières faisaient face aux préjugés bien incrustés relativement à l'infériorité intellectuelle des femmes, auxquels la gent féminine était généralement en proie. Elles subissaient aussi de la discrimination liée tant à leur genre qu'au métier qu'elles avaient choisi. Non seulement étaient-elles des femmes infirmières, mais on considérait qu'elles faisaient un travail « naturel » pour une femme, pour lequel la formation universitaire paraissait tout à fait inutile. Durant la crise économique, les programmes de nursing se heurtaient au scepticisme et à une hostilité ouverte de la part d'une faculté composée d'hommes, eux-mêmes menacés de coupes salariales. Des infirmières de partout au Canada se rallièrent pour empêcher la fermeture de la School for Graduate Nurses de McGill; leur engagement et leur soutien permirent à cette école de survivre jusqu'en 1943, moment où l'université jugea bon d'en reprendre le financement. Ironiquement, l'école reçut cette année-là la somme de 12 000 $ de la Fondation Kellogg, qu'elle ne put tout dépenser faute de ressources. Les premiers cours menant à un diplôme donnés à l'Université de Toronto et à McGill étaient axés sur les nouvelles sciences sociales qui n'avaient pas encore reçu la sanction universitaire. À McGill, on présentait aux infirmières — comme aux autres étudiantes — les grands penseurs de l'époque, comme Stephen Leacock, dont l'opposition radicale à l'accession des femmes à l'enseignement supérieur affectait certainement leur estime d'elles-mêmes. Dans son essai « We

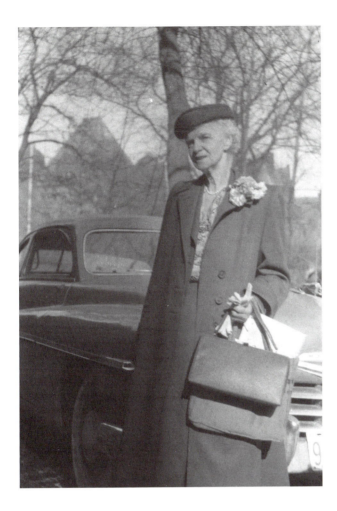

Figure 7
Kathleen Russell
Gracieuseté de Lynn Kirkwood

are Teaching Women All Wrong », il décriait la capacité des femmes d'apprendre même les sciences les plus élémentaires. Il écrivait : « À McGill, depuis 25 ans, les étudiantes de première année pleurent en raison de leurs lacunes en physique élémentaire. Il est temps qu'on sèche leurs larmes et qu'on retire cette matière du programme[21]. » Dans les années 1950, alors que les étudiantes en nursing affluaient à l'université, une enseignante de McGill entreprit de régler le problème en recalant toutes les infirmières. Elizabeth Logan raconte : « Nous avions près de 50 étudiantes inscrites dans le cours d'anglais. [...] Face à cette situation, l'enseignante décida de coller toutes les infirmières, affirmant qu'elles ne pourraient jamais apprendre l'anglais[22]. »

Les administrateurs universitaires acceptèrent de contribuer au mouvement orienté sur la santé publique en offrant des certificats ou des diplômes aux infirmières si, et seulement si, c'était économiquement réalisable. Cependant, pour obtenir le sacro-saint diplôme universitaire, les infirmières devaient être évaluées dans le programme traditionnel sur la base des normes éducationnelles en vigueur dans les universités, soit l'éducation libérale. Les revendications des réformatrices du nursing portant à la fois sur l'enseignement supérieur destiné aux infirmières et la professionnalisation du nursing, les enseignantes en nursing devaient donc mettre au point une norme éducationnelle propre au nursing équivalente à celle des cours universitaires traditionnels. Kathleen Russell, directrice du programme de nursing de l'Université de Toronto, comprit alors qu'avant de pouvoir réformer la formation en nursing, les enseignantes devaient démontrer leur propre valeur et celle de leurs élèves sur le plan de l'apprentissage. Elle écrivait :

> L'école de nursing au Canada doit s'adapter à l'université canadienne si elle veut collaborer avec elle. [...] Plus tard, lorsque nous serons une partie intégrante des universités de notre pays, nous pourrons espérer y prendre notre place (aussi modeste soit-elle) dans l'évolution générale de l'ensemble de l'institution. Maintenant, je dois encore le répéter, nous devons connaître notre université et l'utiliser *comme elle est*[23].

Jusqu'aux années 1970, les programmes de baccalauréat de base d'une durée de cinq ans se développaient très lentement. Ces longs et exigeants programmes ne séduisaient ni la majorité des jeunes candidates au nursing, ni leur famille. Par exemple, 10 étudiantes étaient inscrites à l'UCB en 1929, et 32 en 1958. En 1971, seulement une infirmière sur 14 détenait un diplôme universitaire, et en 1989, 12 % des nouvelles diplômées avaient complété un programme universitaire, un nombre bien inférieur au pourcentage de 25 % recommandé en 1962 par la Royal Commission on Health Services.

Ces premiers programmes de nursing reflétaient la scission opérée entre la théorie et la pratique. Les universités acceptaient de donner aux infirmières un accès aux cours universitaires généraux, mais refusaient de prendre la responsabilité de la formation pratique dans le milieu hospitalier. Le programme reconnu par l'université, comme celui établi à l'UCB en 1919, comprenait une année complète de cours universitaires au début de la formation. Les étudiantes faisaient ensuite un stage à l'Hôpital général

Le Programme de nursing en régions nordiques

Pertice Moffitt, monitrice, Aurora College, candidate au doctorat, Université de Calgary

Depuis les années 1940, dans les territoires canadiens, on a recruté des infirmières du sud du pays pour travailler auprès des populations autochtones. Avec l'instauration du Programme de nursing en régions nordiques au College West (aujourd'hui l'Aurora College), les infirmières sont maintenant bien implantées dans le Nord, et beaucoup sont autochtones.

L'établissement de ce programme dans les Territoires du Nord-Ouest exigea cependant plusieurs transformations systémiques. L'un des changements les plus mémorables fut le processus de législation mis en œuvre pour adapter la formation en nursing à ce territoire.

J'étais alors présidente de l'Association des infirmières autorisées des Territoires du Nord-Ouest. Le 6 mars 1995, le *Projet de loi 17*, une loi amendant la *Loi sur la profession infirmière* pour permettre l'inscription des infirmières au Programme de nursing du Nord, devait être soumis à des audiences publiques devant le Comité permanent sur la législation des T.N.-O. Quatre étudiantes infirmières assistèrent de leur propre gré à l'assemblée et parlèrent de la signification de cette législation dans leur vie.

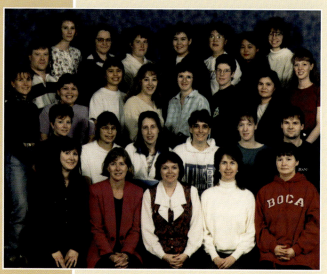

Figure 8
Premier groupe d'étudiantes en nursing et faculté du Programme menant à un diplôme
Aurora College
1995
Gracieuseté de Pertice Moffatt

Tony Whitford, politicien territorial hautement respecté et président du Comité permanent, présidait cette réunion spéciale. Les étudiantes parlèrent avec leur cœur et sans préparation de leur désir de devenir infirmières. Malgré le cadre formel (la salle de caucus de l'Assemblée législative), les présentations spontanées des étudiantes et les réponses des auditeurs furent ponctuées de rires et de larmes.

Karen Binder, une Inuvialuk d'Inuvik, commença l'exposé des étudiantes en affirmant : « Nous complétons actuellement notre deuxième semestre et nous travaillons très fort à nos études. » La deuxième à prendre la parole, Adele Tatti, une Dénée de Deline, s'exprima dans la langue des esclaves du Sud. Le Comité n'étant pas préparé pour des présentations en d'autres langues que l'anglais, Tony présenta ses excuses en expliquant l'absence de traducteur dans la salle. Adele parla de l'importance pour les infirmières de s'exprimer dans leur propre langue et décrivit les espoirs et les aspirations de sa communauté pour qu'elle devienne infirmière. Linda Panika, une Inuite de Rankin Inlet, s'adressa directement au député de l'Assemblée législative de l'est de Arctique : « Ma grand-mère serait tellement peinée si je ne devenais pas infirmière. » Shannon Saunders, une Métisse de Yellowknife, expliqua que, depuis son enfance, elle avait toujours voulu devenir infirmière et que si on ne votait pas cette loi, ses rêves seraient brisés. En prononçant ces mots, elle fondit en larmes, et Tony se leva de sa chaise avec une boîte de mouchoirs, marcha vers Shannon et la consola.

Dans la pièce, tous les yeux étaient humides. Le projet de loi fut adopté sans problèmes. Je ne doute aucunement du rôle influent de ces quatre étudiantes dans l'adoption du *Projet de loi 17*.

de Vancouver (plus tard au St. Paul's Hospital), puis retournaient à l'université pour une année de cours en santé publique, en pédagogie ou en administration (le programme de formation alternée ou programme «sandwich»). Les étudiantes faisaient leurs apprentissages dans deux mondes — le monde universitaire où la formation était hautement mise en valeur, et le monde hospitalier où l'on valorisait plutôt le service. À l'université, le corps enseignant en nursing ne contrôlait ni la durée des études ni l'apprentissage des étudiantes. Plus tard, certains programmes furent étoffés pour inclure trois années d'université, procurant ainsi aux étudiantes l'équivalent d'un baccalauréat général doublé d'un stage en nursing.

La deuxième catégorie de programme de premier cycle était désignée sous le nom de programme intégré. Ce dernier fut mis au point au Canada par Kathleen Russell à l'Université de Toronto. Après le refus de l'université de lui conférer un grade dans les années 1920, Kathleen Russell œuvra à l'élaboration d'un programme de nursing satisfaisant l'ensemble des normes d'un grade universitaire. Elle était déterminée à exercer un contrôle sur tous les aspects de l'enseignement universitaire en nursing — administratif, financier et pédagogique — dans une école de nursing «liée de manière souple à l'université». En 1932, avec l'aide financière de la Fondation Rockefeller (17 500 $ par année pendant cinq ans), elle mit sur pied un programme menant à un diplôme, dans lequel le corps enseignant universitaire en nursing avait les pleins pouvoirs sur la dimension pratique de l'enseignement du nursing dans les salles de malades de l'Hôpital général de Toronto. Par cette entorse radicale à la formation traditionnelle en nursing, ni le corps enseignant ni les étudiantes n'étaient responsables des services requis dans l'hôpital. Pendant une décennie, Kathleen Russell et les enseignantes ont intégré la théorie et la pratique en nursing aux cours théoriques de l'université. En 1942, convaincue que ce programme satisfaisait à tous les critères d'un grade universitaire — comprenant assez de cours théoriques pour satisfaire aux exigences d'un baccalauréat général et consistant en une formation de haute qualité en nursing —, Russell entreprit avec succès de le faire reconnaître en tant que programme de baccalauréat. À cette époque, outre le fait que le programme semblait tout à fait au point, plusieurs facteurs ont probablement influencé sa décision de requérir cette reconnaissance officielle : les diplômées de son programme, considéré comme le meilleur programme de premier cycle au Canada, n'étaient pas admissibles à des programmes d'études supérieures aux États-Unis s'il ne menait pas à un grade. De plus, une autre discipline à prédominance féminine — santé et éducation physique — venait tout juste de se voir attribuer le statut de programme de baccalauréat[24]. Devant la lenteur du processus et le peu d'enthousiasme que suscitait généralement l'inclusion du nursing dans le système éducationnel, on peut certes se demander si le milieu universitaire aurait reconnu de son propre chef le programme en tant que programme de baccalauréat sans le plaidoyer de Kathleen Russell.

Après la Première Guerre mondiale, on élabora un troisième type de formation universitaire en nursing — le programme pour infirmières autorisées — pour répondre aux besoins des infirmières nécessitant une préparation spécialisée pour pouvoir œuvrer à l'expansion des services de santé publique. Ces programmes offraient deux années de formation universitaire aux infirmières autorisées, et furent pendant un certain temps immensément populaires. Pour les universités, il s'agissait d'un moyen peu coûteux de former les infirmières, puisque l'institution n'assumait que la dimension théorique relativement peu onéreuse de la formation, laissant la dimension pratique plus coûteuse à d'autres. Pour les infirmières, il s'agissait d'une voie relativement économique vers l'obtention d'un diplôme — leur permettant d'ouvrir leurs perspectives de carrière. Mais dans la réalité, il n'était pas tellement efficace de séparer ainsi la théorie de la pratique, car il est reconnu que l'efficacité d'un apprentissage est meilleure si la théorie et la pratique sont intégrées ou si la formation débute avec la théorie. Dans les années 1960, comme on était en pleine révolution du système éducationnel qui transformait la dynamique universitaire et que le financement gouvernemental était à la hausse, les universités décidèrent de tenir compte des recommandations de la Royal Commission on Health Services en adoptant le modèle intégré mis au point par Kathleen Russell à l'Université de Toronto.

À mesure que les programmes de nursing devenaient entièrement intégrés au milieu universitaire et que les programmes menant à un diplôme trouvaient un nouveau foyer dans les instituts d'arts appliqués et de technologie, l'AIIC lança une dernière offensive visant l'accès à un statut professionnel pour toutes les infirmières. Grâce au transfert de la formation en nursing des hôpitaux aux établissements d'enseignement, la profession fut pour la première fois en mesure d'établir et de contrôler les normes d'enseignement. Les programmes menant à un diplôme étaient évalués par une association provinciale et, en 1986, l'Association canadienne des écoles de sciences infirmières instaura un système d'accréditation, satisfaisant ainsi à l'un des principaux critères de professionnalisation. En 1982, empruntant la même voie qu'aux États-Unis, l'AIIC adoptait une politique par laquelle la formation universitaire constituait un objectif pour exercer la profession d'infirmière. « Le baccalauréat comme niveau d'entrée dans la pratique en 2000 » est devenu le mot d'ordre de l'Association. En 1995, devant les réticences des universités et les doutes du gouvernement, l'Alberta mettait en place un programme unique où les programmes collégiaux et universitaires étaient partenaires pour offrir une formation conférant un grade. D'ici 2005, toutes les provinces offriront des programmes complets de baccalauréat, même s'il existe encore des programmes menant à un diplôme en Colombie-Britannique, en Alberta et au Québec. Cette initiative permettra de réunir les deux cultures relatives à la formation en nursing. Dans le contexte où le baccalauréat est en train de devenir la seule porte d'entrée dans la pratique du nursing, la question portant sur le *lieu* de formation des infirmières est résolue pour le moment. Les enseignantes en nursing peuvent maintenant concentrer leur attention sur la *manière* de les former.

Conclusion

Avec l'acceptation de la formation universitaire pour entrer dans la pratique, les infirmières ont répondu aux exigences universitaires relativement à la formation professionnelle. Cependant, les infirmières, comme les femmes en général, continuent de lutter pour la reconnaissance de leur expérience et de leur savoir-faire dans le milieu universitaire comme dans la société. Les demandes des infirmières pour un accès égalitaire à l'éducation et à l'autonomie professionnelle étaient fondées sur leur relation complémentaire avec la médecine. Jusqu'à maintenant, les infirmières ont été incapables de s'affranchir d'une manière significative de ce rôle. Les infirmières elles-mêmes continuent à manifester de la réticence à délaisser la pratique considérée comme un mode combiné d'apprentissage et de recherche. Même si le corps enseignant dans toutes les écoles professionnelles croit en une certaine forme de pratique, le concept d'excellence prôné par l'université suggère un système hiérarchique, où l'apprentissage par la pratique est déclassé par rapport aux connaissances théoriques ou scientifiques. Jusqu'à maintenant, les universités ont été portées à dévaluer la dimension humaine du nursing. La question de savoir si les infirmières doivent s'adapter à l'université et l'« utiliser comme elle est » pourrait alimenter le prochain débat relatif à leur association avec l'université. Ou encore, en tant que membres du plus grand groupe de femmes dans le système éducationnel, les infirmières ne devraient-elles pas « prendre leur place dans l'évolution générale de l'ensemble de l'institution », en s'opposant aux diktats de la formation professionnelle traditionnelle et en repoussant les frontières de la science pour y inclure des valeurs féminines d'humanité ?

CHAPITRE 13

Le professionnalisme et le nursing canadien

Diana Mansell et Dianne Dodd

Dans ce chapitre, nous présenterons à tour de rôle les deux voies distinctes ayant conduit à la genèse du nursing en tant que profession : la tradition «Nightingale» anglo-protestante et la tradition catholique francophone. Au Canada anglais, la campagne pour la reconnaissance professionnelle, marquée par la mystique de Nightingale, fait essentiellement partie de la première histoire du nursing. S'inspirant de définitions diverses et souvent conflictuelles de ce qu'est une profession, ce chapitre cherchera à déterminer si les objectifs que poursuivait l'élite infirmière ont été atteints. Au Québec, le nursing s'est développé au sein du système hospitalier d'origine française, que des religieuses compétentes et dévouées, telles les Augustines, avaient établi dès 1639. Les questions liées au statut professionnel seront examinées à la lumière de l'influence de l'approche Nightingale sur le système catholique francophone. Ce modèle de nursing, inadapté à la tradition hospitalière catholique francophone, suscita diverses réactions à Montréal et à Québec.

L'infirmière professionnelle dans la tradition «Nightingale» anglo-protestante

Dans une notice nécrologique parue récemment dans le Globe and Mail, l'infirmière Dorothy Macham était décrite comme «une administratrice économe et efficace, dégageant douceur et compassion». Cette chef de file dans le domaine de la santé, symbole de l'ascension professionnelle, au pays comme à l'étranger, a acquis le grade de major, obtenu la médaille de l'Associé de la Croix-Rouge royale en reconnaissance de ses services rendus pendant la Deuxième Guerre mondiale et dirigé le Women's College Hospital (Toronto) pendant trois décennies. Pourtant, on ne trouve aucune référence au terme «professionnel» dans cet article. Une infirmière ne peut-elle pas être à la fois compatissante et professionnelle[1]? Selon les époques, le terme «professionnel» a eu différents sens, et chaque génération de dirigeantes du nursing avait sa propre vision de ce qu'était une infirmière professionnelle. Mais il existe un point commun à toutes ces conceptions, soit le désir d'instiller chez les infirmières de tous les rangs la conviction qu'elles étaient, ou pouvaient devenir, des professionnelles. Et l'élite infirmière a réuni, au cours du dernier siècle, les ingrédients de base considérés comme essentiels pour satisfaire à la plupart des définitions du professionnalisme[2], même si le parcours fut assurément parsemé d'embûches et de déceptions.

La critique du professionnalisme

Chez les infirmières et les historiens, le débat relatif au professionnalisme est centré sur la question de savoir si les infirmières ont acquis ou non leur autonomie professionnelle et la confiance du public. Mais il importe aussi de se demander si l'analyse de la pratique soignante et de l'histoire du nursing, ainsi

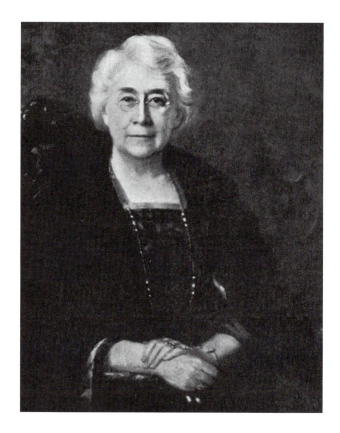

Figure 1
Mary Agnes Snively, directrice des soins
Hôpital général de Toronto
Artiste : JWL Forster
1884-1910

que l'évaluation de l'efficacité de la stratégie menant à la professionnalisation, peuvent s'effectuer de manière satisfaisante à l'aune du modèle du professionnalisme.

Comment les historiens du nursing de la première heure et l'élite infirmière ont-ils défini les composantes de la profession? Les premières leaders ne semblent pas avoir procédé à une telle définition. Elles ont plutôt présumé que l'infirmière était une professionnelle, un point de vue considérée davantage comme une exigence que comme un état de fait. Elles ont affirmé que l'infirmière qualifiée ou diplômée était une travailleuse à plein temps rémunérée qui avait reçu une formation officielle dans une école hospitalière et qui n'était pas une religieuse ou une domestique. Il était toutefois attendu d'elle qu'elle se comporte d'une manière pieuse et respectable.

Ce modèle a prévalu jusque dans les années 1980, période où les historiens ont commencé à examiner les composantes de ce qu'on appelle le professionnalisme. Les historiennes et les universitaires féministes ont considéré la manière dont la société patriarcale délègue les activités soignantes aux femmes, exploite leur prétendue capacité de compassion et subordonne l'infirmière à l'autorité médicale. Certains historiens se sont demandé si, en fait, les infirmières ne feraient pas partie du ghetto ouvrier féminin. Yolande Cohen et d'autres, par exemple, parlent du nursing comme d'une profession subordonnée, invoquant le paradoxe des infirmières qui disposent d'un droit de pratique reconnu légalement, mais dont une si grande partie de la pratique professionnelle même est sous la gouverne du corps médical[3].

Prenant la profession médicale comme point de comparaison, Margaret Levi a défini les critères suivants permettant de déterminer le statut de professionnel :

- Accomplissement d'un travail à plein temps;
- Constitution d'une association professionnelle nationale;
- Élaboration d'un code de déontologie officiel permettant d'exclure les personnes incompétentes et sans scrupule;
- Exercice d'une activité politique autonome garantie par l'État;
- Exigence de posséder un diplôme supérieur, généralement d'une université.

Levi suggère que, même si les infirmières sont parvenues à satisfaire à plusieurs de ces critères, leur objectif n'est pas encore atteint, concluant qu'il subsiste toujours un obstacle, soit celui de la redondance fonctionnelle, c'est-à-dire «qu'il existe peu d'éléments, sinon aucun, qui relèvent uniquement du domaine de l'infirmière autorisée[4]».

Kathryn McPherson souligne qu'en centrant leur attention sur la professionnalisation, les historiens en viennent à faire fi de l'existence d'autres hiérarchies opposant parfois les infirmières à d'autres travailleurs de la santé, comme les sages-femmes, et omettent la perspective selon laquelle l'infirmière de la base ait pu ne pas partager les visées professionnelles de ses dirigeantes. McPherson avance que l'image professionnelle est obscurcie du fait qu'elle se superpose à celle, tout aussi attrayante, de l'infirmière vue comme une travailleuse, soutenant qu'en quittant un travail autonome en service privé pour un travail salarié dans le milieu hospitalier, les infirmières se sont engagées dans un processus de déqualification, voire de prolétarisation. Ce dernier

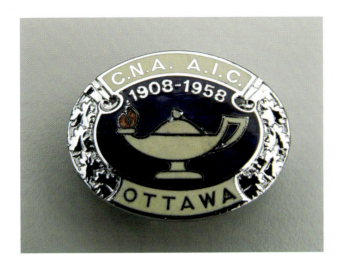

Figure 2
Épinglette commémorative de la Convention de l'Association des infirmières et infirmiers du Canada
1958
Photographe : Doug Millar
Collection de l'Association des infirmières et infirmiers du Canada
Musée canadien des civilisations, 2000.111.18

est analogue au sort des artisans du XIXe siècle, devenus des ouvriers salariés privés d'un savoir-faire unique absorbé par la taylorisation du travail et transféré sous le contrôle de gestionnaires professionnels. De façon similaire, Shirley Stinson, enseignante en nursing, et David Wagner, historien, concluaient qu'entre les années 1920 et 1960, le nursing a subi une «déprofessionnalisation» caractérisée par «l'effritement de son indépendance, l'accentuation de la stratification et de la division du travail et une révolte croissante contre des conditions de travail propres à une chaîne de montage[5]».

D'autres historiens affirment que les infirmières ont acquis un certain statut professionnel. Cynthia Toman décrit le nursing comme «une occupation féminine parmi d'autres qui se sont professionnalisées au début des années 1900[6]». De même, l'historienne Mary Kinnear soutient de manière convaincante que, tout en reconnaissant l'existence d'inégalités liées au genre sur les lieux de travail, les infirmières ont acquis le droit de se désigner comme professionnelles, et que leurs gains ont ouvert l'accès des emplois professionnels et de la formation universitaire aux autres femmes. Kinnear rejette le modèle médical ou légal rigoureux fréquemment utilisé pour déterminer le statut professionnel, puisqu'il ne permet qu'à une petite poignée de praticiens à leur compte de se qualifier. Elle note aussi que la vaste majorité des professionnels du XXe siècle sont des employés salariés, souvent membres de syndicats professionnels. Le présent texte cherchera à démontrer que les chefs de file du nursing ont réussi à acquérir un statut professionnel sur la base qu'elles satisfaisaient à tous les critères établis par Kinnear pour le déterminer, ceux-ci incluant :

Une éducation et une formation postsecondaires dans un domaine nécessitant des connaissances et des compétences scientifiques ou spécialisées; un examen de certification; [...] un certain contrôle interne exercé par des praticiens [...] [et] la prestation d'un service au public[7].

La campagne pour la reconnaissance professionnelle

Comme la professionnalisation semblait représenter la voie idéale pour acquérir la légitimité, le pouvoir et l'autonomie, les dirigeantes canadiennes anglo-protestantes du nursing l'empruntèrent en fondant des associations professionnelles, en exerçant des pressions pour obtenir une législation en matière de certification et le droit exclusif d'utiliser le titre d'infirmière autorisée, en faisant la promotion de la formation des infirmières et en œuvrant à l'amélioration de l'image publique du nursing. L'ensemble de leurs écrits était teinté du discours sur le professionnalisme. Même un siècle après l'ouverture de la première école de nursing au Canada anglais en 1874, Margaret Street, chef de file du nursing et biographe d'Ethel Johns, adopte le même ton :

[E]n observant le dernier siècle, on peut voir l'évolution graduelle du nursing en tant que profession à partir du stade embryonnaire jusqu'à la maturité [...]. [L]'histoire décrit la vision, le dévouement et l'action courageuse de nos prédécesseures, et leur lente ascension sur une route parsemée de plateaux nécessitant une détermination inébranlable pour pouvoir conserver les acquis[8].

La formation d'une association professionnelle

La carrière de Mary Agnes Snively, qui occupait une place centrale dans le mouvement pour la création d'associations professionnelles d'abord au sein des écoles de nursing, puis à l'échelle provinciale et enfin nationale, illustre bien la trajectoire axée sur le professionnalisme. Ancienne enseignante et diplômée de la Bellevue Hospital Training School for Nurses (New York), elle devint en 1884 la première directrice des soins de la Toronto General Hospital School of Nursing. En 1893, Snively faisait partie d'un groupe d'infirmières américaines et canadiennes qui participaient à l'International Congress of Charities, Corrections and Philanthropy tenu au World's Fair de Chicago. Elles mirent en avant la nécessité de fonder des associations professionnelles d'infirmières distinctes et indépendantes, susceptibles d'œuvrer à l'élaboration de normes et de politiques éducationnelles. À son retour, Snively mit sur pied une association d'anciennes étudiantes à l'Hôpital général de Toronto et, en 1903, collabora à la formation d'autres associations ontariennes du même ordre. Puis, elle orchestra leur fusion en une unique instance, la Graduate Nurses Association of Ontario. En 1914, toutes les provinces à l'exception de l'Île-du-Prince-Édouard avaient leur propre association provinciale. Les associations d'anciennes étudiantes sont demeurées les piliers du mouvement professionnel par leurs actions diverses : organisation d'événements sociaux, quête d'une identité pour leur école, mise en place de services tels des bureaux d'enregistrement pour assister les infirmières en service privé dans leur recherche d'emploi. La fondation de la Canadian Society for Superintendents of Training Schools of Nurses en 1907, renommée plus tard Canadian Association of Nursing Education, compte parmi ces premières initiatives. En 1908, cette dernière créa la Canadian National Association of Trained Nurses (CNATN), qui fut affiliée au Conseil international des infirmières (CII). En 1905, la Toronto General Hospital School of Nursing Alumnae Association reprit la tête et lança son bulletin, un journal national à l'intention des infirmières leur donnant voix au chapitre, facilitant les échanges et servant de porte-voix pour la diffusion des aspirations professionnelles de l'élite du métier. À l'origine, c'est le docteur Helen MacMurchy qui en était l'éditrice; toutefois, lorsque la CNATN acquit la revue *The Canadian Nurse* en 1916, l'organisation était suffisamment confiante pour décider d'affecter une infirmière à l'édition.

En 1924, la CNATN devint l'Association des infirmières et infirmiers du Canada (AIIC), avec Snively comme première présidente. Les dirigeantes des trois principaux groupes d'infirmières — service privé, santé publique et milieu hospitalier —, de même que les chefs de file de la formation en nursing, agissaient comme représentantes dans les comités constituant la nouvelle structure de l'organisation. Un noyau d'infirmières engagées et déterminées se distingua dans les années 1920 par des gains importants, sur le plan de la confiance en soi collective.

La législation concernant la certification

Les infirmières avaient à cœur de se distinguer des soignantes sans formation qui se désignaient elles-mêmes comme infirmières. Elles firent pression pour que des réformes soient engagées en vue de la standardisation du programme de formation dans toutes les écoles de nursing, de l'implantation d'un examen de certification standardisé pour l'ensemble des infirmières et de la reconnaissance légale du titre d'infirmière autorisée. Entre 1910 et 1922, les associations de nursing réussirent à faire adopter une législation en matière de certification dans toutes les provinces.

L'éducation : de l'hôpital à l'université

Le contrôle de la formation est un élément clé dans la poursuite d'un objectif de professionnalisation. Chez les infirmières, cette quête débuta par la fondation des premières écoles de nursing à la fin du XIXe siècle. Avec la mutation de la fonction des hôpitaux, qui passait de la surveillance à la médecine curative, se fit sentir la nécessité de disposer d'un personnel soignant instruit et qualifié, et d'améliorer l'organisation hospitalière. Il arrivait souvent que des médecins, surtout des chirurgiens, soient à l'origine de l'ouverture de ces écoles, en désignant comme directrice des soins une diplômée d'une des premières écoles américaines ou britanniques inspirées du système Nightingale. Snively, par exemple, faisait partie des premières chefs de file du nursing qui établirent des programmes de formation[9]. Aussi tôt qu'en 1895, elle chercha à rehausser les normes éducationnelles à travers leur uniformisation dans les programmes de formation, préconisant la mise en œuvre d'un programme d'une durée de trois ans, l'usage de manuels et l'offre de cours appropriés, couronnés par des examens officiels, considérés comme la norme. Les directrices des soins estimaient que le régime d'apprentissage répondait aux besoins en personnel de l'hôpital au détriment de la formation des infirmières, et elles luttèrent sans relâche pour pouvoir disposer du temps et des installations nécessaires

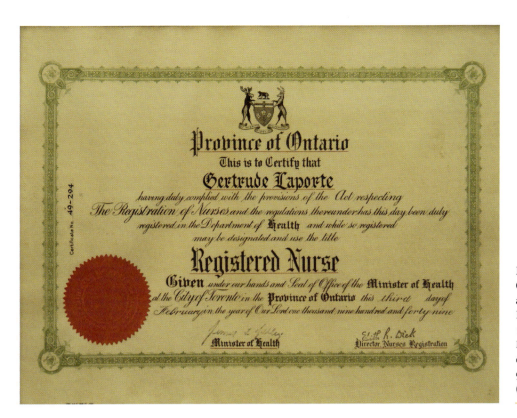

Figure 3
Certificat d'infirmière autorisée, Gertrude Laporte
1949
Musée canadien des civilisations, 988.1.30
(don de Charles Morin)

à la formation des étudiantes selon les normes, notamment des résidences d'infirmières dotées de salles de cours et de bibliothèques. L'élite infirmière élabora aussi du matériel pédagogique propre au programme de nursing et distinct des cours donnés sporadiquement par les médecins.

Après l'obtention d'une certification officielle, les dirigeantes du nursing concentrèrent leurs efforts sur l'amélioration des installations hospitalières existantes par des inspections régulières. En 1922, le gouvernement ontarien affecta Alice Munn, directrice des soins à l'Hôpital général de Stratford, à la direction du service de santé publique et à la conduite d'une enquête sur les écoles de nursing. Son étude résulta en la fermeture de 51 écoles au cours de la première année pour une variété de motifs, incluant l'absence d'une bibliothèque et la double occupation d'un lit dans la résidence d'infirmières[10].

L'AIIC et l'Association médicale canadienne (AMC) subventionnèrent une enquête conjointe sur la formation en nursing au Canada. Le docteur George Weir remit son rapport en 1932, appuyant les revendications de l'élite infirmière pour l'amélioration de la formation. Il recommanda qu'un programme d'études de trois ans soit créé et que les petits hôpitaux (moins de 50 lits) ne soient pas autorisés à diriger une école de nursing.

Comme nous l'avons vu dans le chapitre 12 de Lynn Kirkwood, les visées à long terme des dirigeantes du nursing portaient sur l'amélioration de la formation. En 1914, le comité de la CNATN chargé d'examiner cette problématique recommanda l'établissement d'écoles de nursing rattachées au système d'éducation de chaque province. Un programme de baccalauréat en nursing fut mis sur pied à l'Université de la Colombie-Britannique en 1918 sous la direction d'Ethel Johns, suivi d'un programme de diplôme en pédagogie et en administration à McGill en 1920, de cinq programmes en santé publique financés par la Croix-Rouge dans les années 1920 et d'un programme établi à l'Université de Toronto par Kathleen Russell en 1933. Comme nous le verrons plus loin, l'Université de Montréal créa un programme qui devint le premier programme universitaire francophone, soit celui de l'Institut Marguerite d'Youville en 1934. Ainsi, dès 1945, un grand nombre d'infirmières poursuivaient des études supérieures dans les universités canadiennes. Un programme de maîtrise fut établi à l'University of Western Ontario en 1959, et la première faculté de nursing, indépendante de la faculté

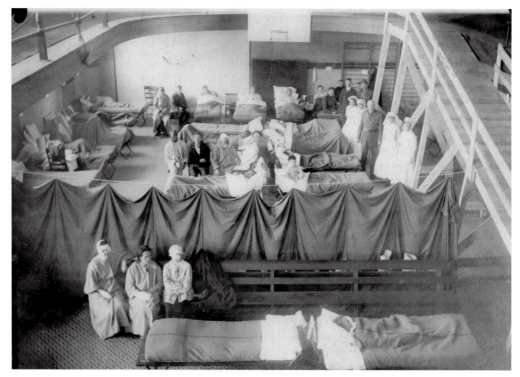

Figure 4
Hôpital de secours d'urgence au YMCA, rue Barrington, Halifax, Nouvelle-Écosse
1917-1918
Archives de la Nouvelle-Écosse, Collection Lola Henry, 1979-237.8

de médecine, vit le jour à l'Université de Montréal en 1962.

L'image publique

Un autre élément important relatif au professionnalisme porte sur le service au public. Avant les réformes Nightingale, on considérait au Canada anglais que le nursing était un aspect trivial de la fonction domestique «naturelle» des femmes, ou quelque tâche que les femmes de ménage de la classe ouvrière effectuaient dans des hôpitaux infects et malfamés. La campagne spectaculaire et hautement médiatisée qu'avait entreprise Nightingale pendant la guerre de Crimée eut pour effet de transformer cette vision. Bientôt, de jeunes infirmières diplômées respectables, portant un uniforme impeccable, émergeaient des écoles de nursing inspirées par la célèbre réformatrice. Plusieurs événements très publicisés contribuèrent à mettre en valeur le courage et le service des infirmières, incluant la mission des Infirmières de l'Ordre de Victoria (VON) au Klondike pendant la ruée vers l'or, ainsi que la contribution des infirmières lors de la Première Guerre mondiale, de la grande explosion d'Halifax et de l'épidémie de grippe espagnole en 1918-1919. Le déclenchement de la Deuxième Guerre mondiale donna aux infirmières l'incroyable occasion de démontrer leur valeur, avec un peu plus de 4 000 infirmières qui joignirent les forces armées. Lorsque, subséquemment, survint une pénurie d'infirmières au pays, l'AIIC lutta pour trouver de nouveaux débouchés pour le personnel infirmier, augmentant ainsi la visibilité politique de l'organisation.

Le professionnalisme acquis, mais non sans déconvenue

La période de l'après-guerre pourrait bien représenter l'âge d'or du nursing, avec l'expansion des hôpitaux et la création de milliers de nouveaux postes d'infirmière. Les infirmières de pratique privée, trimant seules au domicile de leurs patients, avaient pour la plupart fait place aux infirmières de chevet des hôpitaux, qui joignirent le mouvement de syndicalisation professionnelle. Elles négocièrent avec les administrateurs hospitaliers et obtinrent satisfaction dans des revendications de longue date, comme de meilleurs salaires et conditions de travail, et des quarts de huit heures. La formation avait été standardisée, et des programmes supérieurs étaient accessibles dans un certain nombre d'institutions postsecondaires. Toutes les provinces exigeaient un examen de certification, et un certain contrôle interne était exercé par des infirmières. Toutes les composantes des critères de Kinnear relatifs au professionnalisme étaient en

Ethel Johns (1879-1968)

Glennis Zilm, infirmière retraitée, écrivaine pigiste et éditrice, et Ethel Warbinek, Université de la Colombie-Britannique

Ethel Johns, initiatrice du premier programme de nursing au Canada, croyait passionnément en la formation universitaire pour les infirmières. Élevée dans le nord de l'Ontario rural, elle n'avait pas les moyens d'aller à l'université, mais était tout de même instruite et même très cultivée.

Étudiante exceptionnelle, elle obtint son diplôme de la Winnipeg General Hospital School of Nursing en 1902. Elle devint ensuite la première éditrice d'un journal d'anciennes étudiantes et une collaboratrice régulière de la nouvelle revue *The Canadian Nurse*. Après quelques années en service privé et en milieu hospitalier, et une année à l'Université Columbia, elle agit comme directrice du Winnipeg Children's Hospital.

Lorsque l'Université de la Colombie-Britannique (UCB) ouvrit un programme de nursing en 1919, Johns fut nommée chef du département, tout en étant directrice de l'Hôpital général de Vancouver. Au cours de son mandat à l'UCB, elle établit le programme universitaire de l'institution d'une manière durable et instaura un programme d'un an en santé publique.

En 1925, la Fondation Rockefeller de New York l'invita à piloter une série de projets majeurs. Plus tard, elle favorisa le développement de la formation universitaire en nursing en Hongrie, en Roumanie et dans d'autres pays européens.

De 1933 à 1944, Johns fut rédactrice en chef et directrice administrative de la revue *The Canadian Nurse*, augmentant énormément son influence sur le plan international. Elle rédigea des articles dans le cadre de sa chronique «Just Plain Nursing», publiés plus tard sous forme de brochures et de fascicules qui furent très populaires en Amérique du Nord. Après sa retraite, on la chargea d'écrire l'histoire de la Winnipeg General Hospital School of Nursing et de la Johns Hopkins School of Nursing. Elle participa aussi à des comités nationaux et internationaux, comme l'Administration des Nations Unies pour les secours et la reconstruction.

De nombreux prix couronnèrent ses éminentes contributions, comme la Mary Agnes Snively Memorial Medal de l'AIIC (1940) et un doctorat honorifique de la Mount Allison University (1948). Elle mourut à Vancouver en 1968 à l'âge de 89 ans.

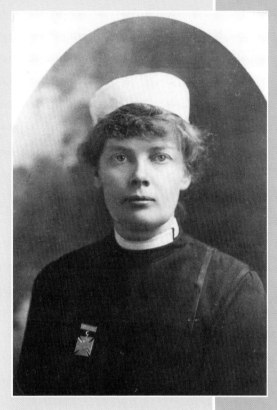

Figure 5
Ethel Johns
Vers 1920
Collections spéciales de l'Université de la Colombie-Britannique
Collection historique de l'UBC School of Nursing

Jessie F. MacKenzie 1867-1960 : toute réforme a un prix

Sheila J. Rankin Zerr, Université de la Colombie-Britannique

En 1927, le Royal Jubilee Hospital (RJH) de Victoria (C.-B.) congédiait Jessie Ferguson MacKenzie. Au cours de ses 14 années comme «matrone» et directrice des soins de l'hôpital et de l'école de nursing, elle avait élevé les normes des soins aux malades et de la formation en nursing. Mais ses plaidoyers francs et énergiques furent souvent la source de conflits avec son entourage. Même ses étudiantes, qui la tenaient pourtant en haute estime, la trouvaient intimidante. Lorsqu'elle apprit qu'elle les effrayait, elle plaisanta : «Je ne fais qu'aboyer contre celles qui peuvent en bénéficier.»

La croisade de Jessie MacKenzie pour l'amélioration des installations hospitalières du RJH avait résulté en la construction d'une nouvelle aile et l'ajout d'un service d'obstétrique. Malgré l'opposition de certains médecins et du conseil d'administration, elle réussit à accomplir d'importantes réformes à l'école de nursing. Grâce aux transformations introduites dans l'école, le RJH n'eut aucune difficulté à attirer des étudiantes — même durant la Première Guerre mondiale et dans l'après-guerre, une période de concurrence féroce pour du personnel infirmier à cause de la pénurie d'infirmières sévissant à travers la nation. MacKenzie était respectée de ses collègues et participa activement à la réforme des programmes de nursing en Colombie-Britannique.

Miss MacKenzie ne craignait pas d'utiliser son influence dans d'autres domaines. Elle encouragea ses infirmières à voter lors de l'obtention du droit de vote pour les femmes, et loua même une voiture pour les emmener aux urnes. Comme le raconte une étudiante, elle leur avait même dit pour qui voter : «Libéral. Alors nous avons pris nos affaires en mains et voté conservateur.»

En janvier 1927, lorsque le conseil d'administration du RJH exigea la démission de Jessie MacKenzie, l'hôpital avait une dette de 13 000 $. Certains membres du CA et du personnel croyaient que son entêtement pour établir des normes élevées, surtout concernant la formation en nursing, était trop coûteux, et que les étudiantes seraient mieux occupées dans les salles de malades. Indignées, les infirmières eurent l'impression qu'on l'avait prise comme bouc émissaire en raison des problèmes financiers de l'hôpital. Toute réforme a un prix.

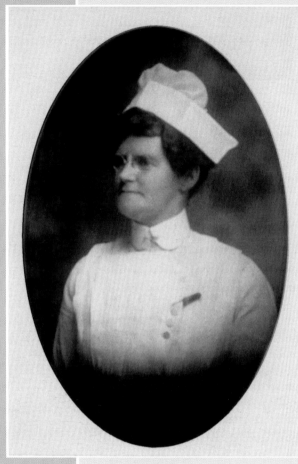

Figure 6
Jessie F. MacKenzie, «matrone» et directrice à la Royal Jubilee Hospital School of Nursing
Alumnae Association, Royal Jubilee Hospital School of Nursing

Source : Anne Pearson, *The Royal Jubilee Hospital School of Nursing 1891-1982*, Victoria (C.-B.), Association des anciennes étudiantes de la Royal Jubilee School of Nursing, 1984, p. 47.

place. Par ailleurs, l'AIIC adoptait en 1955 le code de déontologie du CII, ajoutant ainsi du prestige au titre d'infirmière autorisée. Dans la perspective des débuts du XXe siècle en particulier, alors que le concept même de professionnel était fortement associée à la gent masculine, l'obtention d'un statut, même imparfait, dans le milieu professionnel représentait une victoire symbolique majeure pour les infirmières comme pour l'ensemble des femmes. Ces réalisations furent accomplies grâce à des femmes émérites comme Mary Agnes Snively, qui guida les infirmières vers la concrétisation de sa vision du professionnalisme. Il n'est pas étonnant que des chefs de file comme Ethel Johns aient aussi été actives à l'aube du mouvement suffragiste, qui soutint en retour les infirmières dans leur quête d'une reconnaissance professionnelle.

Mais il y eut certes des déceptions. Bien que les infirmières aient acquis le droit d'utiliser le titre d'infirmière autorisée, les lois en matière de certification variaient considérablement d'une province à l'autre, et aucune n'était aussi rigoureuse que l'élite infirmière l'aurait souhaité. En Ontario, par exemple, la législation adoptée en 1912 faisait partie de la *Loi hospitalière*, et ce n'est qu'en 1951 que l'Ontario Nurses' Association obtint le droit légal de gérer le processus[11]. Les infirmières n'ont jamais pu exercer un contrôle aussi serré que les médecins le pouvaient sur les cas d'incompétence et d'immoralité. De fait, tant sur le plan de la formation que sur celui de la pratique, les infirmières devaient se battre pour leur autonomie. Né par le monopole légal que les médecins détenaient sur la fonction diagnostique, c'est tout un pan reconnu d'autorité et d'expertise exclusives qui échappait au nursing. Même l'enquête exhaustive sur la formation des infirmières fut confiée à un médecin et financée conjointement par l'AMC. Les universités n'accordaient aux programmes de formation en nursing qu'un statut précaire et sans grande importance, et le code de déontologie de la profession n'était pas aussi notoire ou prestigieux que le serment d'Hippocrate de la profession médicale, qui remonte à l'Antiquité. À l'évidence, tracer le portrait de l'infirmière professionnelle n'est pas simple, ce qui donne peut-être du poids à l'affirmation de McPherson selon laquelle les composantes des trois approches de l'histoire du nursing — la grille professionnelle, le modèle de la prolétarisation et l'analyse féministe — sont nécessaires pour pouvoir rendre compte de l'histoire du nursing[12].

L'infirmière professionnelle dans la tradition catholique francophone

Si la professionnalisation du nursing anglo-protestant peut être définie comme une progression quasi linéaire du statut de domestique illettrée à celui de professionnelle laïque instruite, il n'en va pas de même de la trajectoire du nursing au Québec. Les deux historiographies se rejoignent sur certains points, comme l'autonomie de l'infirmière, le rôle des médecins dans l'esquisse des contours de la pratique soignante et la définition de ce qu'est un professionnel. Mais l'histoire doit aussi tenir compte de l'influence du modèle Nightingale. N'aurait-il pas anéanti un système hospitalier catholique qui fonctionnait bien, usurpant le rôle de religieuses compétentes? Ou, au contraire, les réformes Nightingale auraient-elles contribué à de réelles avancées, en dépit d'un certain héritage culturel, jugé indésirable? Cette question a suscité des divisions chez certaines infirmières de Montréal, qui préconisaient la coexistence avec le modèle Nightingale, alors que la majorité y était opposée dans la région de Québec. Par ailleurs, les rôles de l'Église et de l'État ajoutent manifestement une autre dimension à la complexité de cette historiographie.

La démystification de la vision Nightingale

Les partisanes du nursing moderne ont employé beaucoup de leur rhétorique à placer Florence Nightingale au centre de sa création, et ses disciples canadiennes ne font pas exception. Malgré quelques concessions occasionnelles accordées à des pionnières comme les Augustines et Jeanne Mance, qui établirent les premiers hôpitaux que leurs successeures continuèrent d'administrer pendant plus de trois siècles, les sympathisantes de Nightingale ont néanmoins dénigré la tradition de transmission du savoir de maître à apprentie des religieuses et l'importance que les sœurs attachaient à la religion dans leur rôle de soignantes. Récemment, Sioban Nelson, une historienne et infirmière australienne qui a étudié le phénomène international des communautés religieuses féminines en relation avec le nursing, s'est jointe à d'autres voix suggérant que les admiratrices de Nightingale ont peut-être compris les choses de travers. Car il semblerait que Nightingale se soit en fait beaucoup inspirée des congrégations catholiques irlandaises dans son travail en Crimée et que l'hybridation des deux modèles de nursing s'est produite non seulement au Québec, mais dans de nombreuses autres communautés canadiennes où les hôpitaux catholiques étaient les premiers à avoir été érigés. Loin d'être incompétentes, les religieuses catholiques disposaient d'un système de noviciat bien établi, fondé sur un modèle séculaire d'apprentissage gradué, et se tenaient au courant des nouvelles découvertes médicales et scientifiques. Alors que la majorité des soignantes laïques travaillaient pendant quelques années avant leur mariage, les religieuses catholiques se faisaient un devoir de toute une vie d'apprendre, un engagement considéré comme un moyen de toujours mieux servir Dieu et la communauté. La vie en communauté avec d'autres femmes permettait aussi aux religieuses plus âgées de jouer le rôle de mentors auprès des jeunes postulantes[13].

En vérité, la professionnalisation du nursing dans les communautés anglo-protestantes était une approche adéquate dans un contexte hospitalier canado-britannique dont l'organisation se faisait de façon peu méthodique et où le financement était quasi inexistant. Par contre, ces réformes n'étaient pas aussi urgentes dans les hôpitaux catholiques francophones où, comme Brigitte Violette le souligne au chapitre 4 de cet ouvrage, les congrégations religieuses, conduites par les Augustines, avaient atteint un haut degré d'excellence en nursing, en pharmacologie et en gestion hospitalière. Grâce, notamment, à l'attitude de laisser-faire des autorités britanniques à l'égard des congrégations féminines après la Conquête, la longévité de cette tradition représente peut-être quelque chose d'unique au Québec, et son influence s'est peut-être fait sentir bien au-delà de ses frontières. Entre 1639 et 1939, plus d'une cinquantaine de communautés religieuses ont établi ou administré plusieurs centaines d'hôpitaux, incluant les premiers hôpitaux dans l'Ouest canadien. Même aussi tard qu'en 1940, les hôpitaux catholiques comptaient pour 34 % de l'ensemble des lits hospitaliers[14].

La lutte pour la professionnalisation menée par les infirmières anglophones de Montréal

Au Québec, les premières écoles de nursing furent créées dans les hôpitaux anglophones, en commençant par celle de l'Hôpital général de Montréal en 1875, bien que son établissement ne soit devenu un succès qu'en 1890 sous la férule d'une des chefs de file canadiennes du nursing, Nora Livingston. Des femmes de sa trempe ont fondé les premières organisations d'infirmières, telle l'Association des infirmières canadiennes de Montréal, un groupe local, malgré ce que son nom indique, qui entreprit d'inclure en son sein des infirmières francophones. Lors de la première assemblée annuelle, en septembre 1918, l'Association accueillait six infirmières laïques de l'École Jeanne-Mance de l'Hôtel-Dieu de Montréal et trois religieuses de l'Hôpital Notre-Dame, dirigé par les Sœurs Grises. Cette association élabora un projet de législation sur la certification des infirmières, qui conduisit à l'adoption de la *Loi constituant en corporation l'Association des gardes-malades enregistrées de la province de Québec*, en 1920. Cette dernière accordait le droit exclusif d'utiliser le titre d'infirmière autorisée aux membres de ladite association.

Une contestation par les infirmières de l'Hôpital Sainte-Justine, dont la sanction des études avait été refusée en vertu de cette loi, fut le prélude à une opposition structurée, dont la cible était le programme de trois ans et le minimum de 50 lits pour qu'un hôpital ait le droit de diriger une école de nursing. En raison de la prédominance du nursing religieux, les écoles de nursing québécoises, généralement de plus petite taille, furent créées plus tard. Toutefois, ce ne sont pas tant les conditions légales de la reconnaissance d'une école de nursing qui soulevaient une réelle indignation, mais bien la perspective de devoir céder la gestion des hôpitaux catholiques à un mouvement anglophone. Pilotées par une alliance de religieuses et de médecins catholiques, les opposantes réussirent à faire voter un amendement en 1922, qui a permis de faire reconnaître, avec l'approbation de la faculté de médecine de l'Université Laval ou de celle de l'Université de Montréal, des infirmières formées dans un programme de deux ans, et d'éliminer le seuil minimum de 50 lits. Ce changement signifiait que les infirmières diplômées au Québec par l'Association des gardes-malades enregistrées de la province de Québec (AGMEPQ) ne pouvaient être reconnues comme infirmières autorisées dans d'autres provinces. Fait plus inquiétant encore, les facultés de médecine se voyaient octroyer encore plus de pouvoir. Bien que de semblables dispositions aient été négociées dans les autres provinces, l'organisation de nursing qu'était l'AGMEPQ était reléguée au second rang, derrière les médecins, dans la certification des infirmières diplômées[15].

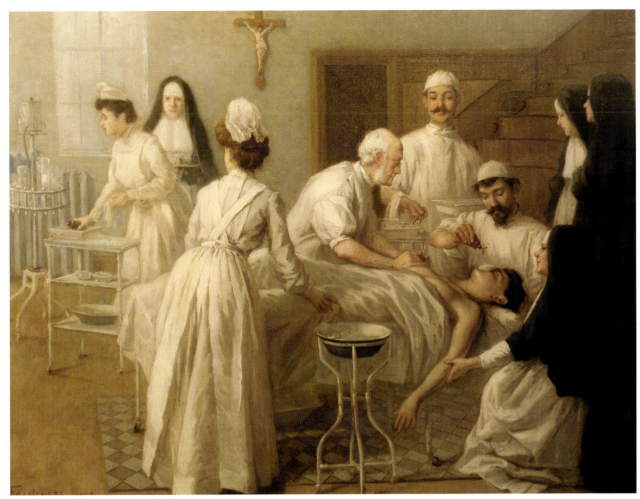

Figure 7
Doctor Hingston and the Operating Room
Artiste : Joseph-Charles Franchère
Hôtel-Dieu de Montréal
1905
Collection des Hospitalières de l'Hôtel-Dieu de Montréal

Tant les infirmières religieuses que laïques assistent les médecins.

La réaction francophone au modèle Nightingale

Le modèle Nightingale de nursing était étranger à la tradition religieuse catholique, où le métier constituait une mission ou une vocation religieuse et où les sœurs exerçaient un contrôle rigoureux sur les hôpitaux francophones, bien établis. Mais la réaction à ce modèle était polarisée, reflétant la scission entre les infirmières montréalaises, qui travaillaient étroitement avec les anglophones, et celles de la région de Québec, où le nursing anglo-protestant n'avait pas fait les mêmes progrès. D'un côté, les Augustines érudites, dont le réseau hospitalier se limitait aux régions francophones, offraient la plus grande résistance à l'offensive Nightingale; de l'autre, les Sœurs Grises, qui dirigeaient des hôpitaux partout en Amérique de Nord, adoptaient une position plus conciliante en adaptant le système Nightingale au système catholique francophone. Toute opposition au nursing Nightingale était muselée par l'agressivité croissante des médecins des hôpitaux catholiques, qui n'étaient que trop heureux d'adopter le modèle de nursing plus restrictif du système Nightingale, voire ses aspects anglo-protestants.

D'abord à l'Hôtel-Dieu de Québec, les Augustines avaient implanté la tradition soignante d'origine française, inspirée du principe catholique : «Guérir le corps pour sauver l'âme». En tant que guérisseuses, administratrices et infirmières douées, elles avaient organisé les hôpitaux autour de la fonction clé d'apothicairesse (ou sœur savante), qui non seulement préparait et distribuait les remèdes, mais contribuait à l'avancée des connaissances médicales. Toutefois, la modernisation avait déjà commencé à miner ce rôle, sape qui s'était amorcée lors de l'affiliation de l'Hôtel-Dieu avec l'Université Laval en 1855. Comme partout ailleurs tout au long du XIXe siècle, les médecins utilisaient leur formation universitaire pour officialiser, et en fait masculiniser, le savoir médical, écartant les femmes de ses aspects spécialisés. Ils firent aussi pression pour accroître les services hospitaliers, favorisant l'inclusion de la chirurgie et d'autres traitements médicaux sophistiqués et la formation d'une main-d'œuvre soignante subordonnée pour les soutenir. En guise de réponse, les Augustines ouvrirent en 1900 une école de nursing, qui demeura toutefois modeste, les étudiantes laïques n'ayant pu y être admises avant les années 1950. En perturbant le pouvoir établi des Augustines sur la direction de l'hôpital, incluant les aspects professionnels et scientifiques, ces changements signifiaient que les religieuses ne conservaient que les fonctions administratives et le contrôle de la formation des infirmières. Elles furent forcées de renoncer graduellement aux rôles relatifs à la sphère médicale et scientifique.

Il n'est pas étonnant que les Augustines aient réservé un accueil plutôt tiède au modèle de nursing de Nightingale. Elles se joignirent à un groupe de religieuses de diverses congrégations qui rejetaient l'idée de donner à l'AGMEPQ, une association «neutre» — en réalité dirigée par des anglophones —, l'autorité de faire appliquer la législation en matière de certification. Elles ne firent aucun effort pour souscrire aux exigences de l'AGMEPQ afin que leur école de nursing soit reconnue, qui ne le fut en fait qu'en 1937[16]. Les Sœurs de la Charité de Québec, à la tête du mouvement de contestation, s'opposèrent à la sanction des études de leurs infirmières et fondèrent une organisation rivale, l'Association des gardes-malades catholiques licenciées de la province de Québec (AGMCLPQ), en 1928. Celle-ci demeura active dans la région de Québec, à Gaspé, à Trois-Rivières et sur la Côte-Nord, et représenta une option modeste pendant plusieurs décennies. Les congrégations religieuses qui faisaient obstacle à la certification en subirent les conséquences, du fait que leurs étudiantes n'étaient pas reconnues ailleurs dans la province et en dehors du Québec. Cependant, jusqu'à plus tard au cours du XXe siècle, cela ne leur a pas vraiment nui, car la plupart n'avaient pas à former les infirmières laïques. En tant que membres d'une vaste collectivité catholique internationale et, à partir de 1915, de l'Association des hôpitaux catholiques, elles avaient accès à un réseau impressionnant d'hôpitaux catholiques et à d'autres institutions en Amérique du Nord et à travers le monde.

Les Sœurs Grises et les Religieuses hospitalières de Saint-Joseph

Les Religieuses hospitalières de Saint-Joseph, qui établirent l'Hôtel-Dieu de Montréal et, en 1897, l'École Jeanne-Mance, une des premières écoles de nursing francophones où les étudiantes laïques furent admises dès 1901, comptent parmi les congrégations qui firent des concessions en adaptant le système Nightingale. Les dirigeantes incontestées étaient toutefois les Sœurs Grises, une congrégation fondée en 1747 par mère Marguerite d'Youville. Elles prirent en charge les fonctions liées au nursing à l'Hôpital Notre-Dame de Montréal en 1880, et dirigeaient 22 hôpitaux en 1927. Elles sont responsables de la fondation de 30 % des hôpitaux et des installations de soins de santé établis par l'ensemble des religieuses au Canada avant 1939[17]. Avec un vaste réseau hospitalier s'étendant à travers le Canada et aux États-Unis, les Sœurs Grises avaient assurément tout intérêt à ce que leur système de soins soit reconnu partout au pays.

L'historienne Yolande Cohen soutient que les Sœurs Grises adoptaient les aspects des réformes Nightingale qui leur paraissaient avantageux et qu'elles cherchaient à les adapter à la conception catholique de la prestation des soins, selon laquelle le corps et l'âme forment un tout; du point de vue de certains, il s'agirait même de l'une des premières manifestations de la vision holistique des soins de santé[18]. Sous la direction de mère Élodie Mailloux, qui collabora à la fondation de l'école de nursing au St. Vincent's Hospital à Toledo (Ohio), elles mirent sur pied une école hospitalière francophone à Notre-Dame en 1898, qui admit des étudiantes laïques un an plus tard. Elles furent aussi une force agissante dans la création des premiers programmes universitaires accueillant des femmes francophones, amorcés en 1923 avec le cours d'été donné à l'Université de Montréal par sœur Fafard, qui devint directrice de l'école de nursing de Notre-Dame, et par sœur

Duckett, une religieuse formée à Montréal. Le cours fut aboli après le décès de sœur Fafard, mais la congrégation embaucha mère Virginie Allaire, qui devint mère supérieure à Saint-Boniface et qui fut chargée de mettre un programme sur pied. Cette dernière examina les méthodes et programmes existants, visita des écoles européennes et élabora un programme universitaire s'adressant aux infirmières francophones. L'Institut Marguerite d'Youville, affilié à l'Université de Montréal, fut établi en 1934, offrant un baccalauréat en nursing. Il permit aux femmes francophones de s'imposer dans le milieu universitaire, dont l'accès leur avait été interdit jusqu'alors. En 1962, une faculté autonome de nursing voyait le jour à l'université. La création d'un programme de baccalauréat en nursing qui n'était pas sous l'autorité d'une faculté de médecine représentait incontestablement un haut fait, un exploit que Cohen attribue à l'étendue de l'expérience en gestion d'hôpitaux qu'avaient acquise les congrégations hospitalières[19].

Pour soutenir leurs programmes d'enseignement, les Sœurs Grises publièrent aussi en 1947 un manuel de nursing en français, *Le soin des maladies : Principes et techniques*[20], en complément aux *Principes élémentaires concernant le soin des malades*, écrits par sœur Allard, de l'École Jeanne-Mance, en 1931. Ces ouvrages comblaient un urgent besoin de manuels de nursing en langue française. Cohen avance que les manuels et les cours des Sœurs Grises ont permis d'officialiser le savoir-faire séculaire qu'avaient acquis les religieuses dans la gestion hospitalière, les soins aux malades, la préparation de remèdes et l'administration financière des hôpitaux, donnant ainsi une plus grande légitimité au savoir féminin[21].

En 1924, l'AGMEPQ lançait la première revue professionnelle francophone de nursing, *La veilleuse*. Influencée par les Sœurs Grises et initialement soutenue par des médecins catholiques et par le clergé, cette nouvelle publication cherchait à promouvoir la vision catholique francophone de l'infirmière moderne, conception représentant un amalgame de la tradition Nightingale et de son pendant catholique. Cette initiative ne remporta pas un grand succès, et *La veilleuse* fut remplacée en 1928 par *La garde-malade canadienne-française*. Toujours axée sur la promotion du modèle catholique francophone jusqu'à la révolution tranquille, cette dernière reflétait aussi l'influence grandissante des infirmières laïques en situation d'autorité dans le domaine du nursing au Québec. En 1956, elle cessa d'exister lorsque l'AIIC décida de lancer une version francophone à *The Canadian Nurse*, *L'infirmière canadienne*, qui devint en 1957 *Les cahiers du nursing canadien*, dont le nom illustrait bien l'adhésion au modèle professionnel de nursing élaboré par les infirmières anglophones[22].

Les infirmières francophones n'ont pas toujours été divisées. Par exemple, elles se rallièrent pour se défendre contre le Rapport Weir sur la formation en nursing. Le docteur Weir, qui ne parlait pas français, n'inclut qu'un seul représentant du Québec sur son comité, A. T. Bazin, de l'Hôpital général de Montréal, une institution anglophone. Bien qu'il ait visité 145 écoles de nursing et parcouru plus de 55 000 kilomètres, il déposa un rapport qui révélait un manque total de compréhension de la réalité francophone du nursing au Québec et qui faisait fi de la contribution des religieuses hospitalières. Il avait fait passer 2 280 tests d'intelligence à des étudiantes anglophones en nursing, mais aucun à des étudiantes francophones, puisqu'« il était convaincu qu'il était impossible de traduire les tests anglais dans une autre langue et dans un autre milieu ». La déclaration de Weir à l'effet que « la tradition ecclésiastique, bien qu'elle puisse être louable en théorie, a exercé et exerce toujours une influence plutôt préjudiciable à l'évolution du nursing canadien », fut accueillie comme un outrage. Cette insulte — à un secteur actif dans le domaine depuis des siècles! — ne fut pas sans soulever l'opposition des congrégations, présidées par mère Virginie Allaire, des Sœurs Grises de Montréal. Elles organisèrent la Conférence provinciale des hôpitaux catholiques de la province de Québec, dont l'objectif sera de favoriser la progression des hôpitaux dans l'esprit de la charité chrétienne[23].

La coexistence d'associations rivales en nursing au Québec toucha à son terme en 1946 avec l'adoption de la *Loi concernant l'Association des infirmières de la province de Québec*. Cette loi rendait obligatoire la certification de l'ensemble des infirmières et autorisait l'exercice exclusif de la profession aux membres accréditées par la nouvelle association, l'Association des infirmières de la province de Québec, et reconnues comme infirmières autorisées.

Les infirmières laïques

Les contours du nursing se sont transformés à un rythme accéléré jusqu'au milieu du siècle, la demande grandissante pour des infirmières coïncidant avec la prédominance croissante des infirmières laïques. Alors qu'en 1931 les religieuses représentaient 51 % de l'ensemble des infirmières à Montréal, en 1941,

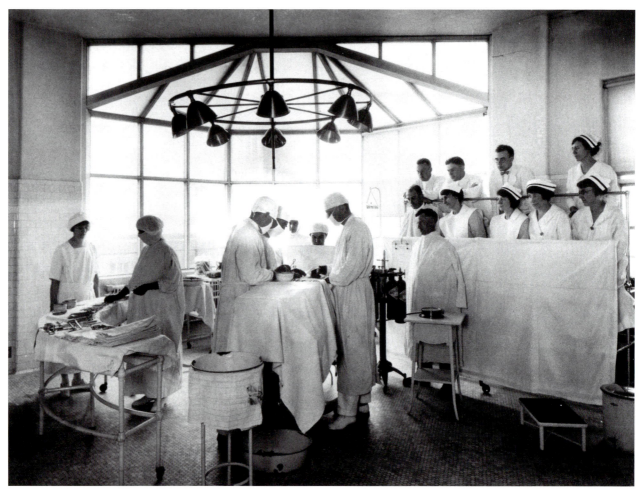

Figure 8
Infirmières observant une opération
St. Michael's Hospital, Toronto
1924
Archives du St. Michael's Hospital

ce pourcentage avait chuté à 23,2 %. La législation de 1946, reconnaissant le pouvoir de négociation collective des infirmières, reflète bien cette situation. Elle restreint aussi le droit de pratique du nursing aux femmes, condition qui ne fut abrogée qu'en 1969.

Les infirmières laïques francophones ne sont pas demeurées passives dans la conquête d'un statut professionnel, même si elles employaient fréquemment des stratégies différentes de celles des anglophones. Comme les religieuses dominaient les postes d'administratrices, les infirmières laïques furent initialement confinées aux tâches de soins généraux, où beaucoup parvenaient difficilement à assurer leur subsistance. Contrairement aux religieuses, dont le travail répondait à des visées célestes plutôt que terrestres, qui étaient bien instruites, provenaient souvent des classes supérieures de la société et bénéficiaient du soutien de leur congrégation lorsqu'elles étaient malades ou vieillissantes, les infirmières laïques travaillaient pour des salaires très bas. Reconnaissant la négociation collective, la loi de 1946 mena à la formation de l'Alliance des infirmières de Montréal, qui réussit à obtenir une meilleure rémunération et de conditions plus favorables pour ses membres avec la signature d'une convention collective en 1947. Plus tôt, la section de Québec de l'AGMCLPQ avait offert des services similaires à ceux d'un bureau de placement, mais l'historienne Johanne Daigle émet des doutes quant à son statut de syndicat puisque sa création avait été initiée par des employeurs de personnel infirmier[24].

Avec les transformations qui culminèrent pendant la révolution tranquille, s'était répandue la croyance voulant que c'est à l'État plutôt qu'à l'Église que revient la responsabilité des soins de santé. Les religieuses perdirent progressivement le contrôle de leurs institutions, les infirmières laïques se retrouvant à la tête de la profession du nursing. Les infirmières laïques francophones occupèrent rapidement des positions dominantes au pays comme à travers le monde. Alice Girard remporta un succès considérable, et l'histoire de sa vie illustre en partie les transitions que les infirmières québécoises durent opérer en raison du passage de la tradition religieuse à la tradition séculière. Cadette d'une famille canadienne-française de sept enfants établie au Connecticut, Alice Girard naquit en 1907. Elle revint au Québec avec ses parents et résolut à l'âge de 11 ans de ne jamais se marier parce que «le travail domestique ne l'intéressait pas». Elle obtint son diplôme de l'école normale en 1925 et suivit éventuellement une formation à l'Hôpital Saint-Vincent-de-Paul à Sherbrooke. Lorsqu'elle décida de vouer sa vie au nursing, elle dit : «Bien sûr, les infirmières vivaient comme des religieuses en tout temps, alors nos parents n'avaient pas à s'inquiéter à notre sujet.» Après une carrière éclectique en santé publique à Montréal, dans d'autres régions du Canada et aux États-Unis, Girard entreprit d'obtenir une reconnaissance nationale et internationale en tant que première présidente francophone de l'AIIC en 1958, et première présidente canadienne du CII en 1965. Comme première doyenne de la Faculté des sciences infirmières de l'Université de Montréal depuis sa création en 1962 jusqu'en 1973, elle eut une influence durable sur la formation des infirmières et la pratique du nursing, influence pouvant rivaliser avec celle de l'élite du nursing religieux avant elle. Elle décéda en 1999[25].

Un aspect négligé : les hôpitaux catholiques anglophones

L'influence de la tradition hospitalière francophone dans les communautés anglophones n'a pas fait l'objet d'études exhaustives; toutefois, un tel examen pourrait bien mettre au jour certaines des influences réciproques des deux modèles de nursing. Les Religieuses hospitalières de Saint-Joseph avaient érigé des hôtels-Dieu hautement respectés dans les régions acadiennes du Nouveau-Brunswick et à Kingston, où leur école de nursing s'était méritée une renommée dans tout l'est de l'Ontario. À Toronto, les Sœurs de Saint-Joseph, arrivées de France par les États-Unis dans les années 1840, ont établi en 1892 le St. Michael's Hospital et ont mérité la confiance de la communauté par les soins courageux qu'elles ont prodigués aux victimes des épidémies; elles ont aussi rapidement fondé la première école catholique de nursing au Canada, acceptant les infirmières laïques dès son ouverture.

L'évaluation du modèle catholique francophone de nursing

Le déclin de la tradition des Sœurs Grises — infirmières, apothicairesses et administratrices — constitue assurément une perte pour les femmes et la société francophone, un dommage semblable à celui qu'ont subi les femmes sur le plan de l'accès à la connaissance lorsque s'est opérée la professionnalisation du savoir au XIXe siècle. Pourtant, les réformes Nightingale n'auraient pu être accomplies sans la connivence de la profession médicale, dominée par les hommes. De plus, les premières religieuses, malgré leurs compétences médicales et entrepreneuriales, étaient après tout les produits d'une ère où la vision catholique des soins de santé était d'une importance capitale et où le rôle de l'Église était généralement incontesté. Les Sœurs Grises pancanadiennes ont présidé aux efforts pour fusionner le modèle anglophone de nursing de Nightingale avec le modèle catholique francophone, entreprise qui leur a permis d'étendre leur œuvre partout en Amérique du Nord, de créer des programmes d'enseignement supérieur pour les femmes francophones et d'élargir les perspectives d'avenir pour les infirmières laïques.

Conclusion

Ce survol des ouvrages consacrés à la formation professionnelle révèle que l'influence protestante de Nightingale sur le modèle de nursing catholique francophone n'était pas à sens unique. Au Canada anglo-protestant, le nursing a suivi une trajectoire affectée par le statut peu reluisant de l'infirmière préprofessionnelle et l'image de l'hôpital infect et mal organisé. L'élite anglo-protestante du nursing, formée dans le système Nightingale, a réussi à obtenir une reconnaissance pour les infirmières par diverses voies : l'accès à une formation, un titre reconnu, une image publique rehaussée, et ce, en dépit d'une certaine déconvenue. Le parcours de la formation professionnelle divergeait au Québec, où l'hôpital catholique francophone établi de longue date, dirigé par des religieuses émérites, représentait la pierre angulaire d'un système de soins de santé bien structuré. Les chefs de file du nursing étaient initialement divisées dans leur réaction au système Nightingale, un modèle inadapté à leurs besoins. Certaines ont préféré une attitude accommodante, alors que d'autres se sont dressées contre ce qu'elles considéraient comme une importation anglophone. Le nursing laïc s'est élevé plus tard au rang de pratique dominante, établissant une profession séculière similaire à celle du Canada anglais, une profession tout de même marquée de l'empreinte du riche legs des congrégations religieuses féminines.

CHAPITRE 14

La syndicalisation du nursing au Canada

Sharon Richardson

La vue d'infirmières formant un piquet de grève — et encore plus celle d'infirmières participant à une grève illégale — contraste avec le stéréotype répandu à leur sujet, qui les réduit à des professionnelles de la santé remplies d'abnégation. Ces dernières années, toutefois, des provinces comme Terre-Neuve-et-Labrador, la Saskatchewan et le Québec ont été secouées par des grèves des infirmières à l'échelle provinciale; d'autres conflits ont aussi menacé d'éclater en Saskatchewan, en Alberta et en Colombie-Britannique. Dans le climat actuel d'incertitude politique concernant le domaine de la santé, il est improbable que se résorbe l'agitation au sein des 75 % d'infirmières autorisées canadiennes qui sont syndiquées. Ce chapitre décrit certains des événements et facteurs les plus importants dans la société canadienne ayant favorisé la hausse du taux de syndicalisation des infirmières après la Deuxième Guerre mondiale, et cela, sous trois angles : 1° le soutien donné par les associations professionnelles de nursing à la négociation collective; 2° la création de syndicats infirmiers autonomes; et 3° les grèves des infirmières.

L'avènement de l'infirmière de soins généraux ou de chevet

Le bassin d'infirmières syndiquées au Canada est essentiellement composé d'infirmières de soins généraux (ou de chevet) en milieu hospitalier, ce qui n'a toutefois pas toujours été le cas. C'est après la Deuxième Guerre mondiale que la majorité des infirmières canadiennes ont commencé à travailler dans les hôpitaux. Auparavant, 60 % des diplômées des programmes hospitaliers en nursing œuvraient comme infirmières autonomes. Comme l'indique le chapitre 3, ces dernières prodiguaient les soins au domicile de leurs patients, qui les rémunéraient directement pour les services rendus. Seul un petit nombre d'infirmières diplômées travaillaient dans les hôpitaux, supervisant la main-d'œuvre étudiante qui accomplissait la plus grande part des activités soignantes. Ces institutions admettaient autant de stagiaires en nursing qu'il était nécessaire pour effectuer le travail dans les salles de malades, pratique qui occasionna un surplus d'infirmières diplômées, affectées par un chômage chronique. Cette situation poussa certaines directrices des soins à offrir du travail à leurs nouvelles diplômées à un salaire réduit, et celles-ci, qui administraient les soins aux patients, portaient le titre d'infirmières de soins généraux ou de chevet. Tout en stabilisant les services de nursing de l'hôpital, ces dirigeantes ont facilité l'organisation des stages selon les besoins de formation des étudiantes. Une infirmière cadre chevronnée commentait en 1942 : «L'expérience a démontré qu'il est impossible de satisfaire aux normes élevées du programme, tout en donnant les meilleurs soins aux malades, si le service de nursing de l'hôpital repose entièrement sur une main-d'œuvre étudiante[1].»

Le déclenchement de la Deuxième Guerre mondiale en 1939 entraîna une diminution du chômage chez les infirmières. Comme nous l'avons vu au chapitre 11, quelque 4 000 infirmières diplômées se joignirent aux brigades soignantes canadiennes et alliées durant la guerre, laissant derrière elles des postes vacants pour les infirmières autonomes et les nouvelles diplômées sous-employées. Entre 1930 et 1943, la proportion des infirmières autonomes a chuté de moitié, alors que celle des infirmières d'hôpitaux a presque doublé.

L'insatisfaction à l'égard des conditions de travail dans les hôpitaux

Malheureusement, les hôpitaux canadiens n'ont pas réussi à adapter leurs pratiques et politiques d'emploi pour répondre aux besoins du nombre croissant d'infirmières autorisées embauchées comme infirmières de chevet. Tout au long de la Deuxième Guerre mondiale, les infirmières d'hôpitaux ont fait preuve de patriotisme en continuant d'effectuer des quarts de douze heures, six jours par semaine, avec un rappel obligatoire et pour un salaire minime. Le Conseil canadien des hôpitaux (CCH) a répondu aux demandes répétées des infirmières pour une réduction des heures de travail en alléguant que la journée de huit heures tant attendue pourrait entrer en vigueur «seulement si les infirmières étaient disponibles en nombre suffisant[2]». Cependant, le véritable enjeu pour le CCH était bien sûr l'inévitable hausse des charges salariales des hôpitaux qu'occasionnerait l'ajout d'un troisième quart de travail, nécessitant quotidiennement non plus deux rotations de personnel infirmier, mais trois.

Helen Saunders, une infirmière militaire démobilisée, déclarait dans un article paru en 1946 dans *The Canadian Nurse* qu'un salaire mensuel de 100 $, en plus du gîte et du couvert, était insuffisant si l'on considère le degré de responsabilité exigé des infirmières autorisées dans les hôpitaux canadiens, sans compter le fait qu'il n'existait aucune norme salariale. Le salaire d'une infirmière dépendait de sa capacité de convaincre son employeur de sa valeur plutôt que de ses qualifications et de son expérience acquise en nursing. Bien que les hôpitaux prétendaient avoir implanté les journées de huit heures, nombre d'infirmières devaient effectuer des «quarts fractionnés de huit heures» entre 7 h et 19 h, disposant d'une période de repos de trois heures durant la journée, au lieu d'un quart continu de huit heures de service. En conséquence, elles ne pouvaient s'adonner aux mêmes activités sociales et récréatives que les autres femmes actives célibataires de même statut. Étant donné le refus des conseils d'administration d'embaucher un personnel suffisant (entretien et autres), les infirmières accomplissaient une quantité appréciable de tâches non liées aux soins, comme nettoyer le mobilier, les éviers et l'équipement, fabriquer les pansements et les fournitures, plier le linge, laver et tester les gants de caoutchouc, rincer le linge souillé. Qui plus est, les hôpitaux n'ont jamais reconnu l'important apport des infirmières dans l'amélioration des soins aux malades ni participé à leur progression professionnelle[3].

Les associations d'infirmières et la négociation collective

En dépit d'un perpétuel mécontentement à propos du caractère insatisfaisant des conditions de travail et de rémunération, le noyau grandissant d'infirmières de chevet dans les hôpitaux fut lent à accepter la syndicalisation. Formées dans une tradition de dévouement au service et de loyauté envers l'hôpital, les infirmières de chevet percevaient à l'origine la négociation collective comme une pratique à tout le moins inélégante, voire contraire à la morale. Beaucoup étaient troublées par l'idée que des infirmières puissent faire passer leurs besoins avant ceux de leurs patients, privant possiblement ces derniers de leurs services pour obtenir satisfaction. La nature du nursing fondée sur le genre signifiait aussi que les infirmières d'hôpitaux se reconnaissaient dans les valeurs de féminité prônées dans la société en général : la patience, le respect de l'autorité et, par-dessus tout, l'abnégation. Aussi tard qu'en 1960, seulement une infirmière active sur quatre était mariée, et, selon les conventions de l'époque, le destin d'une femme résidait dans le mariage et la maternité. La plupart des femmes percevaient le travail salarié comme un épisode temporaire, en attendant d'avoir un mari qui subvienne à leurs besoins. Avant les années 1960, environ le tiers des infirmières autorisées quittaient le marché du travail au cours des dix premières années suivant la fin de leurs études, et seulement la moitié des infirmières restantes continuaient d'exercer leur métier jusqu'à l'âge de la retraite[4].

Au cours de la Deuxième Guerre mondiale, les lois fédérales ont grandement favorisé la constitution de syndicats. Pour obtenir l'appui du mouvement syndical à l'effort de guerre, le gouvernement canadien publia en 1943 le décret PC 1003, qui accordait aux employés le droit de choisir librement un syndicat pour les représenter et qui obligeait les employeurs à «négocier de bonne foi». Il mit également sur pied une commission chargée d'enquêter sur les «plaintes de pratiques de travail déloyales» et de réglementer le processus d'accréditation des syndicats en tant qu'agents négociateurs. La protection des syndicats fut renforcée par des décisions judiciaires subséquentes rendant obligatoire le paiement de cotisations syndicales[5]. En conséquence, certains syndicats entreprirent de syndiquer les employés municipaux et hospitaliers. Nombre d'infirmières ne faisaient toutefois pas entièrement confiance aux syndicats industriels, craignant l'ascendant de groupes extérieurs ayant des motivations divergentes et une connaissance restreinte du nursing. Cette méfiance était particulièrement vive chez les dirigeantes des associations nationales et provinciales de nursing, reflétant leur inquiétude d'être privées de leur influence sur leurs membres.

Pendant la Deuxième Guerre mondiale, l'Association des infirmières et infirmiers du Canada (AIIC) avait réussi à étendre son influence sur le nursing grâce à une importante subvention fédérale. Tirant habilement profit de la ferveur patriotique du début des années 1940, l'AIIC obtint du financement «pour combler les besoins urgents en matière de nursing», afin de pallier la pénurie anticipée d'infirmières durant la guerre. Elle administra la somme de 774 000 $ entre 1942 et 1946, qui servit à financer la formation en nursing et le nursing de santé publique, ainsi que le salaire d'une conseillère nationale en nursing d'urgence. Elle distribua des fonds par le biais des associations provinciales de nursing, et une partie de l'argent servit à payer les salaires à plein temps d'une directrice générale et d'une secrétaire, ainsi que les bureaux permanents de l'Association, ce qui lui permit de consolider sa présence sur le plan national et d'affirmer son influence sur les associations provinciales de nursing[6].

Malgré l'opposition de l'AIIC à la syndicalisation, il se produisit en 1942 un événement qui poussa le nursing organisé à considérer la négociation collective : les infirmières ontariennes de la santé publique étaient exhortées à se joindre, semble-t-il contre leur gré, au syndicat des employés municipaux, affilié à l'American Federation of Labour. La Registered Nurses Association of Ontario (RNAO) réagit en demandant à l'AIIC d'envisager la négociation collective pour le bénéfice des infirmières, et ces deux groupes formèrent à leur tour un comité des relations de travail chargé d'en évaluer la portée juridique. En 1944, le conseil d'administration de l'AIIC approuva le principe de la négociation collective pour les infirmières autorisées par l'entremise de leurs associations provinciales, mais pas par le truchement de syndicats. Comme les lois provinciales interdisaient l'accréditation des associations professionnelles de nursing comme agent négociateur au nom de leurs membres, l'AIIC proposa que les associations provinciales mettent sur pied des comités consultatifs des relations de travail en vue d'aider les groupes locaux d'infirmières à obtenir une accréditation comme unités de négociation indépendantes. Certaines associations provinciales de nursing (Alberta, Saskatchewan, Manitoba, Ontario, Québec, Nouveau-Brunswick et Île-du-Prince-Édouard) comptaient parmi leurs membres des infirmières autorisées occupant des postes de direction. Puisque ces associations comprenaient des membres des deux côtés de la table (travailleuses et cadres), elles ne pouvaient être légalement reconnues comme agents négociateurs pour représenter les infirmières des hôpitaux ou de la santé publique[7].

Afin de dissuader davantage les infirmières de joindre les syndicats, l'AIIC les prévint qu'«aucune infirmière ne doit devenir membre d'une association ou d'un syndicat susceptible de mener à un arrêt du service de nursing indispensable, en d'autres mots, à la grève[8]». Par sa position antigrève, l'AIIC réussit à persuader nombre d'infirmières de la base que l'adhésion à un syndicat constituait un geste non professionnel et les encouragea plutôt à soutenir leurs associations professionnelles de nursing. En 1946, dans un éditorial paru dans *The Canadian Nurse*, on demande avec éloquence :

> Les infirmières canadiennes devraient-elles se joindre à un syndicat? Elles font déjà partie d'une formation plus puissante que n'importe quelle autre à venir. Il appartient à chaque infirmière de soutenir l'émergence de cette incontournable force : l'Association des infirmières et infirmiers du Canada, la fédération de neuf associations provinciales, les sections régionales et locales[9].

La position de l'AIIC mena, lors de l'assemblée générale annuelle de 1946, à l'adoption d'une résolution interdisant «à toute infirmière de se mettre en grève, peu importe le moment ou le motif». Cette prescription antigrève ne sera abrogée qu'en 1972.

Une exception notable à la législation provinciale prohibant la négociation collective par les associations professionnelles de nursing existait en Colombie-Britannique. En 1946, la Registered Nurses Association of British Columbia (RNABC) fut accréditée en tant qu'agent négociateur pour ses membres occupant des postes inférieurs à celui de

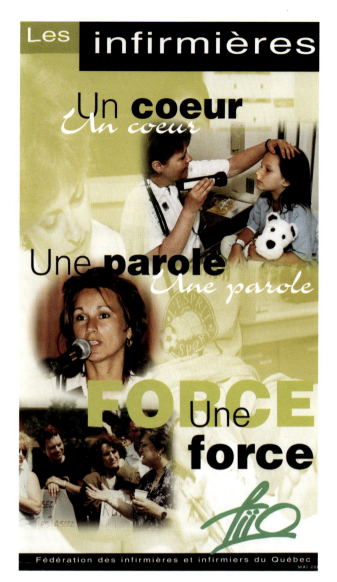

Figure 1
Affiche de la Fédération des infirmières et infirmiers du Québec (FIIQ)
2000
Gracieuseté de la Fédération des infirmières et infirmiers du Québec

directrice adjointe des soins. La RNABC négocia une convention collective dont les clauses couvraient les salaires, les heures de travail, les congés fériés, les congés annuels, les crédits pour expérience et études supérieures. En 1959, elle acceptait la proposition de la BC Hospitals' Association d'élargir la négociation collective à l'échelle de la province. Cela signifiait que l'ensemble des infirmières admissibles au sein de l'unité de négociation des hôpitaux seraient protégées par une seule convention collective. En 1967, en plus des 78 noyaux d'infirmières employées dans 62 hôpitaux, la RNABC fut accréditée comme agent négociateur pour représenter 13 services de santé publique, plusieurs cliniques et une compagnie d'assurance médicale. Evelyn Hood, directrice des services du personnel de la RNABC, concluait qu'une amélioration de la communication et de la compréhension entre les infirmières et leur employeur, de même qu'une influence plus forte des infirmières sur leurs conditions de travail, comptaient parmi les avantages globaux. Les autres gains réalisés par l'Association incluaient le doublement du salaire des infirmières, l'extension de la durée des congés annuels, l'instauration d'un taux salarial plus élevé pour les infirmières ayant davantage d'expérience et de formation, la réduction de la semaine de travail à 40 heures, l'abolition de la discrimination à l'embauche des femmes mariées, et l'implantation d'une procédure de règlement des griefs permettant d'acheminer et de traiter les problèmes et les plaintes des infirmières[10].

Au Québec, aussi tard qu'en 1921, la *Loi sur l'assistance publique* a réaffirmé l'importance historique du travail social religieux, effectué par les congrégations religieuses qui constituaient un réservoir de gestionnaires compétentes pour les hôpitaux catholiques. Ainsi, jusque dans les années 1960 et 1970, les possibilités d'avancement dans la hiérarchie québécoise de la santé étaient limitées pour les infirmières laïques[11]. Elles ont cherché à améliorer leur situation professionnelle par l'action collective plus tôt que dans le reste du Canada. Par exemple, en 1939, avec le soutien de leurs employeurs et du mouvement syndical catholique, les infirmières de la ville de Québec formaient le Syndicat professionnel des infirmières catholiques en vue de défendre leurs intérêts communs. En 1946, le gouvernement promulga la *Loi concernant l'Association des infirmières de la province de Québec*, reconnaissant la négociation collective, et les infirmières des hôpitaux Christ-Roi de Verdun et Pasteur de Montréal fondent le Syndicat des gardes-malades de Montréal, qui deviendra en 1947 l'Alliance des infirmières de Montréal (AIM), le premier syndicat infirmier indépendant au pays. L'AIM s'est affiliée en 1950 à la Confédération des travailleurs catholiques du Canada, qui allait devenir en 1960 la Confédération des syndicats nationaux (l'actuelle CSN). D'autres syndicats d'infirmières d'hôpitaux furent formés à l'initiative de l'AIM, qui créa en 1976 la Fédération québécoise des infirmières et infirmiers (FQII). Les infirmières de la ville de

Québec constituèrent aussi une fédération de syndicats infirmiers, la Fédération des syndicats professionnels d'infirmières et infirmiers du Québec (FSPIIQ). En 1965, un syndicat d'infirmières anglophones fut formé, la United Nurses of Montreal, qui devint bientôt un syndicat bilingue (Les Infirmières unies de Montréal), et plus tard la troisième fédération d'infirmières québécoises, la Fédération des infirmières et infirmiers unis (FIIU). En 1987 naît de la fusion de la FQII, de la FSPIIQ et de la FIIU la Fédération des infirmières et infirmiers du Québec (FIIQ). L'assistance précoce du mouvement syndical aux infirmières québécoises et la stratification plus accentuée du nursing au Québec sont deux facteurs permettant d'expliquer les liens plus serrés, tissés entre les infirmières de la province et le milieu syndical, que partout ailleurs au pays[12].

Bien que les infirmières syndiquées de la Colombie-Britannique et du Québec aient réalisé de réels gains sur le plan des conditions de travail et de la rémunération au cours des années 1950 et 1960, les infirmières des autres provinces ont été plus lentes à s'organiser en syndicat en vue d'une négociation collective. Elles ont préféré chercher à améliorer leur situation par des ententes volontaires, informelles, avec leurs employeurs. Leur réticence reflétait des valeurs associées à un comportement «professionnel» empreint de distinction féminine, ainsi que la variabilité des avancées syndicales à travers le Canada. Tant le Québec que la Colombie-Britannique s'inscrivaient dans une longue tradition de syndicalisme prospère, à l'inverse des provinces agricoles comme l'Alberta et la Saskatchewan et des provinces pauvres de l'Atlantique. Cette approche de négociation volontaire (comme l'appelaient les infirmières) impliquait habituellement la formation, par les associations provinciales de nursing, de comités consultatifs des relations de travail qui préparaient des grilles salariales et des propositions standardisées concernant les heures de travail, qu'elles soumettaient à tous les employeurs. Cette stratégie de conciliation illustrait bien les espoirs naïfs des infirmières, et, au milieu des années 1960, il devenait évident que de nombreux employeurs ne respectaient pas le processus de négociation volontaire, prenant des décisions sans consulter les infirmières. En conséquence, diverses associations provinciales de nursing (Alberta, Manitoba, Ontario, Nouveau-Brunswick, Nouvelle-Écosse, Île-du-Prince-Édouard, Saskatchewan et Terre-Neuve-et-Labrador) soutinrent davantage les associations locales d'infirmières de soins généraux dans leurs démarches d'accréditation et dans leurs négociations d'ententes individuelles avec les hôpitaux et les services de santé publique. En Ontario et en Saskatchewan, la RNAO et la Saskatchewan Registered Nurses Association (SRNA) s'activèrent à faire modifier les lois afin de pouvoir représenter leurs membres comme agents négociateurs. En Alberta, bien que les changements apportés en 1966 à la *Registered Nurses' Act* permettaient à l'Alberta Association of Registered Nurses d'agir légalement comme agent négociateur, un an plus tard, cette dernière ne fut accréditée que pour représenter 4 des 53 associations provinciales d'infirmières de soins généraux[13]. La réticence des infirmières à joindre le mouvement syndical s'estompa vers la fin des années 1960, lorsqu'elles prirent conscience des gains importants, qu'avaient réalisés les nouveaux syndiqués du secteur public au Canada.

La syndicalisation du secteur public

Vers le milieu des années 1960, le syndicalisme s'étendit soudainement au secteur public, surtout chez les cols blancs, ce qui incluait les enseignants, les travailleurs de la santé publique et les fonctionnaires. Précédemment organisés en associations professionnelles et privés du droit de négocier collectivement du fait que leurs services étaient qualifiés d'«essentiels», ces travailleurs avaient été maintenus à l'écart du mouvement syndical dominant. Durant les années 1960, leur insatisfaction s'exacerba lorsqu'ils constatèrent que leurs salaires étaient de beaucoup inférieurs à ceux du secteur privé, et ils commencèrent à défier le statu quo. Nouvellement militants, les employés du secteur public du Québec avaient déclenché des grèves illégales en 1963 et 1964, ayant forcé plus tard le gouvernement provincial à accorder le droit de négocier collectivement et même de faire la grève à tous les fonctionnaires, enseignants et travailleurs hospitaliers, à l'exception des policiers et des pompiers. Au niveau national, la grève des postes de 1965 produisit des effets similaires. Deux ans plus tard, le gouvernement fédéral passa une loi accordant à ses employés le droit de négociation et de grève en cas de litige. Tous les autres gouvernements provinciaux étendirent bientôt les droits de négociation, mais pas toujours celui de faire la grève[14]. En 1975, presque tous les employés du secteur public au Canada étaient membres d'organisations de type syndical.

En 1978, la moitié des 10 syndicats canadiens les plus importants étaient du secteur public et représentaient 38 % de l'ensemble des syndiqués; jadis centré sur les revendications de cols bleus dominés par les hommes, le mouvement syndical était devenu un secteur où les femmes, les cols blancs et les professionnels pouvaient jouer un rôle prédominant. Par exemple, les syndicats canadiens entendus devant la Commission royale d'enquête sur la situation de la femme au Canada de 1967 avaient mis l'accent sur le droit au travail des femmes mariées, la nécessité de reconnaître les familles à deux revenus et l'accès des femmes à une meilleure éducation[15]. La proportion des femmes syndiquées, constituée d'un grand nombre d'infirmières, passa de 17 % à 31 % entre 1965 et 1980[16].

La syndicalisation croissante des femmes reflétait aussi les idéaux du mouvement féministe ainsi qu'une nouvelle conception de la famille, qui n'était plus fondée sur le confinement des femmes adultes au foyer en tant qu'épouses ou mères. Les jeunes femmes demandaient un accès égal aux études postsecondaires, mais elles continuaient de se marier et d'enfanter. La nouvelle réalité des ménages biactifs, partageant les responsabilités parentales, se traduisit par une remarquable transformation de la main-d'œuvre infirmière canadienne. En 1990, la population infirmière était constituée de 70 % de femmes mariées alors que, 30 ans plus tôt, il n'y avait qu'une infirmière active sur quatre qui était mariée. Nombre d'infirmières mariées demeuraient sur le marché du travail, même après la naissance de leurs enfants, exerçant à temps partiel lorsque les enfants étaient en bas âge pour revenir à plein temps lorsque les enfants entraient dans l'adolescence et devenaient plus indépendants. Devant le nombre croissant d'infirmières occupant des positions salariées pendant une grande partie de leur vie adulte, les revendications collectives des infirmières ont porté sur des conditions de travail correspondant à leurs besoins, incluant les congés de maternité et autres avantages qu'elles obtinrent avec la hausse de la demande pour des services infirmiers. En 1965, la population infirmière canadienne se chiffrait à 104 349 infirmières autorisées demeurant ou travaillant au pays; en 1989, elle avait plus que doublé jusqu'à atteindre 252 189. Les hôpitaux constituaient le principal secteur d'emploi, où elles travaillaient comme infirmières de chevet[17]. Les demandes pour des salaires décents et de meilleures conditions de travail n'ont pu être ignorées.

La constitution de syndicats infirmiers autonomes

Au début des années 1970, les infirmières canadiennes de toutes les provinces, à l'exception de la Colombie-Britannique et du Québec, étaient membres d'unités locales, qui négociaient avec les hôpitaux et les services de santé publique; beaucoup bénéficiant du soutien indirect des associations provinciales de nursing. Au cours de cette période, deux événements ont affecté la trajectoire de la syndicalisation en nursing : la décision de la RNAO, en 1973, d'accorder son appui à un syndicat infirmier distinct et autonome en Ontario, et la décision de la Cour suprême, en 1974, de débouter l'unité d'infirmières de chevet soutenue par la SRNA de son accréditation comme agent négociateur.

En Ontario, la RNAO appuyait les unités de négociation locales dans leurs pourparlers volontaires avec les employeurs. Par des négociations serrées, les infirmières ontariennes réussirent, vers la fin des années 1960 et au début des années 1970, à obtenir de meilleures conditions de travail et de rémunération accrue. Incapable et non disposée à invoquer des mesures de grève pour sortir des impasses avec la direction de deux services ruraux de santé publique, la RNAO parvint à ses fins en constituant une «liste grise», procédé qui consistait à aviser l'ensemble des infirmières de l'achoppement des négociations et à leur demander d'éviter de travailler au sein des services fautifs. La stratégie de l'Association fut si fructueuse que dès 1972 elle fut littéralement submergée de demandes d'infirmières pour la constitution d'unités de négociation. Par contre, en raison de la situation unique prévalant en Ontario, certaines des infirmières ayant requis l'assistance de la RNAO n'en étaient pas membres. En 1961, le gouvernement ontarien avait déssaisi la RNAO de sa fonction de réglementation et créé une deuxième organisation provinciale de nursing, l'Ordre des infirmières et infirmiers de l'Ontario, à qui revenait la responsabilité de la sanction des études des infirmières autorisées et auxiliaires. Avec cette législation, l'adhésion à la RNAO devenait facultative, et plusieurs infirmières autorisées avaient décidé de ne pas s'y joindre. Dans toutes les autres juridictions canadiennes sauf l'Ontario, l'association professionnelle provinciale de nursing dispose du pouvoir légal de réglementer la pratique (certification et sanction des infirmières autorisées).

Aux prises avec l'escalade des coûts associés au soutien d'un nombre sans cesse croissant d'unités

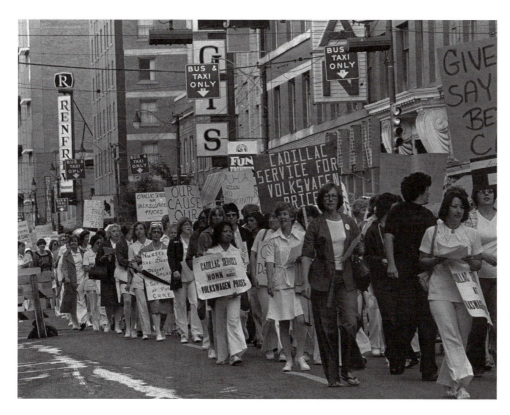

Figure 2
Un piquet de grève d'infirmières
Calgary, Alberta
1977
Archives Glenbow, Calgary, Alberta, NA-2864-16924

de négociation locales, dont les membres ne faisaient pas toujours partie de la RNAO, le conseil d'administration recommanda la création d'un syndicat infirmier distinct. La RNAO offrit de fournir certains services à ce nouveau syndicat mandaté pour négocier à l'échelle provinciale au nom des infirmières autorisées. On espérait ainsi réaliser le vieil objectif de la RNAO, qui souhaitait l'uniformisation des conventions collectives des infirmières d'hôpitaux de toute la province. Ainsi était créée en Ontario la troisième organisation provinciale de nursing, l'Ontario Nurses Association (ONA), ayant comme mandat, approuvé par la Commission des relations de travail de l'Ontario en 1974, de négocier collectivement pour l'ensemble des infirmières. Une centaine d'unités de négociation locales de nursing furent ainsi intégrées à l'ONA[18].

La création d'un syndicat infirmier distinct et indépendant de l'association professionnelle de nursing en Ontario, province qui employait le tiers des infirmières au pays, eut une influence sur les autres juridictions. L'intérêt des infirmières des autres provinces à former des syndicats infirmiers distincts s'accrut, malgré le coût considérable que représentait le soutien d'un nombre en forte hausse d'unités de négociation locales. Dans toutes les provinces et tous les territoires canadiens (sauf l'Ontario), l'association professionnelle de nursing avait aussi la responsabilité légale de protéger le public par la certification et la sanction des infirmières autorisées, dans le but de s'assurer de la sécurité et de l'éthique des soins prodigués aux patients. La majorité des associations provinciales de nursing avaient constaté qu'elles ne disposaient pas des ressources nécessaires pour remplir leur double fonction de réglementation et de négociation collective. Puisque ce dernier rôle ne profitait pas à toutes les membres — par exemple, les infirmières dans des postes de direction —, les conseils d'administration élus des diverses associations provinciales de nursing étaient peu disposés à augmenter les cotisations annuelles pour le soutien des activités de négociation. Ainsi, la formation d'une organisation accréditée distincte et indépendante représentait la solution logique aux difficultés que posait à l'interne la nécessité de parvenir à un équilibre dans les multiples rôles qui attendaient les associations provinciales de nursing.

En Saskatchewan, tout aussi déterminante que la création par la RNAO d'un syndicat infirmier distinct fut la décision de la SRNA de se retirer en 1973 de la négociation collective, à la suite d'un jugement de la Cour suprême du Canada, rendu le 29 octobre 1973,

Figure 3
Caricature
Artiste : Bob Kreiger, 1998
Collection de caricatures éditoriales de l'Université Simon Fraser
[MsC 25.KRI.140]

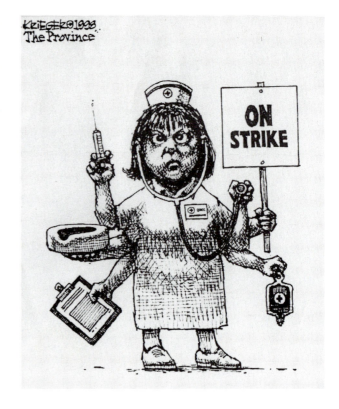

confirmant une décision antérieure du Saskatchewan Labour Relations Board (SLRB) de retirer l'accréditation de la Nipawin and District Staff Nurses' Association comme agent négociateur. Selon le jugement du SLRB, cette association d'infirmières de chevet avait obtenu l'aide d'une «organisation dominée par les compagnies», soit la SRNA, qui soutenait les groupes locaux dans leurs démarches d'accréditation. Le SLRB accueillit toutefois l'argument avancé par un syndicat intéressé : soit le fait que des infirmières occupant des postes de direction siégeaient au conseil de la SRNA, ce qui la plaçait dans une position inadmissible pour représenter les infirmières locales. Plutôt que de s'exposer à des coûts additionnels et de provoquer une controverse au sujet de l'incessant débat relatif à son engagement dans la négociation collective, la SRNA choisit de se dissocier complètement de cette activité. Au début de 1974, les infirmières de la Saskatchewan formèrent la Saskatchewan Union of Nurses pour agir comme agent négociateur au nom des infirmières de l'ensemble des institutions de santé publique de la province. Ce syndicat réussit à négocier une convention provinciale modèle, qui accordait aux infirmières de chevet une augmentation salariale de 21 % la première année, et de 9 % l'année suivante[19].

Influencées par la décision de la Cour suprême, les autres associations provinciales se retirèrent aussi de la négociation collective, pour encourager plutôt leurs comités consultatifs des relations de travail à se constituer eux-mêmes en syndicats infirmiers autonomes. Huit ans plus tard, il y avait des syndicats infirmiers indépendants dans chaque province sauf au Québec et à l'Île-du-Prince-Édouard[20].

Les dirigeantes de ces syndicats infirmiers naissants percevaient la nécessité d'une association nationale pour soutenir les activités provinciales; en 1981, six syndicats infirmiers provinciaux fusionnaient en la Fédération canadienne des syndicats d'infirmières/infirmiers (FCSII). Ce modèle représentatif s'apparentait à celui des associations professionnelles provinciales de nursing, qui étaient toutes, sauf au Québec, membres de l'AIIC. Les présidentes des syndicats infirmiers et les membres de leurs conseils d'administration étaient des infirmières de la base dans les hôpitaux et non des administratrices, des enseignantes en nursing ou des infirmières de santé publique. À l'origine, leur travail était centré sur la négociation collective, mais, à partir des années 1990, avec la croissance phénoménale des adhésions et l'expansion de leur expérience, elles se mirent à solliciter la participation des associations provinciales et nationales de nursing pour faire modifier les politiques touchant la profession. Comme Kathleen Connors, présidente de la FCSII de 1982 à 2002, l'a signalé :

> Mon objectif pour la FCSII était d'en faire une association vraiment nationale. Aujourd'hui, 9 des 10 syndicats infirmiers majeurs au pays en sont membres, de Terre-Neuve-et-Labrador à la Colombie-Britannique. La ministre fédérale de la Santé et ses députés nous considèrent comme un groupe d'électrices extrêmement important, un noyau que l'on doit consulter. De plus, nombre de médias nationaux sollicitent régulièrement nos commentaires[21].

Aujourd'hui, la FCSII représente 122 000 infirmières, infirmières psychiatriques et infirmières auxiliaires autorisées. Il s'agit de la plus vaste organisation d'infirmières au Canada[22].

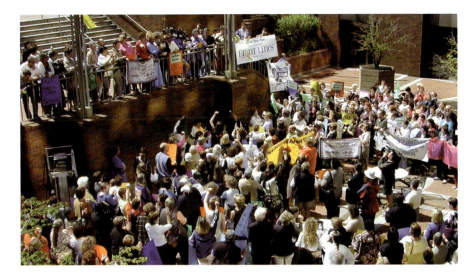

Figure 4 (above)
Biennale de la Fédération canadienne des syndicats d'infirmières/infirmiers
Edmonton, Alberta
Juin 2001
United Nurses of Alberta

Plus de 400 infirmières se sont rassemblées devant la place du Canada pour faire pression sur le gouvernement fédéral pour l'amélioration du système public de soins de santé.

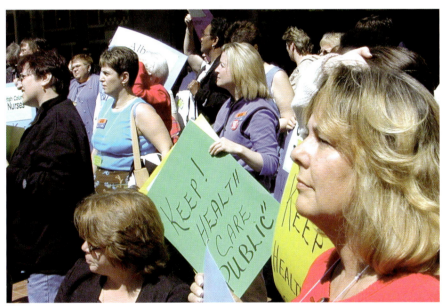

Figure 5 (gauche)
Biennale de la Fédération canadienne des syndicats d'infirmières/infirmiers
Edmonton, Alberta
Juin 2001
United Nurses of Alberta

Les déléguées chantent «We are the nurses, the mighty, mighty nurses» lors d'une marche devant la place du Canada à Edmonton.

Les infirmières et les grèves

La négociation collective et l'utilisation concertée de la prestation de travail en cas d'impasse dans les négociations — le droit de grève — sont deux éléments étroitement liés dans le syndicalisme canadien. Elles le sont moins dans le syndicalisme du secteur public, puisque les gouvernements provinciaux ont plus ou moins restreint l'accès à ce moyen de pression aux travailleurs des «services essentiels»[23]. Dans toutes les provinces, la définition des «services essentiels» a toujours été, et demeure un point des plus chauds dans les discussions. Au Québec, la syndicalisation massive des employés du secteur public a occasionné une mutation du mouvement syndical dans les années 1960, et c'est dans cette province que l'on retrouve le taux de grève le plus élevé au pays, incluant celles du secteur public[24]. Toutefois, plutôt que de déclarer la grève illégale, le gouvernement québécois a choisi d'exiger que certains services essentiels désignés soient maintenus pendant les mesures de grève.

Plus récemment, les infirmières canadiennes ont démontré leur acceptation du moyen de pression que constitue la grève. Entre 1966 et 1982, 32 grèves d'infirmières ont été déclenchées au Canada. En 1991, les infirmières manitobaines et saskatchewanaises ont mené des grèves à l'échelle provinciale. En 1999, une grève provinciale a affecté Terre-Neuve-et-Labrador, malgré que les infirmières furent forcées par voie de législation de revenir au travail après neuf jours.

Une infirmière en grève

Margaret Gorrie, British Columbia Institute of Technology

Mes 20 années de nursing ne m'ont pas préparée à cela. Jamais je n'ai été en grève auparavant, et je trouve l'expérience excitante — même terrifiante — malgré qu'il arrive que ce soit ennuyant. Je déambule devant le Queen Street Mental Health Centre de 15 h à 23 h, une pancarte à la main exhortant les passants à nous aider à sauver les services publics des coupes gouvernementales.

Nous sommes à hiver 1996, et c'est la première grève du Syndicat des employés de la fonction publique de l'Ontario. Le syndicat représente les infirmières et autres membres du personnel de neuf hôpitaux psychiatriques de la province, de même que celui d'innombrables services provinciaux. Le gouvernement conservateur de Mike Harris projette d'éliminer 13 000 emplois. Les infirmières constituent la majorité des travailleurs essentiels qui continuent à assurer les soins aux patients durant la grève de cinq semaines.

Pendant mon séjour sur le trottoir, je réfléchis aux liens entre mes années de nursing et mon nouvel engagement dans l'action politique directe. La spécialité des soins psychiatriques, définie à l'origine simplement sur la base du lieu où les soins étaient prodigués — les hôpitaux psychiatriques — porte maintenant le nom mieux adapté de «soins infirmiers — psychiatrie et santé mentale», témoignant de l'accent mis davantage sur la promotion de la santé et les soins dans la communauté :

L'infirmière en psychiatrie et en santé mentale comprend de quelle façon les facteurs situationnels influent sur le processus de la maladie psychiatrique, l'expérience de la maladie, la capacité de rétablissement et la perception de la santé mentale du patient*.

En d'autres mots, il est plus facile pour les patients de se rétablir d'une maladie mentale s'ils demeurent intégrés dans la société — comme lorsqu'ils ont un logement et un travail, ces choses que la plupart d'entre nous tenons pour acquises. Mais la précipitation du gouvernement à réduire la fonction publique menace ces programmes sociaux.

Dans ma nouvelle position sur le trottoir, j'apprends énormément sur Queen Street West. Alors que je suis en mesure d'occuper une place temporaire sur la voie publique, je crains que ceux avec qui je partage cet espace — les sans-abri, les prostituées et les personnes atteintes d'une maladie mentale — aient un avenir plus éprouvant et soient privés de soutien.

«Tout est fermé, a déclaré un homme à l'allure débraillée. Vous ne pouvez plus entrer pour vous réchauffer.»

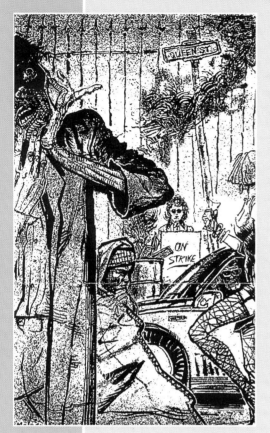

Figure 6
Illustration
Artiste : Molnar
Globe & Mail, Toronto
hiver 1996

Source : Fédération canadienne des infirmières et infirmiers en santé mentale (FCIISM), «Beliefs about Psychiatric and Mental Health Nursing», dans *Canadian Standards of Psychiatric and Mental Health Nursing Practice,* 2e édition (FCIISM, 1998).

Le mois suivant, les infirmières de la Saskatchewan entraient en grève. Encore là, un retour au travail fut imposé, mais cette fois, elles défièrent la loi pendant 11 jours. Puis les infirmières québécoises organisèrent une grève qui dura tout l'été 1999. En 2001, les infirmières de la Colombie-Britannique refusèrent d'effectuer du temps supplémentaire jusqu'à ce que le gouvernement provincial impose un règlement ayant force de loi. L'utilisation efficace de la grève a sans conteste conduit à de grandes avancées en ce qui a trait au statut socioéconomique des infirmières au cours des 30 dernières années. Par ailleurs, les grèves ont contribué au développement d'un sens de l'efficacité politique chez les infirmières et ont forcé les gouvernements à tenir compte de leurs réclamations[25]. Les grèves des infirmières ont aussi concouru à modifier l'image stéréotypée répandue à leur sujet, soit celle de travailleuses caractérisées par la passivité.

L'interdiction du droit de grève par voie législative n'a pas toujours empêché les travailleurs d'utiliser ce moyen de pression. La province de l'Alberta, par exemple, fut frappée en 1988 par une grève illégale de 19 jours des 11 000 infirmières de chevet de 96 hôpitaux, où la United Nurses of Alberta (UNA) fut condamnée à des amendes totalisant 450 000 $. Mais la grève permit d'éviter que les employeurs ne fassent reculer les acquis résultant de négociations collectives précédentes (augmentations salariales et autres dispositions). De manière stratégique, l'UNA avait planifié de déclencher la grève la veille des Jeux olympiques d'hiver à Calgary, signalant ainsi que les infirmières ne se laisseraient pas traiter injustement. La grève illégale bénéficiait de l'appui du public, malgré les perturbations affectant les services hospitaliers à travers la province[26]. En 1989, la grève illégale de sept jours de 21 777 infirmières québécoises de 300 hôpitaux résulta en des hausses salariales, mais aussi en des pénalités sévères imposées à la FIIQ. Cette dernière prit en charge les amendes individuelles et, corollairement, fut secouée par une crise financière majeure[27]. Néanmoins, en dépit des pénalités, plusieurs syndicats infirmiers canadiens refusent de renoncer à leur droit de grève. Le succès de cette stratégie fut illustré en mars 1997 quand l'UNA menaça de déclencher une grève illégale quelques jours avant les élections provinciales. Les infirmières, qui avaient été le groupe le plus pénalisé par les coupes massives lors de la restructuration du système de santé — celle-ci leur avait coûté des milliers de postes à temps plein —, bénéficiaient de l'appui du public. En quelques jours, un médiateur nommé par le gouvernement recommanda une hausse des salaires et à-côtés sur une période de trois ans, en plus des concessions faites sur certains points concernant les soins aux malades[28].

Bien que le salaire des infirmières demeure une question cruciale dans la négociation de conventions collectives, la qualité de l'environnement de travail et son impact sur les soins aux malades sont des sujets qui ont récemment refait surface avec force. L'abolition de milliers de postes en nursing, conjuguée à l'accroissement de la gravité des maladies affectant les patients et de la complexité des soins à donner, a fait de la sécurité des patients un enjeu majeur dans ce milieu de travail. De plus, l'alourdissement de la charge de travail et l'augmentation du stress ont occasionné une hausse alarmante de l'absentéisme chez les infirmières. Beaucoup étaient forcées d'effectuer de nombreuses heures supplémentaires, même pendant leurs journées de congé. Dans certains cas, le point central dans les négociations syndicales avec les employeurs est passé des questions salariales à celles concernant la sécurité minimale des soins aux malades.

Conclusion

De nos jours, plus de 75 % des infirmières autorisées au Canada sont syndiquées, et une grande majorité sont membres de syndicats infirmiers. Ayant débuté peu après la fin de la Deuxième Guerre mondiale, la négociation collective pour les infirmières, et par les infirmières, a annoncé une transformation déterminante du nursing canadien. Dans toutes les provinces sauf au Québec, les associations de nursing ont tiré parti des progrès réalisés par les syndicats du secteur public dans les années 1960 et contribué à l'amélioration substantielle des conditions de travail et de rémunération de leurs membres. Au Québec, les infirmières se sont tournées beaucoup plus tôt vers la syndicalisation pour améliorer leur sort, soit dès les années 1930; ce phénomène peut s'expliquer par une hiérarchisation prononcée du nursing dans la tradition catholique francophone et par des choix plus restreints pour les infirmières laïques.

En 1973-1974, deux faits saillants ont changé le cours de la syndicalisation du nursing au Canada : la décision de la RNAO d'appuyer la formation d'un syndicat infirmier distinct et autonome, et celle de la Cour suprême du Canada d'annuler l'accréditation d'une unité d'infirmières de chevet soutenue par la SRNA comme agent négociateur, sur la base de l'argument que l'Association était «dominée par les compagnies». Ces événements ont conduit à la création de syndicats infirmiers autonomes dans la plupart des provinces, distincts des associations professionnelles provinciales de nursing. Alors que les infirmières ne sont pas toutes en faveur du recours à des stratégies comme la grève pour sortir des impasses dans les négociations, la majorité croient que la négociation collective est un moyen efficace pour améliorer la qualité de leur milieu de travail. Puisque les infirmières autorisées forment la principale catégorie de dispensateurs de soins au Canada, leur accès à une rémunération décente et à des conditions de travail satisfaisantes est essentiel pour le maintien d'un système public de prestation de soins de santé.

Notes

Introduction

1. Une grande partie de la collection d'artéfacts est constituée des symboles du nursing hospitalier et militaire — coiffes, voiles, uniformes, décorations militaires, épinglettes et bagues de diverses écoles. Des trousses diverses (d'infirmières, de seringues, etc.), des notes de cours et des manuels didactiques illustrent la pratique soignante. Des souvenirs du Conseil international des infirmières (CII) et de l'AIIC forment le reste de la collection.

2. Le portail <www.civilization.ca/tresors/nursing/ncinto1f.html> comprend un moteur spécialement conçu pour faciliter les recherches. On projette d'ajouter avec le temps des informations contextuelles au catalogue. Une deuxième phase permettra de lier les sélections de matériaux de BAC à la ressource virtuelle du MCC.

3. Kathryn McPherson, «Carving Out a Past: The Canadian Nurses Association War Memorial», *Histoire sociale/Social History*, vol. 29, n° 58, novembre 1996, p. 417-429; Dianne Dodd, «Nurses' Residences: Using the Built Environment as Evidence», *Nursing History Review*, vol. 9, 2001, p. 185-206.

4. John Murray Gibbon et Mary S. Mathewson, *Three Centuries of Canadian Nursing*, Toronto, MacMillan, 1947.

5. *Ibid.*

6. Édouard Desjardin, Suzanne Giroux et Eileen E. Flanagan, *Histoire de la profession infirmière au Québec*, Montréal, Association des infirmières de la province du Québec, 1970; André Petitat, *Les infirmières : De la vocation à la profession*, Montréal, Boréal, 1989; Marguerite Jean s.c.i.m., *Évolution des communautés religieuses de femmes au Canada de 1639 à nos jours*, Montréal, Fides, 1977.

7. G. W. L. Nicolson, *Canada's Nursing Sisters*, Toronto, Samuel Stevenom Hockert Company, 1975.

8. Margaret Street, *Watch-Fires on the Mountain: The Life and Writings of Ethel Johns*, Toronto, University of Toronto Press, 1973; Marion Royce, *Eunice Dyke: Health Care Pioneer*, Toronto, Dundurn Press, 1983; Helen M. Carpenter, *A Divine Discontent: Edith Kathleen Russell, Reforming Educator,* Toronto, Faculty of Nursing, University of Toronto, 1982; Marie-Claire Daveluy, *Jeanne Mance*, Montréal, Fides, 1962; Jean Coté, *Jeanne Mance, l'héroïque infirmière*, Outremont, Quebecor, 1995; Natalie Rieger, *Jean Gunn, Nursing Leader*, Toronto, Fitzhenry & Whiteside, 1996; Diana Mansell, *Forging the Future: A History of Canadian Nursing*, Ann Arbor (MI), Thomas Press, 2003.

9. Judi Coburn, «'I See and Am Silent': A Short History of Nursing in Ontario», dans Janice Acton, Penny Goldsmith et Bonnie Shepard (dir.), *Women at Work: Ontario, 1850-1930*, Toronto, Women's Educational Press, 1974, p. 127-163; Suzann Buckley, «Ladies or Midwives? Efforts to Reduce Infant and Maternal Mortality», dans Linda Kealey (dir.), *A Not Unreasonable Claim: Women and Reform in Canada, 1880s-1920s*, Toronto, The Women's Press, 1979, p. 131-149.

10. Michael Bliss, *Plague: A Story of Smallpox in Montreal*, Toronto, HarperCollins Publishers, 1991; Heather MacDougall, *Activists and Advocates: Toronto's Health Department, 1883-1983*, Toronto, Dundurn Press, 1990; Wendy Mitchinson et Janice Dickin McGinnis (dir.), *Essays in the History of Canadian Medicine*, Toronto, McClelland and Stewart, 1988.

11. Kathryn McPherson, *Bedside Matters: The Transformation of Canadian Nursing, 1900-1990*, Toronto, Oxford University Press, 1996; Cynthia Toman, *Crossing the Technological Line: Blood Transfusion and the Art and Science of Nursing, 1942-1990*, thèse de

doctorat, Université d'Ottawa, 1998; Kathryn McPherson, «Science and Technique: Nurses' Work in a Canadian Hospital, 1920-1939», dans Dianne Dodd et Deborah Gorham (dir.), *Caring and Curing: Historical Perspectives on Women and Healing in Canada*, Ottawa, University of Ottawa Press, 1996, p. 71-101.

12 Coburn, «I See and Am Silent», *op. cit.*, p. 127-163; David Wagner, «The Proletarianization of Nursing in the United States, 1932-1946», *International Journal of Health Services*, vol. 10, n° 2, 1980, p. 272; David Coburn, «The Development of Canadian Nursing: Professionalization and Proletarianization», *International Journal of Health Services*, vol. 18, n° 3, 1988, p. 437-456; McPherson, Bedside Matters, *op. cit.*

13 Linda White, «Who's in Charge Here? The General Hospital School of Nursing, St. John's, Newfoundland, 1903-30», *Canadian Bulletin of Medical History*, vol. 11, n° 1, 1994, p. 91-118; Meryn Stuart, «Shifting Professional Boundaries: Gender Conflict in Public Health, 1920-1925», dans Dodd et Gorham, *Caring and Curing*, *op. cit.*

14 Carlotta Hacker, *The Indomitable Lady Doctors,* Toronto et Vancouver, Clark, Irwin and Co., 1974; Veronica Strong-Boag, «Canada's Women Doctors: Feminism Constrained», dans Kealey, *A Not Unreasonable Claim, op. cit.*, p. 109-129.

15 Mary Kinnear, *In Subordination: Professional Women 1870-1970*, Montréal et Kingston, McGill-Queen's University Press, 1995; Yolande Cohen et Louise Bienvenue, «Emergence de l'identité professionnelle chez les infirmières québécoises, 1890-1927», *Canadian Bulletin of Medical History*, vol. 11, n° 1, 1994, p. 119-151.

16 Veronica Strong-Boag, «Making a Difference: The History of Canada's Nurses», *Canadian Bulletin of Medical History*, vol. 8, n° 2, 1991, p. 239.

17 Kathryn McPherson et Meryn Stuart, «Writing Nursing History in Canada: Issues and Approaches», *Canadian Bulletin of Medical History*, vol. 11, n° 1, 1994, p. 3-22.

18 François Rousseau, *La croix et le scalpel : Histoire des Augustines et de l'Hôtel-Dieu de Québec*, vol. I et II, Québec, Éditions du Septentrion, 1989, 1994; Brigitte Violette, *Étude synthèse sur l'action des communautés religieuses de femmes dans le domaine de la santé publique au Québec (1639-1962)*, Québec, Parcs Canada, juillet 2000; Collectif Clio, *Quebec Women: A History*, trad. Roger Gannon et Rosalind Gill, Toronto, The Women's Press, 1987; Micheline Dumont, *Les religieuses sont-elles féministes?*, Montréal, Bellarmin, 1995; Marta Danylewycz, *Taking the Veil: An Alternative to Marriage, Motherhood, and Spinsterhood in Quebec, 1840-1920*, Toronto, McClelland and Stewart, 1987.

19 Elizabeth Smyth, «Women Religious and Their Work of History in Canada, 1639-1978: A Starting Point for Analysis», *Historical Studies*, Canadian Catholic Historical Association, vol. 64, 1998, p. 135-150; Dianne Dodd et Brigitte Violette, «Women's Religious Congregations and Healthcare in Canada», document présenté à la réunion de Parcs Canada/Commission des lieux et monuments historiques du Canada (CLMHC), juillet 2003, Ottawa, rapport n° 2003-36; Deborah Rink, *Spirited Women: A History of Catholic Sisters in British Columbia*, Vancouver, Sisters' Association Archdiocese of Vancouver, 2000.

20 Christina Bates, «Symbole d'une profession : Cent ans de coiffes d'infirmières», La collection virtuelle sur les soins infirmières au Canada [en ligne], Musée canadien des civilisations, dernière mise à jour 9 septembre 2002, <www.civilization.ca/hist/infirm/ininto2f.html>; Kathryn McPherson, «'The Case of the Kissing Nurse': Femininity, Sociability and Sexuality, 1920-1968», dans McPherson, *Bedside Matters*, *op. cit.*

Chapitre 1

Le nursing laïc de l'époque de la Nouvelle-France à la fin du XIXe siècle (1608-1891)

1 Les termes «infirmière» et «infirmier» ne sont apparus dans l'histoire de la discipline soignante qu'au début du XXe siècle. À travers les âges, ce sont plutôt les termes «sage-femme», «hospitalière», «apothicairesse», «gardienne des malades», «matrone», pour ne retenir que certains titres officiels de ces femmes soignantes, qui ont été utilisés selon la fonction précise assumée. Si l'emploi du terme anglais «nurse» est plus vieux et plus répandu que son équivalent français «infirmière», il n'a pas toujours eu le sens qu'on lui attribue aujourd'hui et on lui a parfois préféré d'autres mots tels que «sister» ou «matron», comme on le verra dans certains chapitres. Pour toutes ces raisons, nous avons généralement évité d'utiliser le terme «infirmière» pour désigner les personnes qui ont prodigué des soins avant le XXe siècle et nous avons préféré le terme «nursing» à l'expression «soins infirmiers» pour désigner les pratiques soignantes à toutes les époques.

Les travaux du professeur Michel Nadot sont particulièrement éclairants sur l'introduction dans la langue française du terme «infirmière» et sur le choix du mot «nurse» en anglais pour désigner les femmes soignantes : Michel Nadot, «L'art infirmier au tournant de son histoire», *Où, comment, pour quoi, pour qui... des infirmières?*, congrès annuel de l'Association nationale catholique du nursing (ACN), Bruxelles, 24 octobre 2002; M. Nadot, «Les soins infirmiers, ça n'existe pas!», Soins cadres, n° 46, Paris, éd. Masson, 2003, p. 59-62; entrevue à l'émission radiophonique de Radio-Canada, Les années lumière, avec Francine Ducharme : Y. Villedieu, «La profession infirmière se redéfinit», Les années lumière, 7 janvier 2001.

2 Marie-Françoise Collière est une infirmière et historienne française qui a proposé une redéfinition du nursing dans une perspective historique, opposant les actes posés par les hommes dans le domaine de la santé à ceux propres aux femmes. Se référer aux lectures suggérées pour quelques-unes de ses publications.

3 John Murray Gibbon et Mary S. Mathewson, *Three Centuries of Canadian Nursing*, Toronto, The Macmillan Co. of Canada Ltd., 1947, p. 3.

4 Étienne Michel Faillon, *Vie de Mlle Mance et histoire de l'Hôtel-Dieu de Villemarie dans l'île de Montréal, en*

Canada, t. I, Villemarie, Sœurs de l'Hôtel-Dieu de Villemarie, 1854; Marie-Claire Daveluy, *Jeanne Mance. 1606-1673*, Montréal et Paris, Fides, 1962, suivie d'un *Essai généalogique sur les Mance et les De Mance*, par M. Jacques Laurent; Dom Guy-Marie Oury, Jeanne Mance et le rêve de M. de La Dauversière, Chambray, CLD, 1983; Julie Noël, «L'œuvre de Jeanne Mance (1606-1673), cofondatrice de Montréal, fondatrice de l'Hôtel-Dieu de Montréal et première infirmière laïque canadienne», Rapport, Direction des services historiques, Commission des lieux et monuments historiques du Canada, 1998, dans *Agenda papers (1995-1998): Women and Health*.

5   Faillon, *Vie de Mlle Mance...*, *op. cit.*; Rénald Lessard, «Les soins de santé au Canada aux XVIIe et XVIIIe siècles», dans *Atlas historique du Québec. L'institution médicale*, sous la direction de Normand Séguin, Sainte-Foy, Presses de l'Université Laval, coll. «Atlas historique du Québec», 1998, p. 3-36 ; Robert Lahaise et Noël Vallerand, *La Nouvelle-France, 1524-1760*, Outremont, Lanctôt Éditeur, 1999, p. 62-63.

6   Marie Maupeou était une veuve charitable travaillant avec saint Vincent de Paul; son ouvrage était intitulé *Recueil de recettes choisies, expérimentées et approuvées contre quantité de maux fort communs, tant internes qu'externes, invétérés et difficiles à guérir*. Voir Jeanne-Françoise Juchereau de Saint-Ignace et Marie Andrée Régnard Duplessis de Sainte-Hélène, *Les Annales de l'Hôtel-Dieu de Québec. 1636-1716*, éditées dans leur texte original avec une introduction et des notes par dom Albert Jamet de l'Abbaye de Solesmes, Québec, Hôtel-Dieu de Québec, 1939, p. 99.

7   Faillon, *Vie de Mlle Mance...*, *op. cit.*, p. 42. Ce dernier détail est révélateur, car ce n'est qu'en 1653 qu'Étienne Bouchard s'engageait par contrat à agir comme premier chirurgien à Ville-Marie pour une période de cinq ans et que le premier curé, Gabriel Souart, pouvait y exercer la médecine «avec la permission du souverain Pontife». Voir Daveluy, *Jeanne Mance. 1606-1673*, *op. cit.*, p. 159-160.

8   Daveluy, *Jeanne Mance. 1606-1673, op. cit.*, p. 251. Ajoutons que, dans l'inventaire effectué après le décès de Jeanne Mance, reproduit intégralement dans Daveluy, on trouve la mention d'un «petit mortier de fonte avec son pilon de même nature» et «une seringue destin, avec son estuy», p. 280-281.

9   Faillon, *Vie de Mlle Mance...*, *op. cit.*, p. 63.

10 Autre nom donné aux plantes médicinales.

11 Voir Catherine Fortin-Morisset, «Jérémie, dit Lamontagne, Catherine (Aubuchon; Lepailleur de Laferté)», *Dictionnaire biographique du Canada, Vol. III : de 1741 à 1770*, Québec, PUL, 1974, p. 338-339; voir aussi la version en ligne : Dictionnaire biographique du Canada, Bibliothèque et Archives Canada, <www.biographi.ca/FR/ShowBio.asp?BioId=35547>. Fortin-Morisset explique aussi : «Au XVIIe siècle les naturalistes français, secondés par les intendants de la Nouvelle-France, cherchaient à découvrir les propriétés médicinales et utilitaires de la flore canadienne. Chaque année, les intendants encourageaient la récolte des plantes et l'expédition en France, sur les vaisseaux du roi, de spécimens vivants ou séchés.» Voir également Collectif Clio, «L'Ancien Régime au féminin», dans *L'Histoire des femmes au Québec depuis quatre siècles*, Montréal, Le Jour éditeur, 1992, p. 123; Lessard, *Les soins de santé au Canada..., op. cit.*, p. 30.

12 Lessard, *Les soins de santé au Canada..., op. cit.*; Voir aussi Jacques Bernier, *La médecine au Québec. Naissance et évolution d'une profession*, Québec, PUL, 1989, surtout le premier chapitre, «Les premiers projets de réforme», p. 31-41.

13 Marianna O'Gallagher, *Grosse-Île. Porte d'entrée du Canada 1832-1937*, Québec, Carraig Books, 1987. Le terme «infirmière» est apparu dans la traduction française de cet ouvrage; dans les documents originaux reproduits en annexe du volume, même ceux écrits en français, on utilise celui de «nurse». Voir aussi Christine Chartré, *Le traitement des maladies contagieuses à la station de la Grosse-Île 1832-1927*, Parcs Canada, Patrimoine culturel et biens immobiliers, Centre de services du Québec, 2001.

14 Il s'agit des femmes suivantes : Ann McAuley, Cath Obrien, MA Hum, Isabella Gillis, Ellen McCarthy, Ellen Sullivan. Voir Chartré, *Le traitement des maladies contagieuses..., op. cit.* Voir aussi O'Gallagher, *Grosse-Île, op. cit.*, p. 80; une photo prise en 1909 montre sept infirmières.

15 O'Gallagher, *Grosse-Île, op. cit.*, p. 117.

16 Chartré, *Le traitement des maladies contagieuses..., op. cit.*, p. 74-75.

17 Notons qu'en plus des épidémies et de la crise économique, de graves incendies ont jeté sur le pavé quelque 20 000 personnes à Québec en 1845 et détruit 1 500 logis à Montréal en 1866; voir à ce sujet le Collectif Clio, «Travailler sous un autre toit», dans *L'Histoire des femmes au Québec..., op. cit.*, chap. 7, p. 211-248.

18 L'une d'elle, madame Olivier Berthelet, offrit gratuitement une maison dans laquelle l'Association voulait donner «aux miséreux des soupes, des vêtements, et autres objets». L'assemblée de l'Association décidait également de procéder à des visites à domicile pour «s'assurer de ceux qui devaient avoir part à leur charité». Retenons les noms des gouvernantes laïques, qui, seules ou avec au plus deux domestiques et des dames charitables, ont pris soin des orphelins pendant toutes ces années : madame J. B. Chalifoux, mademoiselle Eulalie Petit et mesdemoiselles Elmire et Delphine Morin. Marie-Claire Daveluy, «L'Orphelinat Catholique de Montréal», Montréal, Le Devoir, 1919.

19 En 1831, elle ouvrait un deuxième refuge, plus grand, puis un troisième en 1836. Voir Marguerite Jean, «Tavernier, Émilie (Gamelin)», *Dictionnaire biographique du Canada*, vol. VIII : de 1851 à 1860, Québec, PUL, 1985, p. 959-962. Voir aussi la version en ligne du Dictionnaire biographique du Canada : <www.biographi.ca/fr/>.

20 France Gagnon, *L'Hospice Saint-Joseph de la Maternité de Québec, 1852-1876 : prise en charge de la maternité*

21 Nous avons consulté les recensements canadiens de 1861, de 1871, de 1881 et de 1891 pour Halifax, Saint John et Toronto, ainsi que les répertoires de la ville de Toronto de 1833 à 1891, qui contiennent des informations sur les soignantes et les sages-femmes. Celles-ci sont disponibles à la Metropolitain Toronto Reference Library (MTRL).

22 Catherine Parr Trail, *I Bless You in My Heart: Selected Correspondence of Catherine Parr Trail*, Carl Ballstadt, Elizabeth Hopkins et Michael A. Peterman (dir.), Toronto, University of Toronto Press, 1996, p. 51 et 102.

23 Elizabeth Jane Errington, *Wives and Mothers School Mistresses and Scullery Maids: Working Women in Upper Canada 1790-1840*, Montréal et Kingston, McGill-Queens University Press, 1995, p. 58.

24 Edith G. Firth (dir.), *The Town of York 1815-1834: Further Documents of Early Toronto*, Toronto, Toronto University Press, 1966, p. 227.

25 J. T. H. Connors, «"Larger Fish to Catch Here Than Midwives": Midwifery and the Medical Profession in Nineteenth-Century Ontario», dans *Caring and Curing: Historical Perspectives on Women and Healing in Canada*, Dianne Dodd et Deborah Gorham (dir.), Ottawa, University of Ottawa Press, 1994, p. 110.

26 Geoffrey Bilson, *A Darkened House: Cholera in Nineteenth Century Canada*, Toronto, University of Toronto Press, 1980, p. 88.

27 W. H. Pearson, *Recollections and Records of Toronto of Old*, Toronto, William Briggs, 1914, p. 120. Les propos de Pearson portent sur les années 1840.

28 Charlotte Gourlay Robinson, *Pioneer Profiles of New Brunswick Settlers*, Belleville (Ontario), Mika Publishing Company, 1980, p. 42-49.

29 Isabella Beeton, *Beeton's Household Management*, Londres, Jonathan Cape Limited, 1968, première édition en fac-similé. Première édition reliée en 1861.

30 S. S. Connell, «Case of Catalepsy», *Canadian Lancet*, vol. 4, n° 7, mars 1872, p. 308-313.

31 Charles Kirk Clarke, A *History of the Toronto General Hospital*, Toronto, William Briggs, 1913, p. 82.

32 E. C. G[ordon], «Mrs Davis», *The Canadian Nurse*, vol. 1, décembre 1905, p. 39.

33 Ce sont de telles considérations qui portent à conclure que : «De grandes fondations de communautés canadiennes que l'histoire a attribuées au zèle et à l'envergure de Mgr Bourget, sont en fait la récupération d'œuvres mises sur pied par des femmes laïques bénévoles» Collectif Clio, «Travailler sous un autre toit», *op. cit.*, p. 233-234.

34 Anne Summers, «The Mysterious Demise of Sarah Gamp: The Domiciliary Nurse and Her Detractors c. 1830-1860», *Victorian Studies*, vol. 32, n° 3, 1989, p. 365-386.

Chapitre 2
Le métier de sage-femme au Canada : un amalgame des pratiques traditionnelles et modernes

1 J. Fiske, «Carrier Women and the Politics of Mothering», dans G. Creese et V. Strong-Boag (dir.), *British Columbia Reconsidered: Essays on Women*, Vancouver, Press Gang Publishers, 1992, p. 201.

2 F. Boas, *Kwakiutl Ethnography*, Helen Codere (dir.), Chicago, University of Chicago Press, 1996, p. 61.

3 T. Jeffries, «Sechelt Women and Self-Government», dans Creese et Strong-Boag (dir.), *British Columbia Reconsidered, op. cit.*, p. 91.

4 C. Benoit et D. Carroll, «Aboriginal Midwifery in British Columbia: A Narrative Still Untold», *Western Geographic Series*, vol. 30, 1995, p. 221-246. Boas, Kwakiutl Ethnography, *op. cit.*

5 J. Waldram, D. Herring et T. K. Young, *Aboriginal Health in Canada: Historical, Cultural and Epidemiological Perspectives*, Toronto, University of Toronto Press, 1995.

6 J. O'Neil et P. Kaufert, «The Politics of Obstetric Care: The Inuit Experience», dans W. Mitchinson, P. Bourne, A. Prentice, G. Cuthbert Brandt, B. Light et N. Black (dir.), *Canadian Women: A Reader*, Toronto, Harcourt Brace, 1996; cité dans Benoit et Carroll, «Aboriginal Midwifery in British Columbia», *op. cit.*, p. 240.

7 D. Carroll et C. Benoit, «Aboriginal Midwifery in Canada: Merging Traditional Practices and Modern Science», dans I. Bourgeault, C. Benoit et R. Davis-Floyd (dir.), *Reconceiving Midwifery: Emerging Models of Care*, Kingston/Montréal, McGill-Queen's University Press, 2004, p. 263-286.

8 M. Abbott, *The History of Medicine in the Province of Quebec*, Montréal, McGill University, 1931, p. 28.

9 S. Buckley, «Ladies or Midwives? Efforts to Reduce Infant and Maternal Mortality», dans Linda Kealey (dir.), *A Not Unreasonable Claim: Women and Reform in Canada, 1880s-1920s*, Toronto, The Women's Press, 1979, p. 134.

10 Biggs, «The Case of the Missing Midwives: A History of Midwifery in Ontario from 1795-1900,» *Ontario History*, vol. 65, n° 2, 1983, p. 32.

11 N. Langford, «Childbirth on the Canadian Prairies, 1880-1930», *Journal of Historical Sociology*, vol. 3, 1995, p. 278-302; cité dans L. Rasmussen, C. Savage et A. Wheeler (dir.), *A Harvest Yet to Reap: A History of Prairie Women*, Toronto, The Women's Press, 1976, p. 78; E. Silverman, *The Last Best West: Women on the Alberta Frontier, 1880-1930*, Montréal et London, Eden Press, 1984, p. 66; communication personnelle avec Karen Kobb, juillet 2003.

12 N.D.T. : «Ténelien, Ténelienne» (et l'adjectif correspondant) est le terme proposé pour désigner l'habitant de la province sous sa nouvelle désignation, soit «T.-N.-L.», auquel le suffixe «ien, ienne» est ajouté, sur le modèle de «ténois, ténoise» qui s'est imposé d'après l'abréviation des Territoires du Nord-Ouest, «T.N.-O.», et l'ajout du suffixe «ois, oise». Réf : Bureau de la traduction, gouvernement du Canada.

13 C. Benoit, «Mothering in a Newfoundland Community: 1900-1940», dans K. Arnup, A. Levesque et R. R. Pierson (dir.), *Delivering Motherhood: Maternal Ideologies and Practices in the 19th and 20th Centuries*, London et New York, Routledge, 1990, p. 185; Benoit, *Midwives in Passage: The Modernisation of Maternity Care*, St. John's, Memorial University, Institute of Social and Economic Research, 1991, p. 57; Benoit, «Midwives and Healers: The Newfoundland Experience», *Healthsharing*, vol. 5, n° 1, 1983, p. 22-26, 23; *ibid.*, p. 24.

14 S. Chard, «Tribute to Aunt Bertha: Bertha Anderson, Makkovik, 1872-1950», *Them Days Magazine*, vol. 4, n° 1, 1978, p. 56-58.

15 Benoit, *Midwives in Passage, op. cit.*, p. 23, 49, 50.

16 Mitchinson, *Giving Birth in Canada, op. cit.*, p. 81; Cecilia Benoit, notes de terrain, Terre-Neuve, 1984.

17 K. Kuusisto, *"A Last Generation of Midwives": Midwifery in 20th Century Nova Scotia, Canada*, Colchester, UK University, Oral History Project, Social History Programme, 1997, p. 18, 19; J. Mason, *A History of Midwifery in Canada, Appendix 1. Task Force on the Implementation of Midwifery*, Mary Eberts, présidente, Toronto, gouvernement de l'Ontario, 1987, p. 228.

18 Benoit, *Midwives in Passage*.

19 *Ibid.*, p. 80, 81; Joyce Murphy, «*Olive Bishop: Midwife-Nurse of Pass Island, South Coast of Newfoundland, Hermitage Bay*», Memorial University of Newfoundland Folklore and Language Archive (MUNFA), n° 75-285, p. 14-18.

20 Cité dans Benoit, *Midwives in Passage, op. cit.*, p. 3, 4.

21 *Ibid.*

22 Benoit, notes de terrain, Labrador, 1988-1989.

23 Informations fournies aux auteurs le 1er mars 2004 au Manitoba par la sage-femme certifiée, Kris Robinson, qui a travaillé avec Lesley au Gjoa Haven en 1977-1987.

24 Communication personnelle avec Jo Lutley, juillet 2003; communication personnelle avec Glad Reardon, 16 février 2004.

25 P. Kaufert et J. O'Neil, «Analysis of a Dialogue on Risks in Childbirth: Clinicians, Epidemiologists, and Inuit Women», dans S. Lindenbaum et M. Lock (dir.), *Knowledge, Power & Practice*, Berkeley, University of California Press, 1993, p. 39, 40.

26 Benoit, notes de terrain, Terre-Neuve, 1984.

27 Bourgeault, Benoit et Davis-Floyd (dir.), *Reconceiving Midwifery, op. cit.*

28 Cité dans Hurlbert, «Midwifery in Canada: A Capsule in History», *The Canadian Nurse*, février 1981, p. 31.

Chapitre 3

Les infirmières en service privé et les Infirmières de l'Ordre de Victoria (1900-1950)

1 L'équivalent en 2004 de 8 $ - 10 $ serait d'environ 100 $. Ces chiffres proviennent de la «Feuille de calcul de l'inflation» à la page d'accueil de la Banque du Canada : <http://www.banqueducanada.ca/fr/inflation_calc-f.htm>.

2 Barbara Keddy, Judy Glennis, Trudy Larsen, Pat Mallory et Marg Storey, «The Personal Is Political: A Feminist Analysis of the Social Control of Rank and File Nurses in Canada in the 1920s and 1930s in Canada», *History of Nursing Society Journal*, vol. 4, n° 3, 1992-1993, p. 167-172.

3 Kathryn McPherson, *Bedside Matters: The Transformation of Canadian Nursing 1900-1990*, Toronto, Oxford University Press, 1996, p. 26, 51 et 129.

4 Mary Kinnear, *In Subordination: Professional Women, 1870-1970*, Montréal et Kingston, McGill-Queen's University Press, 1995 : 45 infirmières, selon les archives de l'association des anciennes étudiantes de l'Hôpital général de Winnipeg, ont répondu à ce questionnaire. Voir les pages 108, 188-189, et la note 45 à la page 212 (chapitre 5); McPherson, *Bedside Matters, op. cit.*: McPherson a interviewé un certain nombre d'infirmières manitobaines; Barbara Keddy, «Private Duty Nursing Days of the 1920s and 1930s in Canada», *Canadian Woman Studies*, vol. 7, n° 3, automne 1986, p. 99-101: Keddy a interviewé 35 anciennes infirmières de la Nouvelle-Écosse, et ses entrevues font partie de la collection Barbara Keddy déposée aux archives publiques de la Nouvelle-Écosse.

5 McPherson, *Bedside Matters, op. cit.*, p. 182.

6 En 2004, 5 $ de 1934 équivaut à 72,21 $; 4 $, à 57,77; et 6 $, à 86,65 $. Banque du Canada, *op. cit.*

7 Veronica Strong-Boag, *The New Day Recalled: Lives of Girls and Women in English Canada 1919-1939*, Toronto, Copp Clark Pitman Ltd., 1988, p. 65; McPherson, *Bedside Matters, op. cit.*, p. 57.

8 Jean Church, «New Trends in Private Duty», *The Canadian Nurse*, vol. 33, n° 9, septembre 1937, p. 446-449.

9 George Weir, Nursing Education, p. 89, tel que cité par Kinnear, *In Subordination, op. cit.*, p. 108.

10 McPherson, *Bedside Matters, op. cit.*, p. 95; Keddy, «Private Duty Nursing Days », *op. cit.*, p. 101. Susan Reverby, «Something Besides Waiting: The Politics of Private Duty Nursing Reform in the Depression», Ellen Condliffe Langmann (dir.), *Nursing History: New Perspectives, New Possibilities*, London, Teachers College, Columbia University, 1983, p. 133-156.

11 Nous remercions la division de l'histoire du nursing de la Registered Nurses Association of British Colombia de nous avoir fait parvenir les transcriptions des enregistrements de Rebecca Bancroft, de Surrey, en Colombie-Britannique, interviewée par Audrey Stegan, le 15 juin 1987.

12 Sheila Penney, *A Century of Caring: The History of the Victorian Order of Nurses for Canada*, Infirmières de l'Ordre de Victoria du Canada, 1996. Nous sommes reconnaissantes à Mme Jennifer Stevens, directrice des communications du VON à Ottawa (Canada), pour son aide et ses précieuses informations sur les interventions du VON et les changements auxquels l'organisme procéda, ayant contribué à préserver la survie de cet organisme et à le maintenir en si haute estime à travers tout le pays.

13 Environ 45 $ à 65 $ en 2004. Banque du Canada, *op. cit.*

14 Keddy, «Private Duty Nursing Days», *op. cit.*, p. 101.

15 Kinnear, *In Subordination*, *op. cit.*; Reverby, «Something Besides Waiting», *op. cit.*; «Oral Histories of Nurses Who Worked in the 1920s and 1930s», collection Barbara Keddy, archives publiques de la Nouvelle-Écosse.

16 Keddy, «Oral Histories of Nurses», *op. cit.*

17 *Ibid.*

18 Kinnear, *In Subordination*, *op. cit.*, p. 108.

19 Keddy, «Private Duty Nursing Days», *op. cit.*, p. 101.

20 Susan Reverby, *The Nursing Disorder: A Critical History of the Hospital. Nursing Relationship, 1860-1945*, thèse de doctorat, Ann Arbor, MI, 1982, p. 197; Keddy, «Private Duty Nursing Days», *op. cit.*, p. 100; Keddy, «Oral Histories of Nurses», *op. cit.*

21 Keddy, «Oral Histories of Nurses», *op. cit.*

22 Keddy, «Private Duty Nursing Days», *op. cit.*, p. 101.

23 Mabel McMullens, «Private Duty Nursing under Present Conditions», *The Canadian Nurse*, vol. 27, n° 12, octobre 1931, p. 643; Éditorial, section des soins infirmiers en service privé, «Functions and Standards in Private Duty», *The Canadian Nurse*, vol. 32, n° 10, octobre 1936, p. 463.

24 Jean Church, «New Trends in Private Duty», *The Canadian Nurse*, vol. 33, septembre 1937, p. 446-449; Rapport annuel de la section des soins infirmiers en service privé en Colombie-Britannique pour 1936-1937, Vancouver, Colombie-Britannique. Nous remercions la RNABC qui nous a donné accès à cette information.

25 George Weir, *Survey of Nursing Education in Canada*, Toronto, 1932; McPherson, Bedside Matters, *op. cit.*, p. 135.

26 McPherson, *Bedside Matters*, *op. cit.*, p. 160.

Chapitre 4

Guérir le corps et sauver l'âme : les religieuses hospitalières et les premiers hôpitaux catholiques au Québec (1639-1880)

1 En 1960, sur 206 hôpitaux publics au Québec, 58 % sont la propriété de communautés religieuses féminines, ce qui représentent 66 % de tous les lits d'hôpitaux de la province. De plus, 25 % des hôpitaux, propriétés de corporations laïques, sont gérés par une communauté et les religieuses fournissent une partie de sa main-d'œuvre. Danielle Juteau et Nicole Laurin, «La sécularisation et l'étatisation du secteur hospitalier au Québec de 1960 à 1966», dans Robert Comeau (dir.), *Jean Lesage et l'éveil d'une nation*, Montréal, Presses de l'Université du Québec, 1989, p. 156.

2 À l'échelle du Québec, entre 1639 et 1962, une trentaine de congrégations ont été rattachées à un mode d'intervention dans le champ de la santé. De ce nombre, seulement deux se définissent en tant que congrégations hospitalières : les Religieuses hospitalières de l'ordre de Saint-Augustin, dites Filles de la Miséricorde, et l'Institut des Religieuses hospitalières de Saint-Joseph. À l'intérieur même de ces congrégations, on retrouve des sœurs choristes — les hospitalières — qui prodiguent les soins aux malades, et des sœurs converses — les domestiques — qui s'occupent des travaux manuels afin de libérer les choristes. Cette distinction perdurera jusqu'à Vatican II (1965). Aux deux congrégations hospitalières dénommées comme telles, s'ajoutent celles dont les interventions dans les soins de santé chevauchent les entreprises de bienfaisance et/ou d'éducation, à l'instar des Sœurs Grises de Montréal, des Sœurs de la Providence et des Sœurs de la Charité de Québec.

Voir Claudette Lacelle, *L'apport social des communautés religieuses catholiques présentes au Canada avant 1940 : une étude préparée à la demande de la Commission des lieux et monuments historiques du Canada dans le but d'identifier les communautés religieuses catholiques susceptibles de faire l'objet d'une commémoration en raison de leur contribution à l'histoire canadienne*, Environnement Canada, Service canadien des parcs, 1987, rapport sur microfiche n° 425, p. 34-35; Brigitte Violette, *Étude synthèse sur l'action des congrégations religieuses de femmes dans le domaine de la santé au Québec (1639-1962)*, Rapport au Feuilleton préparé à l'intention de la Commission des lieux et monuments historiques du Canada, Parcs Canada, Centre de services du Québec, août 2001, annexe 1.

3 Cette définition de l'hôpital est largement tributaire de l'omniprésence des clercs dans l'univers de la médecine de la chrétienté occidentale. Cela explique qu'il a fallu plusieurs siècles de découvertes scientifiques laïques avant que la médecine quitte officiellement le parvis des monastères et des églises pour devenir objet de science et un territoire laïc. Hélène Laforce, *Histoire de la sage-femme dans la région de Québec*, Québec, Institut québécois de recherche sur la culture, coll. «Prix Edmond-de-Nevers», n° 4, 1985, p. 29.

4 Voir notamment les travaux de François Rousseau, *La croix et le scalpel. Histoire des Augustines et de l'Hôtel-Dieu de Québec*, tomes I : 1639-1892 et II : 1892-1989, Québec, Éditions du Septentrion, 1989 et 1994; Denis Goulet, François Hudon et Othmar Keel, *Histoire de l'hôpital Notre-Dame de Montréal, 1880-1980*, Montréal, VLB éditeur, coll. «Études québécoises»,1993; Micheline D'Allaire, *L'Hôpital-Général de Québec, 1692-1764*, Montréal, Fides, 1971; Normand Perron, *Un siècle de vie hospitalière au Québec. Les Augustines et l'Hôtel-Dieu de Chicoutimi, 1884-1984*, Québec, Presses de l'Université du Québec, 1984; Johanne Daigle, *Devenir infirmière : le système d'apprentissage et la formation professionnelle à l'Hôtel-Dieu de Montréal, 1920 à 1970*, Université du Québec à Montréal, thèse de doctorat en histoire, 1990; François Guérard, *Histoire de la santé au Québec*, Montréal, Boréal, 1996.

5 Entre 1639 et 1880, une dizaine de congrégations féminines et une congrégation masculine sont associées au réseau hospitalier catholique sur le territoire du Québec.

6 L'Hôpital Notre-Dame est le premier hôpital général laïc canadien-français au Québec. Goulet, Hudon et Keel, *Histoire de l'hôpital Notre-Dame de Montréal...*, *op. cit.*, p. 46-47.

7 Jean Imbert cité dans Rousseau, *La croix et le scalpel, op. cit.*, tome I, p. 16.

8 Mathieu cité dans Rousseau, *La croix et le scalpel, op. cit.*, tome I, p. 16-17.

9 Rénald Lessard, *Soins de santé au Canada : aux XVIIe et XVIIIe siècles*, Hull, Musée canadien des civilisations, 1989, p. 26.

10 Goulet, Hudon et Keel, *Histoire de l'hôpital Notre-Dame de Montréal…, op. cit.*, p. 12.

11 Laforce, *Histoire de la sage-femme…, op. cit.*, p. 28.

12 À leur tour, ces deux congrégations pionnières transmettront leurs connaissances aux nouvelles venues dans le monde hospitalier. Par exemple, avant de mettre sur pied l'Hôtel-Dieu de Trois-Rivières, en 1697, les Ursulines s'initient aux soins des malades et à la préparation des médicaments auprès des Augustines de l'Hôtel-Dieu de Québec. Avant de partir en mission en Colombie-Britannique, les Sœurs de Sainte-Anne se rendent à l'Hôtel-Dieu de Montréal, en 1858, pour apprendre à soigner les malades auprès des Hospitalières de Saint-Joseph. Voir Rousseau, *La croix et le scalpel, op. cit.*, tome I, p. 105, et Deborah Rink, *Spirited Women. A History of Catholic Sisters in British Columbia*, Vancouver, Harbour Publishing, 2000, p. 26.

13 Daigle, *Devenir infirmière, op. cit.*, p.132.

14 Citation tirée du colloque médical sur l'histoire de la médecine au Canada : Colloque sur les faits saillants de l'histoire de la médecine au Canada, tenu au Lac Beauport, le 7 octobre 1966, Pointe-Claire, Québec, Schering, 1966, p. 13.

15 Depuis 1747, les Sœurs de la Charité (ou les Sœurs Grises de Marguerite d'Youville), une communauté fondée dans la colonie dix ans plus tôt, dirigent l'Hôpital général de Montréal en remplacement des Frères Charron (ou les Frères hospitaliers de la Croix et de Saint-Joseph), une congrégation masculine fondée au Canada en 1688, et dont l'œuvre croule sous les dettes. Les Sœurs Grises se consacrent déjà aux soins des malades à domicile et Marguerite d'Youville accueille quelques infirmes dans sa propre maison. En 1753, des lettres patentes émises par Louis XIV accordent à mère d'Youville l'administration et la propriété de l'Hôpital général. Denis Goulet et André Paradis, *Trois siècles d'histoire médicale au Québec. Chronologie des institutions et des pratiques au Québec (1639-1939)*, Montréal, VLB éditeur, coll. «Études québécoises», 1992, p. 62.

16 Au cours de la deuxième moitié du XIXe siècle, les découvertes de Pasteur et de Lister permettent de réaliser des progrès importants en microbiologie et en chirurgie. L'anesthésie est mise au point dans les années 1830; la stérilisation date des années 1860, et l'antisepsie, des années 1870. Claudette Lacelle, *L'apport social des communautés religieuses catholiques présentes au Canada avant 1940*, rapport n° 425, Ottawa, Parcs Canada, 1987, p. 26.

17 Le Collège modifie son nom, en 1974, pour la Corporation professionnelle des médecins du Québec et, en 1994, c'est la désignation Collège des médecins du Québec qui est adoptée.

18 La Faculté de médecine de l'Université Laval (1854) issue de l'École de médecine de Québec (1845), première faculté francophone, suivra celle de McGill, fondée en 1829 — connue depuis 1823 comme le «Montreal Medical Institute».

19 L'affiliation entre la faculté de médecine de l'Université Laval et l'Hôtel-Dieu de Québec, en 1855, n'aurait d'ailleurs pas été acceptée d'emblée : les Augustines ne l'auraient acceptée «que pour se conformer aux désirs de leurs supérieurs ecclésiastiques et pour éviter que les médecins n'obtiennent par la force le consentement qu'ils réclamaient. En somme, un bon arrangement à l'amiable et en guise d'essai leur a paru préférable et davantage susceptible de préserver leur indépendance.» Rousseau, *La croix et le scalpel, op. cit.*, tome I, p. 267.

20 Les Religieuses hospitalières de Saint-Joseph ont refusé plusieurs requêtes de l'École de médecine et de chirurgie de Montréal avant d'accepter, en 1850, «que la visite des salles de médecine soit faite par chacun des professeurs de l'École, à tour de rôle, tous les trois mois pendant l'espace d'un an». Comme pour les Augustines, l'intervention de l'évêque fut déterminante dans la décision de la congrégation. Denis Goulet, *Histoire de la faculté de médecine de l'Université de Montréal, 1843-1993*, Montréal, VLB éditeur, coll. «Études québécoises», 1993, p. 32-32.

21 Guérard, *Histoire de la santé au Québec, op. cit.*, p. 27.

22 La Loi de 1847 obligeant les sages-femmes pratiquant dans les villes de Québec, de Montréal et de Trois-Rivières à passer un examen devant deux membres du Collège des médecins et des chirurgiens du Bas-Canada, les huit fondatrices de l'Institut avaient suivi une formation pratique de 18 mois avant d'obtenir leur certificat de compétence le 12 juillet 1849. *Béatification et canonisation de la Servante de Dieu, Rosalie Cadron-Jetté, en religion Mère de la Nativité (1794-1864), fondatrice de l'Institut des Sœurs de Miséricorde de Montréal : positio sur les vertus et la renommée de sainteté*, vol. 1, Rome, Congrégation des causes des saints, 1994, p. 165-167.

23 *Ibid.*, p. 175.

24 Le docteur Eugène-Hercule Trudel, médecin attitré de l'institution, avait obtenu, en octobre 1849, l'accessibilité à la Maternité Sainte-Pélagie pour les cours d'accouchement de l'École de médecine et de chirurgie de Montréal. Goulet, *Histoire de la faculté de médecine…, op. cit.*, p. 33.

25 À leurs trois vœux de pauvreté, de chasteté, d'obéissance, s'ajoute un quatrième, celui d'«assister dans leurs maladies les filles et les femmes tombées» et, conséquemment, à former «un corps de sages-femmes». Avélina Paquin citée dans Béatification…, *op. cit.*, p. 129.

26 *Ibid.*, p. 254.

27 Dans cette même lettre, la supérieure relate qu'«après un accouchement des plus douloureux où le Docteur avait été obligé d'appliquer les fers, deux clercs en arrière du

Docteur riaient et se moquaient de la malade et de la maladie. Permettez-moi de vous rappeler ce qui est arrivé au Docteur Gasquipy qui devait, il me semble, savoir comment agir dans les accouchements : dans une seule nuit il a été la cause de la mort de deux enfants et d'une fille, et l'autre fille après avoir souffert horriblement a failli mourir aussi; les deux enfants sont morts sans avoir été ondoyés; il a agi tout le temps malgré les Sœurs. Maintenant pour les filles, le généralité d'elles disent que si elles eussent su être accouchées par des clercs, elles ne seraient jamais venues ici [...].» *Ibid.*, p. 254.

28 Cité dans Goulet, Hudon et Keel, *Histoire de l'hôpital Notre-Dame de Montréal..., op. cit.*, p. 128-129. Les travaux de Yolande Cohen tendent à démontrer que les Sœurs Grises de Montréal, plus que toute autre congrégation, ont mis l'accent sur l'aspect professionnel de leur mission et furent partie prenante de la réforme hospitalière. Voir Yolande Cohen, «La contribution des Sœurs de la Charité à la modernisation de l'Hôpital Notre-Dame de Montréal», *Canadian Historical Review*, vol. 77, n° 2, juin 1996, p. 185-220; Yolande Cohen, *Profession infirmière. Une histoire des soins dans les hôpitaux du Québec*, Montréal, Les Presses de l'Université de Montréal, 2000; Yolande Cohen, Jacinthe Pépin, Esther Lamontagne et André Duquette (dir.), *Les sciences infirmières : genèse d'une discipline. Histoire de la Faculté des sciences infirmières de l'Université de Montréal*, Montréal, Les Presses de l'Université de Montréal, 2002.

29 Rousseau, *La croix et le scalpel, op. cit.*, tome II, p. 94-95.

30 Luciano Bozzini, Marc Renaud, Dominique Gaucher et Jaime Llambias-Wolff, *Médecine et société : les années 80*, Laval, Éditions Saint-Martin, coll. «Recherches et documents», 1981, p. 16. Les auteurs de ce recueil offrent une diversité de contributions critiques sur les enjeux des rapports entre santé et société.

31 Hélène Laforce, «Les grandes étapes de l'élimination des sages-femmes au Québec du 17e au 20e siècle», dans Francine Saillant et Michel O'Neill (dir.), *Accoucher autrement. Repères historiques, sociaux et culturels de la grossesse et de l'accouchement au Québec*, Montréal, Éditions Saint-Martin, 1987, p. 177.

Chapitre 5
L'influence de Florence Nightingale dans l'essor de l'hôpital moderne

1 J. M. Gibbon et Mary S. Mathewson, *Three Centuries of Canadian Nursing*, Toronto, Macmillan, 1947.

2 Voir par exemple les statistiques contenues à l'Annex A de l'ouvrage de David Gagan et Rosemary Gagan, *For Patients of Moderate Means: A Social History of the Voluntary Public General Hospital in Canada, 1890-1950*, Montréal, McGill Queen's University Press, 2002.

3 Dr Donald I. MacLellan, *History of the Moncton Hospital: A Proud Past — a Healthy Future (1895-1995)*, Halifax, Nimbus Publishing, 1998, p. 2.

4 J. T. H. Connor, *Doing Good: The Life of Toronto's General Hospital*, Toronto, University of Toronto Press, 2000, p. 5.

5 Gibbon et Mathewson, *Three Centuries of Canadian Nursing, op. cit.*

6 Vancouver Trades and Labor Council, Minutes, 23 juin 1893, p. 392. Archives de l'Université de la Colombie-Britannique.

7 Charles Dickens, *The Life and Adventures of Martin Chuzzlewit*, Boston, s.d. En version française : Vie et aventures de Martin Chuzzlewit.

8 Cité dans H. E. MacDermot, *History of the School of Nursing of the Montreal General Hospital*, Montréal, 1940, p. 7-8.

9 Ethel Johns et Beatrice Fines, *The Winnipeg General Hospital and Health Sciences Centre School of Nursing 1887-1987*, Winnipeg, Alumnae Association Winnipeg General Hospital and Health Science Centre School of Nursing, 1988, 1re édition en 1957, p. 1.

10 L'histoire la plus récente et la plus concise de la vie et de la carrière de Florence Nightingale est relatée dans l'ouvrage de Lynn McDonald (dir.), *Florence Nightingale: An Introduction to Her Life and Family*, vol. 1 de *The Collected Works of Florence Nightingale*, Waterloo, Wilfrid Laurier University Press, 2001.

11 Pour une analyse détaillée du Fonds Nightingale et du rôle de Florence Nightingale dans l'établissement de l'école de nursing de St. Thomas, voir Monica E. Baly, Florence Nightingale and the Nursing Legacy, Building the Foundation of Modern Nursing and Midwifery, 2e édition, Phidadelphia, Brain Bridge Books, 1997.

12 *Ibid.*

13 L'historienne Carol Helmstadter a permis de retracer des demandes médicales pour des soignantes diplômées — comme les démarches du jeune Joseph Lister, qui constitua un fonds dans les années 1850 pour l'embauche d'une infirmière plus qualifiée pour la salle d'opération où il travaillait. Helmstadter, «The Passing of the Night Watch: Night Nursing Reform in the London Teaching Hospitals, 1856-90», *Canadian Bulletin of Medical History*, vol. 11, n° 1, p. 23-69.

14 Carol Helmstadter, «Old Nurses and New: Nursing in the London Teaching Hospitals Before and After the Mid-Nineteenth-Century Reforms», *Nursing History Review*, vol. 1, p. 43-70; McDonald, Florence Nightingale, *op. cit.*, p. 41.

15 Bonnie Bulloch et Vern L. Bulloch, *The Emergence of Modern Nursing*, New York, Macmillan Company, 1964, p. 116.

16 Baly, *Florence Nightingale and the Nursing Legacy, op. cit.*, p. 138-141.

17 *Ibid.*, p. 138-141; Judith Godden, «A 'Lamentable Failure'? The Founding of Nightingale Nursing in Australia, 1868-1884», *Australian Historical Studies*, vol. 132, n° 117, 2001, p. 276-291.

18 Baly, Florence *Nightingale and the Nursing Legacy, op. cit.*, p. 144-147; Lettres de Florence Nightingale à Maria Machin, 1873-1879, archives de l'Université McGill, MG 3046.

19. Hôpital général Victoria, «Report of Commissioners Appointed to Enquire into Management», *Journal of the House of Assembly*, App. n° 15, 1896, Nouvelle-Écosse.

20. Linda White, «Who's in Charge Here? The General Hospital School of Nursing, St. John's Newfoundland, 1903-30», *Canadian Bulletin for the History of Medicine*, vol. 11, n° 1, 1994, p. 91-118.

21. Hôpital général de Vancouver, Minutes, réunion spéciale du conseil d'administration, 10 avril 1916.

22. Mary Poovey, *Uneven Developments: The Ideological Work of Gender in Mid-Victorian England*, Chicago, University of Chicago Press, 1988.

23. Florence Nightingale, *Notes on Nursing: What It Is, and What It Is Not*, Toronto, General Publishing Co., 1960. Les informations relatives à cette publication sont tirées de la préface de l'édition de 1946 écrite par Virginia Dunbar, p. xviii.

24. Cet extrait de «Santa Filomena» illustre la contribution de Henry Wadsworth Longfellow à faire de Nightingale un symbole :

    Dans la grandiose histoire de la nation

    Se distingue la dame à la lampe

    Image d'une féminité héroïque

    Remplie de noblesse et de bonté

25. Voir, par exemple, Elizabeth Marion Jamieson et Mary Sewall, *Trends in Nursing History: Their Relationship to World Events*, Philadelphia, W. B. Saunders Company, 1940.

26. Gibbon et Mathewson, *Three Centuries of Canadian Nursing*, op. cit., p. 155.

27. Gagan et Gagan, dans «Better, Brighter and Kinder Nurses», chapitre 5 de *For Patients of Moderate Means*, op. cit., soulignent très habilement ce point.

28. L'équivalent en dollars de 2004 ne dépasserait pas beaucoup les 100 $.

29. Kathryn McPherson, *Bedside Matters: The Transformation of Canadian Nursing 1900-1990*, Toronto, Oxford University Press, 1996.

30. Kathryn McPherson, «Embodied Labour: The Occupational Health of Nurses, 1920-1940», article présenté à la Société canadienne d'histoire de la médecine, juin 2003, Halifax, Nouvelle-Écosse.

31. McPherson, *Bedside Matters*, op. cit., chapitre 4.

32. Charles Rosenberg, *The Care of Strangers: The Rise of America's Hospital System*, New York, Johns Hopkins University Press, 1987, p. 221.

33. Pour plus de détails sur la composition de la main-d'œuvre soignante (ethnie, race, langue, classe sociale), voir McPherson, *Bedside Matters*, op. cit., chapitre 4.

34. Concernant le recrutement des femmes immigrantes dans les services domestiques, voir Barber, «The Women Ontario Welcomed: Immigrant Domestics for Ontario Homes, 1870-1930», *Ontario History*, vol. 72, n° 3, septembre 1980, p. 148-172. Concernant la place des femmes afro-canadiennes dans les services domestiques, voir Agnes Calliste, «Canada's Immigration Policy and Domestics from the Caribbean», *Socialist Studies*, vol. 5, 1991, p. 143-147.

35. Kathryn McPherson, «The Case of the Kissing Nurse: Sexuality and Sociability in Canadian Nursing, 1920-1967», dans K. McPherson, C. Morgan et Nancy Forestell (dir.), *Gendered Pasts: Historical Essays in Femininity and Masculinity in Canada*, Toronto, Oxford University Press, 1999.

36. Agnes Calliste, «Women of 'Exceptional Merit': Immigration of Caribbean Nurses to Canada», *Canadian Journal of Women and the Law*, vol. 6, n° 1, 1993, p. 85-103; Karen Flynn, Race, *Class, and Gender: Black Nurses in Ontario, 1950-1980*, thèse de doctorat, Department of Women's Studies, York University, 2002.

37. Aline Charles, «Women's Work in Eclipse: Nuns in Quebec Hospitals, 1940-1980», dans G. Feldberg, M. Ladd-Taylor, A. Li et K. McPherson (dir.), *Women, Health and Nation: Canada and the United States since 1945*, Montréal, McGill-Queen's University Press, 2003.

Chapitre 6

Le «travail corporel», la technologie médicale et le nursing hospitalier

1. Anselm Strauss, Shizuko Fagerhaugh, Barbara Suczek et Carol Wiener, *Social Organization of Medical Work*, Chicago, University of Chicago Press, 1985, p. ix. Strauss *et al.* décrit principalement le «travail corporel» comme un travail sur le corps dysfonctionnel des patients, reconnaissant — mais non à sa juste mesure — le concept du travail physique accompli par la soignante. Voir aussi Cynthia Toman, «Blood Work: Canadian Nursing and Blood Transfusion, 1942-1990», *Nursing History Review*, vol. 9, 2001, p. 51-78 et Kathryn McPherson, *Bedside Matters: The Transformation of Canadian Nursing, 1900-1990*, Toronto, Oxford University Press, 1996, p. 74.

2. Voir Kathryn McPherson, «Science and Technique: Nurses' Work in a Canadian Hospital, 1920-1939», dans Dianne Dodd et Deborah Gorham (dir.), *Caring and Curing: Historical Perspectives on Women and Healing in Canada*, Ottawa, University of Ottawa Press, 1994, p. 71-101, 75-77; et Bertha Harmer, *Textbook of the Principles and Practice of Nursing*, New York, The Macmillan Company, 1923.

3. Gertrude Armstrong Fawcett, entrevue réalisée par l'auteure, 16 mars 1999, Ottawa.

4. Isabel Hampton Robb, *Nursing: Its Principles and Practice for Hospital and Private Use*, Toronto, J. F. Hartz, 1914, p. 151, 160-162.

5. Chris Dooley, «'They Gave Their Care, but We Gave Loving Care': Defining and Defending Boundaries of Skill and Craft in the Nursing Service of a Manitoba Mental Hospital during the Great Depression», *Canadian Bulletin of Medical History*, vol. 21, n° 2, sous presse (2004); et Veryl M. Tipliski, «Parting at the Crossroads: The Development of Education for Psychiatric Nursing in Three Canadian Provinces, 1909-1955», *Canadian Bulletin of Medical History*, vol. 21, n° 2, sous presse (2004).

6 Les méthodes standardisées consistaient en des directives détaillées pour l'accomplissement de tâches précises. Ces techniques furent développées au début des années 1900, partiellement sous l'influence du taylorisme ou du mouvement de l'organisation scientifique du travail, qui mettaient principalement l'accent sur l'efficacité ou sur «la meilleure manière de faire les choses» pour obtenir un maximum de rendement de la part des travailleurs pour un minimum de temps et d'énergie. Les écoles d'infirmières élaborèrent d'imposants manuels de procédures détaillant chaque routine applicable à des tâches précises, comme les 15 à 20 façons de faire un lit, la dissolution des comprimés de morphine pour injection, la préparation du corps après le décès, et plus encore. On avait recours à ces techniques standardisées pour des motifs de sécurité — afin d'éviter que les étudiantes ne blessent les patients et que les patients ne contractent des infections à l'hôpital (durant la période précédant l'arrivée des antibiotiques permettant de combattre les infections, celles-ci pouvaient littéralement être mortelles). Les techniques standardisées étaient aussi conçues pour tirer profit du travail bénévole des étudiantes et, pour les supérieurs, pour obtenir d'elles une obéissance sans faille.

7 Jean Milligan, entrevue réalisée par l'auteure, 29 octobre 1997, Ottawa.

8 Voir *Rules for Nurses: The Lady Stanley Institute Training School of the County of Carleton General Protestant Hospital*, Ottawa, Crain Printers, s.d., p. 6; et McPherson, «Science and Technique», *op. cit.*, p. 78-79.

9 Barbara Logan Tunis, *In Caps and Gowns: The Story of the School for Graduate Nurses*, McGill University, 1920-1964, Montréal, McGill University Press, 1966, p. 38; et Harmer, *Textbook of the Principles and Practice of Nursing, op. cit.*

10 Hampton Robb, *Nursing: Its Principles and Practice, op. cit.*, p. 288.

11 Bertha Harmer et Virginia Henderson, *Principles and Practice of Nursing*, 4e édition, New York, Macmillan, 1939, p. 598-617.

12 George M. Weir, *Survey of Nursing Education in Canada*, Toronto, University of Toronto Press, 1932, p. 498, 15. Dorothy M. (Grainger) Anderson, dans E. A. Landells (dir.), *The Military Nurses of Canada: Recollections of Canadian Military Nurses*, vol. 1, White Rock (BC), Co-Publishing, 1995, p. 411.

13 Procès-verbal, Conseil des médecins, Hôpital Civique d'Ottawa, 26 novembre 1954, MG 38, Archives de la ville d'Ottawa [ci-après AVO].

14 Rapport annuel de l'hôpital [ci-après RAH], Archives de l'Hôpital Civique d'Ottawa [ci-après AHCO], 1944, p. 23-24.

15 Cynthia Toman, *Crossing the Technological Line: Blood Transfusion and the Art and Science of Nursing, 1942-1990*, mémoire de maîtrise, Université d'Ottawa, 1998.

16 Patricia Crossley, entrevue réalisée par l'auteure, 26 janvier 1998, Ottawa.

17 Procès-verbal, Conseil des médecins, 28 septembre 1951, MG 38, AVO; Procès-verbal, Faculty Organization Folder, 15 janvier 1947, boîte 6, AVO; *Nursing Policy Book*, 15 février 1954; «Blood Pressure», *Nursing Procedure Book*, juillet 1954, AHCO.

18 Esther Lucile Brown, «Nursing for the Future: A Report Prepared for the National Nursing Council», non publié, 1948, p. 81, AHCO.

19 H. W. Henderson, «Delegation of Special Procedures: The Current Situation», discours devant l'Ontario Hospital Association, 1er décembre 1981, College of Nurses of Ontario.

20 *Ibid.*, p. 3; Helen G. McArthur, «A College of Nurses for Ontario», *The Canadian Nurse*, vol. 56, n° 6, 1960, p. 515-518; et Helen K Mussallem, «Professional Nurses' Associations», dans Alice J. Baumgart et Jenniece Larsen (dir.), *Canadian Nursing Faces the Future*, 2e édition, Toronto, Mosby Year Book, 1992, p. 495-517.

21 Elizabeth Fenton, technologue-chef retraitée de la banque de sang de l'HCO de 1943-1985, communication personnelle avec l'auteure, 22 mai 1998.

22 «Enquête judiciaire, vol. I-III», AVO, MG 38, vol. 36. La décision du juge McDougall est consignée dans le procès-verbal de la réunion du conseil municipal, 2 août 1949, p. 673, AVO. Voir aussi le procès-verbal du conseil médical consultatif, 8 avril 1952, MG 38, boîte 17, AVO.

23 H. E. MacDermot, *History of the School of Nursing of the Montreal General Hospital*, Montréal, The Alumnae Association, 1940, publié à nouveau en 1961, p. 77.

24 Donna Zschoche et L. E. Brown, «Intensive Care Nursing: Specialism, Junior Doctoring, or Just Nursing?», *American Journal of Nursing*, novembre, 1969, p. 2373.

25 Margarete Sandelowski, «'Making the Best of Things': Technology in American Nursing, 1870-1940», *Nursing History Review*, vol. 5, 1997, p. 4; et Margarete Sandelowski, *Devices and Desires: Gender, Technology, et American Nursing*, Chapel Hill (NC), The University of North Carolina Press, 2000.

26 Kathy Slattery, entrevue réalisée par l'auteure, 10 février 1998, Ottawa.

27 Entrevues réalisées avec Pat Doucett, Connie Buckley et Gwen Hefferman par l'auteure et Evelyn Kerr, printemps 1985, Ottawa.

28 Entrevue avec Doucett; et entrevue réalisée avec Wilbert Keon par Evelyn Kerr et l'auteure, 14 mars 1995, Ottawa.

29 Sous le titre de «Nov 10/70 1130 AM», ce poème a été trouvé dans une collection personnelle non publiée intitulée «Poems from the Bards», propriété de Pat Doucett, Ottawa, Ontario.

30 Rosemary Prince Coombs, «Active-Care Hospital Nurse Expands Her Role», *The Canadian Nurse*, vol. 66, n° 10, octobre 1970, p. 23-27; et Rosemary Prince Coombs, «Creating a Therapeutic Environment», *The Canadian Nurse*, vol. 61, n° 11, novembre 1965, p. 889-895.

31 Wendy McKnight Nicklin, entrevue réalisée par l'auteure, 21 avril 1998, Ottawa.

Chapitre 7
Le nursing de santé publique au Canada

1. Cette histoire est tirée de Monica M. Green, *A History of Public Health Nursing in the Provincial Government Jurisdiction British Columbia*, Ottawa, Canadian Public Health Association, 1984, p. 101-107.

2. Amy V. Wilson, *No Man Stands Alone*, London, Hodder & Stoughton, Ltd., 1965, p. 3.

3. Monica M. Green, *Through the Years with Public Health Nursing: A History of Public Health Nursing in the Provincial Government Jurisdiction British Columbia*, Ottawa, Canadian Public Health Association, 1984, p. 104.

4. Des programmes d'études supérieures en santé publique offerts en milieu universitaire furent mis sur pied en 1919 dans cinq universités canadiennes grâce au soutien financier de la Croix-Rouge canadienne ou de la Fondation Rockefeller. Avant 1919, et pendant encore quelque temps, les diplômées de programmes de nursing avaient la possibilité de poursuivre leurs études dans des centres de formation que dirigeaient les Infirmières de l'Ordre de Victoria du Canada dans plusieurs grandes villes canadiennes. Voir Diana J. Mansell, *Forging the Future: A History of Nursing in Canada*, Ann Arbor (MI), Thomas Press, 2004; Kathryn McPherson, *Bedside Matters: The Transformation of Canadian Nursing, 1900-1990*, Toronto, Oxford University Press, 1996; Sheila Penney, *A Century of Caring: The History of the Victorian Order of Nurses for Canada*, Ottawa, VON Canada, 1996.

5. Wilson, *No Man Stands Alone, op. cit.*

6. Bessie J. Banfill, *Pioneer Nurse*, Toronto, Ryerson Press, 1967, p. 9.

7. *Margaret Scott Nursing Mission*, Annual Report for 1908, Winnipeg, 1908.

8. Kate Brightly Colley, *Stories of Early Alberta*, Saskatoon, Prairie Books, 1970; Gertrude LeRoy Miller, *Through the Eyes of a Red Cross Outpost Nurse*, Toronto, Natural Heritage/Natural History Inc., 2000; Joyce Nevitt, *White Caps and Black Bands: Nursing in Newfoundland to 1934*, St. John's, Jefferson Press, 1978.

9. Olive Matthews, «Child Welfare», *The Canadian Nurse*, vol. 16, n° 1, 1920, p. 16.

10. Green, *Through the Years with Public Health Nursing, op. cit.*, p. 18.

11. Douglas O. Baldwin, *She Answered Every Call: The Life of Public Health Nurse Mona Gordon Wilson (1894-1981)*, Charlottetown, Indigo Press, 1997; Banfill, *Pioneer Nurse, op. cit.*; Colley, *While Rivers Flow, op. cit.*; Mary E. Hope, *Lamp on the Snow*, London, Angus & Robertson, 1955; Miller, *Mustard Plasters and Handcars, op. cit.*

12. Geoffrey Bilson, *A Darkened House: Cholera in Nineteenth-Century Canada*, Toronto, University of Toronto Press, 1980; R. D. Defries (dir.), *The Development of Public Health in Canada*, Ottawa, Canadian Public Health Association, 1940.

13. Helen MacMurchy, «New Field for Nurses», *The Canadian Nurse*, vol. 3, n° 9, 1907, p. 487.

14. Ces comptes rendus se retrouvent dans l'ouvrage de Heather MacDougall, *Activists and Advocates: Toronto's Health Department 1883-1993*, Toronto, Dundurn Press, 1990, p. 128.

15. Les deux organisations bénévoles nationales étaient les suivantes : la National Sanatorium Association, fondée en 1896, et la Canadian Association for the Prevention of Consumption and Other Forms of Tuberculosis, créée en 1901. Voir à ce sujet MacDougall, *Activists and Advocates, op. cit.*; Katherine McCuaig, *The Weariness, the Fever, and the Fret: The Campaign against Tuberculosis in Canada 1900-1950*, Montréal, McGill-Queens University Press, 1999.

16. Service de santé de la ville de Winnipeg, Annual Report for the Year Ending December 1914, Winnipeg, 1915.

17. L'Association contre la tuberculose de Montréal embaucha une infirmière du VON en 1907 pour donner des services similaires aux Montréalais. En 1909, des associations locales poursuivant les mêmes buts organisèrent des services de nursing contre la tuberculose à Winnipeg et dans le comté de Colchester. La société antituberculeuse de Vancouver procéda à l'embauche à plein temps de la première infirmière en 1914. R. D. Defries (dir.), *The Federal and Provincial Health Services in Canada: A Volume Commemorating the Fiftieth Year of the Canadian Public Health Association and of the Canadian Journal of Public Health 1910-1959*, Ottawa, Canadian Public Health Association, 1959; John Murray Gibbon, *The Victorian Order of Nurses for Canada: 50th Anniversary 1897-1947*, Montréal, Southam Press, 1947; M. L. Meiklejohn, «Anti-tuberculosis Work in Canada», *The Canadian Nurse*, vol. 3, n° 11, 1907, p. 581-585; Marion Royce, *From Pioneer Public Health Nurse to Advocate for the Aged*, Toronto, Dundurn Press, 1983; Glennis Zilm et Ethel Warbinek, «Early Tuberculosis Nursing in British Columbia», *The Canadian Journal of Nursing Research*, vol. 27, n° 3, 1995, p. 65-82. Christina Mitchell a écrit un article fort intéressant au sujet de son travail dans *The Canadian Nurse*. Voir Christina A. Mitchell, «Chronic Tuberculosis», *The Canadian Nurse*, vol. 3, n° 2, 1907, p. 54-56.

18. Deux historiens médicaux canadiens ont étudié l'histoire de la tuberculose dans la société canadienne à cette époque. Bien que ces monographies contiennent une description détaillée des initiatives du Canada dans la lutte contre la tuberculose, aucun des deux ouvrages ne mentionne vraiment le rôle qu'ont joué les infirmières hygiénistes dans cette campagne. Voir McCuaig, *The Weariness..., op. cit.*; George Jasper Wherrett, *The Miracle of the Empty Beds: A History of Tuberculosis in Canada*, Toronto, University of Toronto Press, 1977.

19. Service de santé de la ville de Winnipeg, Annual Report for the Year Ending December 1908, Winnipeg, 1909; R. D. Defries (dir.), *The Development of Public Health in Canada, op. cit.*; MacDougall, *Activists and Advocates, op. cit.*; Mona Gleason, «Race, Class and Health: School Medical Inspection and 'Healthy' Children in British Columbia, 1890-1930», *Bulletin canadien d'histoire de la médecine*, vol. 19, n° 1, 2002, p. 95-112; Neil Sutherland, *Children in English-Canadian Society*, Waterloo, Wilfrid Laurier Press, 2000.

20. Ces témoignages sont tirés de Gleason, «Race, Class and Health», *op. cit.*

21. Service de santé de la ville de Winnipeg, Annual Report for the Year Ending December 1910, Winnipeg, 1911; Service de santé de la ville de Winnipeg, Annual Report for the Year Ending December 1914, Winnipeg, 1915; Gibbon, The Victorian Order of Nurses for Canada, *op. cit.*; MacDougall, *Activists and Advocates, op. cit.*; Royce, Eunice Dyke, *Health Care Pioneer, op. cit.*

22. Denyse Baillargeon, «Gouttes de lait et soif de pouvoir: Les dessous de la lutte contre la mortalité infantile à Montréal, 1910-1935», *Bulletin canadien d'histoire de la médecine*, vol. 15, n° 1, 1980, p. 27-57.

23. Margaret Scott *Nursing Mission, Annual Report for 1909*, Winnipeg, 1909.

24. Eunice Dyke, citée dans Royce, Eunice Dyke, *Health Care Pioneer, op. cit.*, p. 49.

25. Defries (dir.), *The Federal and Provincial Health Services in Canada, op. cit.*; John F. Hutchinson, *Champions of Charity: War and the Rise of the Red Cross*, Boulder (CO), Westview Press, 1996; Susan E. Riddell, *Curing Society's Ills: Public Health Nurses and Public Health in Rural British Columbia, 1916-1946*, mémoire de maîtrise, Simon Fraser University, 1991; Meryn E. Stuart, *Let Not the People Perish for Lack of Knowledge: Public Health Nursing and the Ontario Rural Child Welfare Project, 1916-1930*, thèse de doctorat, University of Pennsylvania, 1987.

26. Douglas Baldwin, «Interconnecting the Personal and Public: Support Networks of Mona Wilson», *Journal of Nursing Research*, vol. 23, n° 3, 1995, p. 26.

27. Meryn Stuart, «'Half a Loaf is Better than No Bread': Public Health Nurses and Physicians in Ontario, 1920-1925», *Nursing Research*, vol. 41, n° 1, 1992, p. 21.

28. Ethel Johns, «Ideals of Public Health Nursing», *The Canadian Nurse*, vol. 14, n° 3, 1918, p. 910.

29. On retrouve cette histoire ainsi que d'autres détails sur les relations de travail parfois difficiles entre les infirmières hygiénistes et les médecins dans le nord de l'Ontario dans l'article de Meryn Stuart, «'Half a Loaf is Better than No Bread'», *op. cit.*, p. 21-27. Voir aussi Meryn Stuart, «Ideology and Experience: Public Health Nursing and the Ontario Rural Child Welfare Project, 1920-1925», *Bulletin canadien d'histoire de la médecine*, vol. 6, 1989, p. 111-131.

30. Wilson, *No Man Stands Alone, op. cit.*, p. 23.

31. La nature précise du travail des infirmières hygiénistes varie d'une province à l'autre et d'une communauté à l'autre. Deux ouvrages récents décrivent de manière très détaillée la diversité des rôles que ces infirmières pouvaient jouer au Canada et celle des programmes dont elles s'occupaient. Voir Lynette Leesburg Stamler et Lucie Yui, *Canadian Community Health Nursing*, Don Mills, Pearson Education Canada, 2005; Miriam J. Stewart, *Community Nursing: Promoting Canadians' Health*, 2e édition, Toronto, W. B. Saunders, 2000.

32. L'ouvrage cité ci-après présente une analyse approfondie de l'impact global de la réduction du financement accordé aux programmes de lutte contre les maladies transmissibles et aux programmes de santé publique dans la deuxième moitié du XXe siècle. Voir Laurie Garrett, *The Coming Plague: Newly Emerging Diseases in a World Out of Balance*, New York, Penguin Books, 1994; aussi Laurie Garrett, *Betrayal of Trust: The Collapse of Global Public Health*, New York, Hyperion Books, 2000.

Chapitre 8

Les congrégations religieuses soignantes : une présence remarquable dans l'Ouest canadien

1. Un «grand» hôpital est un établissement où l'on retrouve plus de 200 lits. John Murray Gibbon et Mary S. Matthewson, *Three Centuries of Canadian Nursing*, Toronto, MacMillan Company, 1947, p. 484-491.

2. Jean-François Cardin, Claude Couture et Gratien Allaire, *Histoire du Canada : Espace et différences*, Québec, Les Presses de l'Université Laval, 1996, p. 33.

3. Estelle Mitchell, *Les Sœurs Grises de Montréal à la Rivière-Rouge, 1844-1984*, Montréal, Éditions du Méridien, 1987, p. 9-21.

4. Archives des Sœurs Grises de Montréal (ASGM), à Montréal, Lettres de Saint-Albert, 1858-1877. Lettre de sœur Émery au lac Sainte-Anne à mère Deschamps à Montréal, le 13 avril 1860, p. 35.

5. ASGM, Lettres de Saint-Albert, 1858-1877. Lettre de sœur Émery de Saint-Albert à mère Slocombe à Montréal, 6 janvier 1871, p. 247-253.

6. Deborah Rink, *Spirited Women: A History of Catholic Sisters in British Columbia*, Vancouver, Harbour Publishing, 2000, p. 6-27.

7. Margaret Cantwell et Mary George Edmond, *North to Share: The Sisters of Saint Ann in Alaska and the Yukon Territory*, Victoria, Sisters of Saint Ann, 1983, p. 91; cet ouvrage donne la description suivante de cet événement-bénéfice:

Durant la semaine de Noël, un bazar a été organisé par le club des 60 Ladies pour aider à payer les dettes de l'hôpital. On a distribué à quelques reprises un feuillet publicitaire, The Paystreak, pour informer la population de la tenue du bazar, ainsi que de la nature et du montant des sommes dues. La population de Dawson a répondu à l'appel et il y avait foule au bazar. Sœur Marie-Jules-du-Sacré-Cœur, qui assistait sœur Pauline à la cuisine de l'hôpital, a fait rôtir des dindes pour le «restaurant». Sœur Pauline a fait des bonbons; d'autres religieuses ont fabriqué des fleurs de papier trempées dans de la cire. Sœur Joseph a brodé des mouchoirs. Les kiosques se faisaient une bonne concurrence qui ajoutait du piquant et de la couleur au bazar. À la fin, la présidente du club des 60 Ladies a remis 12 000 $ aux religieuses.

8. Cantwell et George Edmond, *North to Share, op. cit.*, p. 79-106; Frances Backhouse, *Women of the Klondike*, Vancouver, Whitecap Books, 1995, p. 113-152.

9. John Murray Gibbon et Mary S. Matthewson, *Three Centuries of Canadian Nursing*, Toronto, MacMillan Company, 1947, p. 484-491.

10 Claudia Helen Popowich, *To Serve Is to Love: The Canadian Sisters Servants of Mary Immaculate*, Toronto, University of Toronto Press, 1971, p. 2-17.

11 *Ibid.*; Howard Palmer et Tamara Palmer, *Alberta: A New History*, Edmonton, Hurtig Publishers, 1990.

12 Popowich, *To Serve Is to Love*, *op. cit.*, p. 46.

13 *Ibid.*, p. 2-121.

14 Pour des exemples comparables au Québec, voir Normand Perron, *Un siècle de vie hospitalière au Québec : Les Augustines de l'Hôtel-Dieu de Chicoutimi, 1884-1994*, Chicoutimi, Presses de l'Université du Québec, 1984; et Yolande Cohen, *Profession infirmière, une histoire des soins dans les hôpitaux du Québec*, Montréal, Les Presses de l'Université de Montréal, 2000.

15 Pauline Paul, *A History of the Edmonton General Hospital 1895-1970: 'Be Faithful to the Duties of Your Calling'*, thèse de doctorat, University of Alberta, Edmonton, 1994.

16 Pour plus de détails concernant ce conflit, voir : Archives des Sœurs Grises de Montréal (à Edmonton) (ci-après ASGME), Newspaper file, Edmonton Bulletin, 30 mars 1899; ASGME, Newspaper file, *Edmonton Bulletin*, 10 avril 1899; ASGME, Hôpital général d'Edmonton, Chroniques, 17 juin 1897.

17 Pauline Paul et Janet Ross Kerr, «A Philosophy of Care: The Grey Nuns of Montreal», dans Bob Hesketh et Frances Swyripa (dir.), *Edmonton: The Life of a City*, Edmonton, NeWest Press, 1995.

18 Cohen, *Profession infirmière*, *op. cit.*

19 Thérèse Castonguay, SGM, *A Mission of Caring, Catholic Health Association of Alberta: A Chronicle of the First Fifty Years*, Edmonton, Catholic Health Association of Alberta, 1991.

20 Paul, «*A History of the Edmonton General Hospital 1895-1970*», *op. cit.*

21 Dr Édouard Desjardins, Suzanne Giroux et Eileen C Flanagan, «Les écoles supérieures d'infirmières», dans *Histoire de la profession infirmière au Québec*, Montréal, L'Association des infirmières et infirmiers de la province de Québec, 1970, chapitre 18, p. 120-132.

22 Paul et Ross Kerr, «A Philosophy of Care», *op. cit.*

23 Cantwell et George Edmond, *North to Share*, *op. cit.*, p. 99.

24 ASGME, Hôpital général d'Edmonton, Chroniques, 1915 à 1928, 24 juin 1928.

25 ASGME, Hôpital général d'Edmonton, Chroniques, 1933 à 1960. En 1936, pas moins de 11 religieuses assistèrent à la réunion annuelle pour le 10e anniversaire de l'Association canadienne française de l'Alberta.

Chapitre 9
Le nursing en régions éloignées au Canada

1 Lettres de Maude Weaver à sa mère et à sa sœur Gwen, 21 juillet et 24 juillet (de l'année 1933, probablement). Les originaux sont la propriété de Beth Boegh et de Margaret Boone, les deux filles de Maude Weaver Boone. Nos remerciements à ces deux femmes qui nous ont donné la permission d'utiliser ces quelques extraits de ces lettres.

2 Il existe relativement peu d'écrits sur ce phénomène associé aux infirmières canadiennes. Voir Cathy Leigh James, Gender, *Class and Ethnicity in the Organization of Neighbourhood and Nation: The Role of Toronto's Settlement Houses in the Formation of the Canadian State, 1902-1914*, thèse de doctorat, Ontario Institute for Studies in Education (OISE), Université de Toronto, 1997. Certains auteurs américains ont commencé à explorer la relation entre le travail des femmes dans les soins de santé et l'émergence de l'État-providence : Linda Gordon, *Pitied but Not Entitled: Single Mothers and the History of Welfare, 1890-1935*, New York, The Free Press, 1994; Molly Ladd-Taylor, *Mother-Work: Child Welfare, and the State, 1890-1930*, Urbana, University of Illinois Press, 1994; «Introduction», Seth Koven et Sonya Michel (dir.), *Mothers of a New World: Maternalist Politics and the Origins of Welfare States*, London, Routledge, 1993.

3 Celles-ci incluent Vernon, Revelstoke, Kaslo, Barkerville et Rock Bay en Colombie-Britannique; Red Deer, Indian Head et Yorkton en Saskatchewan; Dauphin et Swan River au Manitoba; Copper Cliff, North Bay, Thessalon, New Liskeard et Fort William en Ontario; et Pictou en Nouvelle-Écosse.

4 Sheila Penney, A *Century of Caring: The History of the Victorian Order of Nurses for Canada*, Ottawa, VON Canada, 1996, p. 15.

5 Meryn Stuart, «Shifting Professional Boundaries: Gender Conflict in Public Health, 1920-1925», dans Dianne Dodd et Deborah Gorham (dir.), *Caring and Curing: Historical Perspectives on Women and Healing in Canada*, Ottawa, University of Ottawa Press, 1994, p. 49-70; Cynthia Comacchio, «'The Infant Soldier': The Great War and the Medical Campaign for Child Welfare», *Canadian Bulletin of Medical History*, vol. 5, n[o] 2, hiver 1988, p. 99-119; Desmond Morton et Glenn Wright, *Winning the Second Battle: Canadian Veterans and the Return to Civilian Life 1915-1930*, Toronto, University of Toronto Press, 1987.

6 Dianne Dodd, «Helen MacMurchy: Popular Midwifery and Maternity Services for Canadian Pioneer Women», dans Dodd et Gorham, *Caring and Curing*, *op. cit.*, p. 135-161.

7 Monica Green, *Through the Years with Public Health Nursing*, Ottawa, Canadian Public Health Association, 1984.

8 Un cercle de tricot est un groupe réunissant des femmes bénévoles pour faire du tricot. Leur production est ensuite mise en vente et les sommes récoltées servent au soutien de causes diverses.

9 Edgar House, *The Way Out: The Story of NONIA, 1920-1990*, St. John's, Creative Publishers, 1990; Joyce Nevitt, *White Caps and Black Bands: Nursing in Newfoundland to 1934*, St. John's, Jefferson Press, 1978.

10. Sharon Richardson, «Frontier Health Care: Alberta's District and Municipal Nursing Services, 1919 to 1976», *Alberta History*, vol. 46, 1998, p. 5-8; voir aussi Richardson, «Political Women, Professional Nurses, and the Creation of Alberta's District Nursing Service, 1919-1925», *Nursing History Review*, vol. 6, 1998, p. 25-50.

11. Jayne Elliott, *Keep the Red Cross Flag Flying: The Red Cross Outposts in Ontario, 1922-1984*, thèse de doctorat, Queen's University, 2004.

12. Nicole Rousseau et Johanne Daigle, «Medical Service to Settlers: The Gestation and Establishment of a Nursing Service in Quebec, 1932-1943», *Nursing History Review*, vol. 8, 2000, p. 95-116; Johanne Daigle et Nicole Rousseau, «Le Service médical aux colons. Gestation et implantation d'un service infirmier au Québec (1932-1943), *Revue d'histoire de l'Amérique française*, vol. 52, n° 1, 1998, p. 47-72; Daigle, Rousseau et Saillant, «Des traces sur la neige. La contribution des infirmières au développement des régions isolées du Québec au XXe siècle», *Recherches féministes*, vol. 6, n° 1, 1993, p. 93-103.

13. Rousseau et Daigle, «Medical Service to Settlers», *op. cit.*

14. Judith Zelmanovits, «'Midwives Preferred': Maternity Care in Outpost Nursing Stations in Northern Canada, 1945-1988», dans Georgina Feldberg, Molly Ladd-Taylor, Alison Li et Kathryn McPherson (dir.), *Women, Health and Nation: Canada and the United States since 1945*, Montréal et Kingston, McGill-Queen's University, p. 164.

15. Conlin Sterritt a travaillé comme infirmière de dispensaire dans le district de Peace River de 1920 à 1932. Irene Stewart, *These Were Our Yesterdays: A History of District Nursing in Alberta*, Altona, MN, D. W. Friesen and Sons, 1979, p. 21.

16. Gertrude LeRoy Miller, *Mustard Plasters and Handcars: Through the Eyes of a Red Cross Outpost Nurse*, Toronto, Natural Heritage Books, 2000, p. 11.

17. Stewart, *These Were Our Yesterdays, op. cit.*, p. 20-32.

18. Zelmanovits, «Midwives Preferred», *op. cit.*, p. 165 et 161; lettre de Louise de Kiriline adressée à sa mère, 24 juin 1928, documents de Louise de Kiriline Lawrence. Transcr. Jayne Elliott. NA, MG31, J18, vol. 12, fichier 2-2.

19. Stewart, *These Were Our Yesterdays, op. cit.*, p. 138.

20. Lettre adressée à Dianne Dodd par Mrs. Annie Lane, Salvage, 11 mai 1998. Mrs. Lane, qui se souvient d'au moins huit infirmières ayant desservi sa communauté, a commencé à tricoter pour la cause à l'âge de 13 ou 14 ans, et a continué au moins jusqu'à ses 70 ans.

21. Entrevue de Margaret Maclachlan avec Jayne Elliott, Cornwall, 10 février 2000.

22. Zelmanovits, «Midwives Preferred», *op. cit.*, p. 173.

23. *Ibid.*, p. 177-178.

Chapitre 10

Soigner au front : l'expérience des infirmières militaires canadiennes pendant la Première Guerre mondiale

1. Pour en savoir plus long sur la vie et l'œuvre de Florence Nightingale, consultez les ouvrages suivants : F. B. Smith, *Florence Nightingale: Reputation and Power*, London, Croom Helm, 1982; et Vern L. Bullough, Bonnie Bullough et Marietta P. Stanton, *Florence Nightingale and her Era: A Collection of New Scholarship*, New York, Garland Publishing Inc., 1990.

2. Peu d'ouvrages ont été consacrés uniquement à l'histoire des infirmières militaires au Canada. John Gibbon et Mary Matthewson leur consacrent un chapitre dans leur étude *Three Centuries of Canadian Nursing*, Toronto, Macmillan, 1974 (1947). Les études de G. W. L. Nicholson, *Seventy Years of Service*, Ottawa, Borealis Press, 1977, et *Canada's Nursing Sisters*, Toronto, Samuel Stevens, Hakkert & Co., 1975, sur les services médicaux dans les Forces armées canadiennes sont plus explicites. Pour une excellente bibliographie et revue récente de l'historiographie sur les infirmières militaires au Canada, consultez l'introduction et la bibliographie de l'ouvrage de Susan Mann, *The War Diary of Clare Gass 1915-1918*, Montréal, McGill-Queens University Press, 2000.

3. Nicholson, *Canada's Nursing Sisters, op. cit.*, p. 27.

4. *Ibid.*, p. 33-34.

5. *Ibid.*, p. 44.

6. *Ibid.*, p. 44-45.

7. Statistique compilée à partir des chiffres tirés de l'ouvrage suivant : *Department of Trade and Commerce (Census and Statistics Office) Fifth Census of Canada*, 1911, Ottawa, L. Taché Printer, 1912.

8. Ces informations ont été extraites de 25 entrevues réalisées avec des infirmières militaires du Corps expéditionnaire canadien entre les années 1977-1979 par madame Margaret Allemang, dans le cadre du projet Canadian Nursing Sisters of World War I Oral History Program, Toronto, Faculté de nursing, Université de Toronto, 1977-1979.

9. Nicholson, *Canada's Nursing Sisters, op. cit.*, p. 52.

10. *Ibid.*, p. 46.

11. *Ibid.*, p. 73.

12. Marion Wylie, Canadian Nursing Sisters of World War I Oral History Program. Entrevue réalisée par Margaret Allemang, Toronto, Faculté de nursing, Université de Toronto, 1979, p. 22.

Chapitre 11

«Prêtes, toujours prêtes» : les infirmières militaires canadiennes, une main-d'œuvre évolutive (1920-2000)

1. Jean S. Wilson, «Notes from the National Office», *The Canadian Nurse*, vol. 35, n° 8, août 1939, p. 453.

2. Mary M. Bower White, entrevue enregistrée avec l'auteure, Surrey (C.-B.), le 20 octobre 2001.

3. Lee Anne Quinn, telle que citée par Michelle Gagné dans «Airevac Nurses in War Zones», *The Canadian Nurse*, vol. 92, n° 2, février 1996, p. 34.

4. Elizabeth B. Pense Neil, entrevue enregistrée avec Norma Fieldhouse à Kingston (Ont.), en mars 1987, Oral History Collection, Margaret M. Allemang, Centre for the History of Nursing.

5. Elizabeth Smellie, « A Message from the Matron-in-Chief », *The Canadian Nurse*, vol. 36, n° 9, septembre 1940, p. 622-623.

6. Jessie Morrison, « Address to Royal Alexandra Hospital Nurses Alumnae, Edmonton, 9 December 1974 », 87.4, 91.30, et 92.10, musée et archives de l'Alberta Association of Registered Nurses.

7. Dorothy Surgenor Maddock, entrevue enregistrée avec l'auteure à Ottawa (Ont.), le 26 juin 2001.

8. Helen M. Ross O'Brien, dans *The Military Nurses of Canada: Recollections of Canadian Military Nurses* [ci-après Military Nurses of Canada], vol. 1, E. A. Landells (dir.), White Rock (C.-B.), Co-Publishing, 1995 et 1999, p. 159.

9. Ethel Johns, « This Heritage of Freedom », *The Canadian Nurse*, vol. 36, n° 7, juillet 1940, p. 403.

10. Gaëtane LaBonté Kerr, entrevue enregistrée avec Lisa Weintraub à Montréal (Qc), le 11 avril 1985, Concordia Oral History Project, ISN 167796, Archives nationales du Canada; Gaëtane LaBonté Kerr, dans *Military Nurses of Canada*, vol. 1, p. 338; et Lisa Bannister, productrice, *Equal to the Challenge: An Anthology of Women's Experiences during World War II*, Ottawa, Ministère de la Défense nationale, 2001, p. xiii-xv.

11. Edna O. Waugh Beattie, dans *Military Nurses of Canada*, vol. 1, p. 78; Joan M. Gore Spring, dans *Military Nurses of Canada*, vol. 1, p. 408; Marion Rhae Nichols Stewart, dans *Military Nurses of Canada*, vol. 1, p. 409; et Margaret H Middleton Counter, dans *Military Nurses of Canada*, vol. 1, p. 82.

12. George M. Weir, *Survey of Nursing Education in Canada*, Toronto, University of Toronto Press, 1932, p. 498 et 15.

13. Elizabeth Smellie, « Minutes of the Matron's Conference », Ottawa, 27-29 mai 1943, « Correspondence and Minutes of Meetings regarding Nursing Sisters, July 43/October 45 », 147.73 C 132009 (D2), et « Appointment Statistics », 000.8 (D93), Ministère de la Défense nationale, Direction histoire et patrimoine.

14. Evelyn Pepper, dans *Military Nurses of Canada*, vol. 1, p. 45-46; et Evelyn A. Pepper, Gaëtan (LaBonté) Kerr, Harriet J. T. Sloan et Margaret D McLean, « 'Over There' In World War II », *The Canadian Nurse*, vol. 62, n° 11, novembre 1966, p. 32.

15. Jean Ellen Wheeler Keays, entrevue enregistrée avec Sheila Zerr à White Rock (C.-B.), le 16 août 1994, bibliothèque de la Registered Nurses Association of British Columbia.

16. Frances Oakes, entrevue enregistrée avec l'auteure à Guelph, Ontario, le 15 mai 2001; W. R. Feasby (dir.), *Official History of the Canadian Medical Services*, vol. 1: Organization and Campaigns, Ottawa, Queen's Printer, 1956, p. 439.

17. Entrevue avec Surgenor Maddock.

18. Marian McEwen, dans *Military Nurses of Canada*, vol. 3, p. 251-252.

19. Constance Betty Nicolson Brown, entrevue enregistrée avec l'auteure à Ottawa (Ont.), le 3 juin 2001.

20. Doris Carter, *Never Leave Your Head Uncovered: A Canadian Nursing Sister in World War Two*, Waterdown (Ont.), Potlatch Publications, 1999, p. 12; entrevue avec Bower White; et Kathleen (Rowntree) Bowman, dans *Military Nurses of Canada*, vol. 1, p. 79.

21. T. S. Wilson, « Resuscitation in Battle Casualties », *Journal of the Canadian Medical Services*, vol. 2, n° 5, 1945, p. 520.

22. F. Mills, « A Letter from a Field Surgical Unit C.M.F. (Overseas) », *Journal of the Canadian Medical Services*, vol. 1, n° 3, mars 1944, p. 187; Feasby, *Official History of the Canadian Medical Services*, vol. 1, p. 189.

23. Agnes J. Macleod, « With a RCAMC Casualty Clearing Station », *The Canadian Nurse*, vol. 37, n° 2, février 1941, p. 95-96.

24. Jean Dorgan dans *Military Nurses of Canada*, vol. 1, p. 128.

25. « Tells of Death of Winnipeg Nursing Sister », coupures de presse, Winnipeg General Hospital Nurses Alumnae Archives; « Last Post », *The Canadian Nurse*, vol. 38, n° 12, décembre 1942, p. 938-939; Marjorie (Cowan) Horton, dans *Military Nurses of Canada*, vol. 1, p. 554-555.

26. Cynthia Toman, *'Officers and Ladies': Canadian Nursing Sisters, Women's Work, and the Second World War*, thèse de doctorat, Université d'Ottawa, Département d'histoire, 2003.

27. Entrevue avec Tritt Aspler.

28. Entrevue avec Cox Walker.

29. Cette information est tirée de 1 145 dossiers personnels d'infirmières militaires de la Deuxième Grande guerre déposés aux Archives nationales du Canada. Les données ont été générées à partir d'un document de routine rempli par les conseillers du ministère des Anciens Combattants au moment de la démobilisation du personnel des forces armées. Les questions portaient sur les projets des vétérans relatifs à leurs droits en matière de formation, de subventions pour petites entreprises et achat de terres, de soutien pour leurs besoins de réinsertion, etc. Cette recherche a été initialement effectuée au moment de la préparation de ma thèse de doctorat. (Voir plus haut.)

30. Entrevue avec Roe Dewart.

31. Helen K. Mussallem, entrevue enregistrée avec l'auteure, à Ottawa (Ont.), le 24 septembre 2001; Marion Lindeburgh, « Postwar Planning Committee », *The Canadian Nurse*, vol. 42, n° 9, septembre 1946, p. 791-792; et Barbara Logan Tunis, *In Caps and Gowns: The Story of the School for Graduate Nurses*, McGill University, 1920-1964, Montréal, McGill University Press, 1966, p. 83.

Chapitre 12

Assez mais pas trop : la formation en nursing au Canada anglais (1874-2000)

1. Brian Abel-Smith, *A History of the Nursing Profession*, London, Heinemann, 1960, p. 73.

2. Theresa Christy, *Cornerstone for Nursing Education: A History of the Division of Nursing Education of Teachers College*, Columbia University, 1899-1947, New York, Teachers College Press, p. 36.

3. John M. Gibbon et Mary S. Mathewson, *Three Centuries of Canadian Nursing*, Toronto, Macmillan Company, 1946, p. 145.

4. Rondalyn Kirkwood, *The Development of University Nursing Education in Canada, 1920-1975: Two Case Studies*, thèse de doctorat, University of Toronto, 1988, p. 276-277.

5. Kathryn McPherson, *Bedside Matters: The Transformation of Canadian Nursing, 1900-1990*, Toronto, Oxford University Press, 1996, p. 10.

6. Blanche Duncanson, «The Development of Nursing at the Diploma Level», dans Mary Quale Innis (dir.), *Education in a Changing Society*, Toronto, University of Toronto Press, 1970, p. 109-129.

7. Rae Chittick, entrevue avec Rondalyn Kirkwood, Vancouver, 12 août 1983, transcription dactylographiée.

8. Pauline Paul, «Nursing Education Becomes Synonymous with Nursing Service: The Development of Training Schools», dans Janet Ross-Kerr (dir.), *Prepared to Care: Nurses and Nursing in Alberta*, Edmonton, University of Alberta Press, 1998, p. 129-153.

9. Glennis Zilm et Ethel Warbinek, *Legacy: History of Nursing Education at the University of British Columbia, 1919-1994*, Vancouver, University of British Columbia Press, 1994, p. 76-77.

10. George Weir, *The Survey of Nursing Education in Canada*, Toronto, University of Toronto Press, 1932, p. 379, 383.

11. Helen K. Mussallem, *Spotlight on Nursing Education: The Report of the Pilot Project for the Evaluation of School of Nursing in Canada*, Ottawa, Canadian Nurses Association, 1960.

12. Helen Carpenter, *A Divine Discontent: Edith Kathleen Russell: Reforming Educator*, Toronto, University of Toronto School of Nursing, 1982, p. 15.

13. R. B. Ferguson, «Operating a Nurse Training School: The Financial Picture», *The Canadian Hospital*, vol. 27, janvier 1951, p. 37-39.

14. A. R. Lord, *Report of the Evaluation of the Metropolitan School of Nursing*, Windsor Ontario, Ottawa, Canadian Nurses Association, 1952, p. 53.

15. C. G. Costello et T. Castonguay, *The Evaluation of a Two-Year Experimental Nursing Program*, Regina Grey Nuns Hospital, Régina, Grey Nuns Hospital, 1969.

16. Moyra Allen et Marie Reidy, *Learning to Nurse: The First Five Years of the Ryerson Nursing Program*, Toronto, Registered Nurses Association of Ontario, 1971.

17. Margaret Allemang, *Nursing Education in the United States and Canada: 1873-1950*, thèse de doctorat, University of Washington, 1974, p. 248.

18. Ethel Johns, «The University in Relation to Nursing Education», *Modern Hospital*, vol. 15, n° 2, août 1920, p. 1-5.

19. M. Adelaide Nutting à Isabel Stewart, 16 juillet 1919, «History of Nursing Archives [microfilm]», Ann Arbor Michigan, University Microfilms International, cité dans G. L. Dickson, «The Unintended Consequences of a Male Professional Ideology for the Development of Nursing Education», *Advances in Nursing Science*, vol. 15, n° 3, 1993, p. 67-83.

20. Robin Harris, *A History of Higher Education in Canada, 1664-1960*, Toronto, University of Toronto Press, 1976, p. 412.

21. Stephen Leacock, «We Are Teaching Women All Wrong», *Colliers*, vol. 68, 31 décembre 1921, p. 15, cité dans Margaret Gillett, *We Walked Very Warily: A History of Women at McGill*, Montréal, Eden Press Women's Publications, 1981, p. 15.

22. Elizabeth Logan, entrevue avec Lynn Kirkwood, décembre 1987, Wolfville, Nouvelle-Écosse.

23. Edith Kathleen Russell, «The Canadian Nurse and Canadian Nursing», *The Canadian Nurse*, vol. 24, n° 12, décembre 1928, p. 627-630, 628.

24. Kirkwood, *The Development of University...*, op. cit., p. 127.

Chapitre 13

Le professionnalisme et le nursing canadien

1. «Dorothy Macham: The Driving Force of Women's College», *Globe and Mail*, 24 août 2002, p. F7.

2. Diana Mansell, *Forging the Future: A History of Canadian Nursing*, Michigan, Thomas Press, 2003, p. 8.

3. Yolande Cohen, Jacinthe Pepin, Esther Lamontagne et André Duquette, *Les sciences infirmières : genèse d'une discipline. Histoire de la Faculté des sciences infirmières de l'Université de Montréal*, Montréal, Presses de l'Université de Montréal, 2002, p. 22-28.

4. Margaret Levi, «Functional Redundancy and the Process of Professionalization: The Case of Nurses in the United States», *Journal of Health Politics, Politics and Law*, vol. 5, n° 2, été 1980, p. 334, 343.

5. Shirley Marie Stinson, Deprofessionalization in Nursing?, thèse de doctorat, Columbia University, 1969; David Wagner, «The Proletarianization of Nursing in the United States, 1932-1946», *International Journal of Health Services*, vol. 10, n° 2, 1980, p. 272.

6. Cynthia Toman, «Trained Brains Are Better Than Trained Muscles: Scientific Management and Canadian Nurses, 1910-1919», *Nursing History Review*, vol. 11, 2003, p. 93.

7. Mary Kinnear, *In Subordination: Professional Women 1870-1970*, Montréal et Kingston, McGill-Queen's University Press, 1995, p. 7.

8. Margaret M Street, «Canadian Nursing in Perspective: Past, Present and Future», discours inaugural à l'occasion du 50ᵉ anniversaire de l'University of Alberta Hospital et de l'University of Alberta School of Nursing, 15 novembre 1974, Université de l'Alberta, Edmonton.

9. Mary Agnes Snively, «The Toronto General Hospital Training School for Nurses», *The Canadian Nurse*, vol. 1, n° 1, mars 1905, p. 6-8.

10. Dorothy Riddell (collègue d'Alice Munn), entrevue enregistrée avec Diana Mansell en 1988.

11. Yolande Cohen, *Profession infirmière : Une histoire des soins dans les hôpitaux du Québec*, Montréal, Presses de l'Université de Montréal, 2000, p. 88.

12. Kathryn McPherson, *Bedside Matters: The Transformation of Canadian Nursing, 1900-1990*, Toronto, Oxford University Press, 1996, p. 6-12.

13. Sioban Nelson, *Say Little, Do Much: Nurses, Nuns and Hospitals in the Nineteenth Century*, Philadelphie, University of Pennsylvania Press, 2001.

14. Terence Fay, *A History of Canadian Catholics: Gallicanism, Romanism, and Canadianism*, Montréal et Kingston, McGill-Queen's University Press, 2002, p. 147.

15. Cohen, *Profession infirmière, op. cit*, p. 93-102.

16. Brigitte Violette, *Étude synthèse sur l'action des congrégations religieuses de femmes dans le domaine de la santé au Québec (1639-1962)*, Commission des lieux et monuments historiques du Canada/Rapport de Parcs Canada, juillet 2000, p. 156-172.

17. Claudette Lacelle, *L'apport social des communautés religieuses catholiques présentes au Canada avant 1940 : une étude préparée à la demande de la Commission des lieux et monuments historiques du Canada dans le but d'identifier les communautés religieuses catholiques susceptibles de faire l'objet d'une commémoration en raison de leur contribution à l'histoire canadienne*, Environment Canada, Parcs Canada, microfiche n° 425, 1987, p. 37.

18. Esther Lamontagne et Yolande Cohen, «Les Sœurs Grises à l'Université de Montréal, 1923-1947 : De la gestion hospitalière à l'enseignement supérieur en nursing», *Historical Studies in Education*, vol. 15, n° 2, 2003, p. 289, 291-292.

19. Cohen *et al.*, *Les sciences infirmières, op. cit.*

20. Les auteures sont sœurs Denise Lefebvre, Adèle Levasseur, Germaine Dessureau et Flore Bellemare.

21. Lamontagne et Cohen, «Les Sœurs Grises à l'Université de Montréal», *op. cit.*, p. 273-297.

22. Yolande Cohen et Éric Vaillancourt, «L'identité professionnelle des infirmières canadiennes-françaises à travers leurs revues (1924-1956)», *Revue d'histoire de l'Amérique française*, vol. 50, n° 4, printemps 1997, p. 537-570.

23. Edouard Desjardin, Eileen Flanagan et Suzanne Giroux, *Heritage: History of the Nursing Profession in Quebec from the Augustinians and Jeanne Mance to Medicare*, Québec, Association des infirmières et infirmiers de la province du Québec, 1971, p. 115; George Weir, tel que cité dans Desjardin *et al., Heritage, op. cit.*, p. 85; Violette, *Étude synthèse, op. cit.*, p. 164.

24. Johanne Daigle, «L'éveil syndical des "religieuses laïques" : l'émergence et l'évolution de l'Alliance des infirmières de Montréal, 1946-1966», dans Marie Lavigne et Yolande Pinard, (dir.), *Travailleuses et féministes : Les femmes dans la société québécoise*, Montréal, Boréal Express, 1983, p. 119; Yolande Cohen et Michèle Dagenais, «Le Métier d'infirmière : Savoir féminin et reconnaissance professionnelle», *Revue d'histoire de l'Amérique française*, vol. 41, n° 2, 1987, p. 155-177.

25. Cohen *et al., Les sciences infirmières, op. cit.*, p. 131-135.

Chapitre 14

La syndicalisation du nursing au Canada

1. Annie F. Lawrie, «A Plea for the General Duty Nurse», *The Canadian Nurse*, vol. 38, n° 6, juin 1942, p. 409.

2. Kathleen W. Ellis, «Breezes Blow Through the West», *The Canadian Nurse*, vol. 39, janvier 1943, p. 23.

3. Helen A. Saunders, «Facing the Facts», *The Canadian Nurse*, vol. 42, mars 1946, p. 215.

4. Alice Baumgart et Mary Wheeler, «The Nursing Work Force in Canada», dans Alice Baumgart et Jenniece Larsen (dir.), *Canadian Nursing Faces the Future*, 2ᵉ édition, St. Louis, Mosby Year Book, 1992, p. 49.

5. Mark Bray et Jacques Rouillard, «Union Structure and Strategy in Australia and Canada», *Labour/Le Travail*, vol. 38, et *Labour History*, vol. 71, 1996, p. 218.

6. Sharon Richardson, «'Lively Combat': Kathleen Ellis and the Canadian Nurses' Association's Lobby during the Second World War», *Canadian Bulletin of Medical History*, vol. 17, 2000, p. 209-227.

7. Isabel LeBourdais, «Collective Bargaining — RNAO», *The Canadian Nurse*, vol. 61, juillet 1965, p. 529-530.

8. Esther Beith, «Report of the Labour Relations Committee», *The Canadian Nurse*, vol. 42, septembre 1946, p. 693-695.

9. M E K, «Should We?», *The Canadian Nurse*, vol. 42, november 1946, p. 935.

10. Evelyn E. Hood, «Collective Bargaining», *The Canadian Nurse*, vol. 50, décembre 1954, p. 968-969; Evelyn E. Hood, «Economic Security in British Columbia», *American Journal of Nursing*, vol. 56, 1956, p. 583-585; Evelyn E. Hood, «Province-wide Bargaining for Nurses», *The Canadian Nurse*, vol. 57, novembre 1961, p. 1064-1065; Glenna Rowsell, «Ups and Downs of Economic Progress», *The Canadian Nurse*, vol. 63, n° 11, novembre 1967, p. 26-29.

11. Kathryn McPherson, *Bedside Matters: The Transformation of Canadian Nursing, 1900-1990*, Toronto, Oxford University Press, 1996, p. 22.

12. Phyllis M. Jensen, «The Changing Role of Nurses' Unions«, dans Baumgart et Larsen, *Canadian Nursing Faces the Future, op. cit.*, p. 560.

13. Rowsell, «Ups and Downs of Economic Progress», *op. cit.*, p. 27-29; Jensen, «The Changing Role of Nurses' Unions», *op. cit.*, p. 561-563.

14. Bray et Rouillard, «Union Structure and Strategy in Australia and Canada», *op. cit.*, p. 220-221.

15. Raelene Frances, Linda Kealey et Joan Sangster, «Women and Wage Labour in Australia and Canada,

Notes des pages 218 à 223

16. Bray et Rouillard, «Union Structure and Strategy in Australia and Canada, *op. cit.*, p. 221.

17. Baumgart et Wheeler, «The Nursing Work Force in Canada», *op. cit.*, p. 51-52.

18. «RNAO Supports Central Union to Replace Bargaining Units», *The Canadian Nurse*, vol. 69, juillet 1973, p. 8; «Ontario Nurses' Association Formed for Province-Wide Bargaining», *The Canadian Nurse*, vol. 70, mars 1974, p. 11-12; «Labour Relations Board Approves Central Union for Ontario Nurses», *The Canadian Nurse*, vol. 70, mars 1974, p. 8.

19. «SRNA Ends All Involvement in Collective Bargaining after Supreme Court Ruling», *The Canadian Nurse*, vol. 69, décembre 1973, p. 12, 14; «SUN Negotiates First Contract, Saskatchewan Salaries Now Competitive», *The Canadian Nurse*, vol. 70, juillet 1974, p. 6.

20. Jensen, «The Changing Role of Nurses' Unions», *op. cit.*, p. 564-566.

21. Kathleen Connors, «100 000 New Members Later, Canada's Nurse Leader to Retire», communiqué de presse de la Fédération canadienne des syndicats d'infirmières/infirmiers, mars 2002, Ottawa (Ont.).

22. Marjorie McIntyre et Carol McDonald, «Unionization: Collective Bargaining in Nursing», dans Marjorie McIntyre et Elizabeth Thomlinson (dir.), *Realities of Canadian Nursing: Professional, Practice and Power Issues*, Philadelphie, Lippincott, Williams & Wilkins, 2003, p. 324.

23. Desmond Morton, «Government Union Workers: A Review Article», *Labour/Le Travail*, vol. 35, printemps 1995, p. 300.

24. Bray et Rouillard, «Union Structure and Strategy in Australia and Canada», *op. cit.*, p. 222.

25. Judith Hibberd, «Strikes by Nurses», dans Baumgart et Larsen, *Canadian Nursing Faces the Future*, *op. cit.*, p. 583-585.

26. McIntyre et McDonald, «Unionization: Collective Bargaining in Nursing», *op. cit.*, p. 328-329; Janet C. Ross-Kerr, «Emergence of Nursing Unions as a Social Force in Canada», dans Janet C. Ross-Kerr et Marilynn J. Wood (dir.), *Canadian Nursing: Issues and Perspectives*, 4e édition, Toronto, Mosby, 2003, p. 299.

27. Hibberd, «Strikes by Nurses», *op. cit.*, p. 586, 589.

28. Janet C. Ross-Kerr, *Prepared to Care: Nurses and Nursing in Alberta*, Edmonton, University of Alberta Press, 1998, p. 284-285.

Lectures suggérées

Allard, Geneviève, «Des anges blanc sur le front : l'expérience de guerre des infirmières militaires canadiennes pendant la Première Guerre mondiale», *Bulletin d'histoire politique*, vol. 8, n°s 2-3, hiver 2000, p. 119-133.

Allen, Moyra et Marie Reidy, *Learning to Nurse: The First Five Years of the Ryerson Nursing Program*, Toronto, Registered Nurses Association of Ontario, 1971.

Baillargeon, Denyse, «Gouttes de lait et soif de pouvoir : les dessous de la lutte contre la mortalité infantile à Montréal, 1910-1935», *Canadian Bulletin of Medical History*, vol. 15, n° 1, 1980, p. 27-57.

Baldwin, Douglas O., *She Answered Every Call: The Life of Public Health Nurse Mona Gordon Wilson (1894-1981)*, Charlottetown, Indigo, 1997.

Banfill, Bessie J., *Pioneer Nurse*, Toronto, Ryerson, 1967.

Baumgart, Alice J. et Rondalyn Kirkwood, «Social Reform vs Educational Reform: University Nursing Education in Canada, 1919-1960», *Journal of Advanced Nursing*, vol. 15, 1990, p. 510-516.

Baumgart, Alice J. et Jenniece Larsen, *Canadian Nursing Faces the Future*, Toronto, Mosby, 1992.

Beaton, Marilyn et Jeanette Walsh, *From the Voices of Nurses: An Oral History of Newfoundland Nurses who Graduated Prior to 1950*, St. John's, Jesperson, 2004.

Benoit, C., *Midwives in Passage: The Modernisation of Maternity Care*, St John's, Memorial University, Institute of Social and Economic Research, 1991.

Boschma, Geertje, *Faculty of Nursing on the Move: University of Calgary, 1969-2004*, Calgary, University of Calgary Press, 2004.

Bourgeault, Ivy Lynn, Cecilia Benoit et Robbie Davis-Floyd (dir.), *Reconceiving Midwifery: Emerging Models of Care*, Kingston et Montréal, McGill-Queen's University, 2004.

Bramadat, Ina J. et Karen Chalmers, «Nursing Education in Canada: Historical 'Progress'— Contemporary Issues», *Journal of Advanced Nursing*, vol. 14, 1989, p. 719-726.

Bramadat, Ina J. et Marion I Saydak, «Nursing on the Canadian Prairies, 1900-1930: Effects of Immigration», *Nursing History Review*, vol. 1, 1993, p. 105-118.

Calliste, Agnes, «Antiracism Organizing and Resistance in Nursing: African Canadian Women», *Canadian Review of Sociology and Anthropology*, vol. 33, n° 3, août 1996, p. 361-390.

———, «Women of 'Exceptional Merit': Immigration of Caribbean Nurses to Canada», *Canadian Journal of Women and the Law*, vol. 6, n° 1, 1993, p. 85-103.

Cantwell, Margaret et Mary George Edmond, *North to Share, The Sisters of Saint Ann in Alaska and the Yukon Territory*, Victoria, Sœurs de Sainte-Anne, 1983.

Care, Dean, David Gregory, John English et Peri Venkatesh, «A Struggle for Equality: Resistance to Commissioning of Male Nurses in the Canadian Military, 1952-1967», *Canadian Journal of Nursing Research*, vol. 28, n° 1, 1996, p. 103-117.

Carpenter, Helen, *A Divine Discontent: Edith Kathleen Russell, Reforming Educator*, Toronto, University of Toronto School of Nursing, 1982.

Carter, Doris V., *Never Leave Your Head Uncovered: A Canadian Nursing Sister in World War Two*, Waterdown, Ontario, Potlatch, 1999.

Castonguay, Thérèse, SGM, *A Mission of Caring, Catholic Health Association of Alberta: A Chronicle of the First Fifty Years*, Edmonton, Catholic Health Association of Alberta, 1991.

Chartré, Christine, *Le traitement des maladies contagieuses à la station de la Grosse-Île, 1832-1927*, Québec, Parcs Canada, 2001.

Clint, Mabel, *Our Bit. Memories of War Service by a Canadian Nursing Sister*, Montréal, Alumnae Association of the Royal Victoria Hospital, 1934.

Coburn, Judy, «I See and I am Silent: A Short History of Nursing in Ontario», dans Linda Kealey (dir.), *Women and Work: 1950-1930*, Toronto, Canadian Women's Educational Press, 1974.

Cohen, Yolande, «La contribution des Sœurs de la Charité à la modernisation de l'Hôpital Notre-Dame de Montréal», *Canadian Historical Review*, vol. 77, n° 2, juin 1996, p. 185-220.

———, *Profession, infirmière : une histoire des soins dans les hôpitaux du Québec*, Montréal, Université de Montréal, 2000.

Cohen, Yolande et Louise Bienvenue, «Émergence de l'identité professionelle chez les infirmières québécoises, 1890-1927», *Canadian Bulletin of Medical History*, vol. 11, 1994, p. 119-151.

Cohen, Yolande et Michèle Dagenais, «Le métier d'infirmière : savoir féminin et reconnaissance professionnelle», *Revue d'histoire de l'Amérique française*, vol. 41, n° 2, 1987, p. 155-177.

Cohen, Yolande, Jacinthe Pépin, Esther Lamontagne et André Duquette, *Les sciences infirmières : genèse d'une discipline; Histoire de la Faculté des sciences infirmières de l'Université de Montréal*, Montréal, Université de Montréal, 2002.

Connor, J. T. H., *Doing Good: The Life of Toronto's General Hospital*, Toronto, University of Toronto, 2000.

Daigle, Johanne, «Devenir infirmière : les modalités d'expression d'une culture soignante au XXe siècle», *Recherche féministe*, vol. 4, n° 1, 1991, p. 67-86.

———, «L'éveil syndical des "religieuses laïques" : l'émergence et l'évolution de l'Alliance des infirmières de Montréal, 1946-1966», dans Marie Lavigne et Yolande Pinard (dir.), *Travailleuses et féministes : Les femmes dans la société québécoise*, Montréal, Boréal Express, 1983.

Daigle, Johanne et Nicole Rousseau, «Medical Service to Settlers: The Gestation and Establishment of a Nursing Service in Quebec, 1932-1943», *Nursing History Review*, vol. 8, 2000, p. 95-116.

D'Allaire, Micheline, *Les communautés religieuses de Montréal, tome I. Les communautés religieuses et l'assistance sociale à Montréal, 1659-1900*, Montréal, Éditions du Méridien, 1997.

Daveluy, Marie-Claire, *Jeanne Mance, 1606-1673*, Montréal et Paris, Fides, 1962.

Desjardin, Édouard, Eileen Flanagan et Suzanne Giroux, *Heritage: History of the Nursing Profession in Quebec from the Augustinians and Jeanne Mance to Medicare*, Québec, Association des infirmières et infirmiers de la province du Québec, 1971; et *Histoire de la profession infirmière au Québec*, Montréal, Association des infirmières et infirmiers de la province du Québec, 1970.

Dodd, Dianne et Deborah Gorham, *Caring and Curing: Historical Perspectives on Women and Healing in Canada*, Ottawa, University of Ottawa, 1994.

Drees, Laurie Meijer et Lesley McBain, «Nursing and Native People in Northern Saskatchewan, 1930s-1950s», *Canadian Bulletin of Medical History*, vol. 18, n° 1, 2001.

Feldbert, Georgina, Molly Ladd-Taylor, Alison Li et Kathryn McPherson (dir.), *Women, Health and Nation: Canada and the United States since 1945*, Montréal, McGill-Queen's University, 2003.

Gagan, David et Rosemary Gagan, *For Patients of Moderate Means: A Social History of the Voluntary Public General Hospital in Canada, 1890-1950*, Montréal, McGill-Queen's University, 2002.

Gagnon, France, L'Hospice Saint-Joseph de la Maternité de Québec, 1852-1876, *Cahiers de recherche du GREMF*, cahier 70, Groupe de recherche multidisciplinaire féministe, Québec, Université Laval, 1996.

Gagnon, Hervé, *Soigner le corps et l'âme : les hospitalières de Saint-Joseph et l'Hôtel-Dieu de Montréal, XVIIe-XXe siècles*, Sherbrooke, Productions GGC, 2002.

Gibbon, John M. et Mary S. Mathewson, *Three Centuries of Canadian Nursing*, Toronto, The Macmillan Company, 1946.

Gleason, Mona, «Race, Class and Health: School Medical Inspection and 'Healthy' Children in British Columbia, 1890-1930», *Canadian Bulletin of Medical History*, vol. 19, n° 1, 2002, p. 5-112.

Goulet, Denis, François Hudon et Othmar Keel, *Histoire de l'Hôpital Notre-Dame de Montréal 1880-1980*, Montréal, VLB éditeur, 1992.

Green, H. Gordon, *Don't Have Your Baby in the Dory: A Biography of Myra Bennett*, Montréal, Harvest House, 1974.

Green, Monica M., *Through the Years with Public Health Nursing: A History of Public Health Nursing in the Provincial Government Jurisdiction British Columbia*, Ottawa, Canadian Public Health Association, 1984.

House, Edgar, *The Way Out; The Story of NONIA, 1920-1990*, St. John's, Creative Publishers, 1990.

Jean, Marguerite, *Évolution des communautés religieuses de femmes au Canada de 1639 à nos jours*, Montréal, Fides, 1977.

Keddy, Barbara, «Private Duty Nursing in the 1920s and 1930s in Canada», *Canadian Woman Studies*, vol. 7, n° 3, automne 1986, p. 99-101.

Kinnear, Mary, *In Subordination: Professional Women 1870-1970*, Kingston et Montréal, McGill-Queen's University, 1995.

Kirkwood, Rondalyn, «Blending Vigorous Leadership and Womanly Virtues: Edith Kathleen Russell at the University of Toronto, 1920-1952», *Canadian Bulletin of Medical History*, vol. 11, 1994, p. 175-205.

Lacelle, Claudette, *L'apport social des communautés religieuses catholiques présentes au Canada avant 1940*, rapport n° 425, Ottawa, Parcs Canada, 1987.

Laforce, Hélène, *Histoire de la sage-femme dans la région de Québec*, Québec, Institut québécois de recherche sur la culture, 1985.

Lamontagne, Esther et Yolande Cohen, «Les Sœurs Grises à l'Université de Montréal, 1923-1947 : de la gestion hospitalière à l'enseignement supérieur en nursing», *Historical Studies in Education*, vol. 15, n° 2, 2003, p. 273-297.

Landells, E. A. (dir.), *The Military Nurses of Canada: Recollections of Canadian Military Nurses*, vol. 1-3, White Rock, Co-Publishing, 1995-1999.

Laurin, Nicole, Danielle Juteau et Lorraine Duchesne, *À la recherche d'un monde oublié. Les communautés religieuses de femmes au Québec de 1900 à 1970*, Montréal, Le Jour, 1991.

MacDougall, Heather, *Activists and Advocates: Toronto's Health Department 1883-1993*, Toronto, Dundurn Press, 1990.

MacQueen, Joyce M., «Who the Dickens Brought Sarah Gamp to Canada?», *Canadian Journal of Nursing Research*, vol. 21, n° 2, été 1989, p. 27-37.

Mann, Susan, *The War Diary of Clare Gass, 1915-1918*, Montréal, McGill-Queen's University, 2000.

Mansell, Diana J., *Forging the Future: A History of Nursing in Canada*, Ann Arbor (MI), Thomas Press, 2003.

McDonald, Lynn (dir.), *Florence Nightingale: An Introduction to her Life, Work, Family and Domestic Arrangements*, vol. 1, The Collected Works of Florence Nightingale, Waterloo, Wilfred Laurier University, 2001.

McPherson, Kathryn, *Bedside Matters: The Transformation of Canadian Nursing 1900-1990*, Toronto, Oxford University, 1996.

McPherson, Kathryn et Meryn Stuart, «Writing Nursing History in Canada: Issues and Approaches», *Canadian Bulletin of Medical History*, vol. 11, 1994, p. 3-22.

Miller, Gertrude LeRoy, *Mustard Plasters and Handcars: Through the Eyes of a Red Cross Outpost Nurse*, Toronto, Natural Heritage Books, 2000.

Mitchell, Estelle, *Les Sœurs Grises de Montréal à la Rivière-Rouge, 1844-1984*, Montréal, Éditions du Méridien, 1987.

Mitchinson, Wendy, *Giving Birth in Canada, 1900-1950*, Toronto, University of Toronto, 2002.

Mussallem, Helen, «Spotlight on Nursing Education: The Report of the Pilot Project for the Evaluation of Schools of Nursing in Canada», Ottawa, Association des infirmières et infirmiers du Canada, 1960.

Nelson, Sioban, *Say Little, Do Much: Nurses, Nuns and Hospitals in the Nineteenth Century*, Philadelphia, University of Pennsylvania, 2001.

Nevitt, Joyce, *White Caps and Black Bands: Nursing in Newfoundland to 1934*, St. John's, Jefferson Press, 1978.

Nicholson, G. W. L., *Canada's Nursing Sisters*, Toronto, Samuel Stevens, Hakkert, 1975.

———, *Seventy Years of Service*, Ottawa, Borealis Press, 1977.

O'Neil, J. et P. Kaufert, «The Politics of Obstetric Care: The Inuit Experience», dans W. Mitchinson, P. Bourne, A. Prentice, G. Cuthbert Brandt, B. Light et N. Black (dir.), *Canadian Women: A Reader*, Toronto, Harcourt Brace, 1996, p. 416-429.

Paul, Pauline, «The Contribution of the Grey Nuns to the Development of Nursing in Canada: Historical Issues», *Canadian Bulletin of Medical History*, vol. 11, 1994, p. 207-217.

Paul, Pauline et Janet Ross-Kerr, «A Philosophy of Care: The Grey Nuns of Montreal», dans Bob Hesketh et Frances Swyripa (dir.), *Edmonton: The Life of a City*, Edmonton, NeWest Press, 1995.

Paulson, E., G. Zilm et E. Warbinek, «Profile of a Leader: Pioneer Government Advisor Laura Holland, RN, RRC, CBE, LLD (1883-1956)», *Canadian Journal of Nursing Research*, vol. 13, n° 3, 2000, p. 36-39.

Pearson, Anne, *The Royal Jubilee Hospital School of Nursing 1891-1982*, Victoria, Royal Jubilee Hospital Nurses Alumnae Association, 1985.

Penney, Sheila, *A Century of Caring: The History of the Victorian Order of Nurses for Canada*, Ottawa, VON Canada, 1996.

Perron, Normand, *Un siècle de vie hospitalière au Québec : Les Augustines de l'Hôtel-Dieu de Chicoutimi, 1884-1994*, Québec, Université du Québec, 1984.

Petitat, André, *Les infirmières : de la vocation à la profession*, Montréal, Boréal Express, 1989.

Popowich, Claudia Helen, *To Serve is to Love; The Canadian Sisters Servants of Mary Immaculate*, Toronto, University of Toronto, 1971.

Richardson, Sharon, «Alberta's Provincial Travelling Clinic, 1924-42», *Canadian Bulletin of Medical History*, vol. 9, n° 1, 2002, p. 245-263.

———, «Frontier Health Care: Alberta's District and Municipal Nursing Services, 1919 to 1976», *Alberta History*, vol. 46, n° 1, hiver 1998, p. 5-8.

———, «Political Women, Professional Nurses et the Creation of Alberta's District Nursing Services, 1919-1976», *Nursing History Review*, vol. 6, 1998, p. 25-50.

Rink, Deborah, Spirited Women, *A History of Catholic Sisters in British Columbia*, Vancouver, Harbour Publishing, 2000.

Ross-Kerr, Janet, *Prepared to Care: Nurses and Nursing in Alberta, 1859-1996*, Edmonton, University of Alberta, 1998.

Ross-Kerr, Janet et Jannette MacPhail (dir.), *Canadian Nursing: Issues and Perspectives*, Toronto, McGraw-Hill Ryerson, 1988.

Rousseau, François, *La croix et le scalpel. Histoire des Augustines et de l'Hôtel-Dieu de Québec I : 1639-1892*; et *La croix et le scalpel. Histoire des Augustines et de l'Hôtel-Dieu de Québec II : 1892-1989*, Québec, Éditions du Septentrion, 1989 et 1994.

Royce, Marion, *Eunice Dyke: Health Care Pioneer; From Pioneer Public Health Nurse to Advocate for the Aged*, Toronto, Dundurn Press, 1983.

Scott, J. Karen et Joan E Kieser (dir.), *Northern Nurses: True Nursing Adventures from Canada's North*, Oakville, Kokum Publications, 2002.

Stewart, Irene, *These Were Our Yesterdays: A History of District Nursing in Alberta*, Altona, D. W. Friesen and Sons, 1979.

Street, Margaret M., *Watch-Fires on the Mountains: The Life and Writings of Ethel Johns*, Toronto, University of Toronto, 1973.

Strong-Boag, Veronica, «Making a Difference: The History of Canada's Nurses», *Canadian Bulletin of Medical History*, vol. 8, n° 2, 1991, p. 231-248.

Stuart, Meryn, «Half a Loaf is Better than No Bread: Public Health Nurses and Physicians in Ontario, 1920-1925», *Canadian Journal of Nursing Research*, vol. 41, n° 1, 1992, p. 21-27.

―――, «Ideology and Experience: Public Health Nursing and the Ontario Rural Child Welfare Project, 1920-1925», *Canadian Bulletin of Medical History*, vol. 6, 1989, p. 111-131.

―――, «War and Peace: Professional Identities and Nurses' Training, 1914-1930», dans Elizabeth Smyth, Sandra Acker, Paula Bourne et Alison Prentice (dir.), *Challenging Professions: Historical and Contemporary Perspectives on Women's Professional Work*, Toronto, University of Toronto, 1999, p. 171-193.

Stuart, Meryn et Cynthia Toman (dir.), *Canadian Bulletin of Medical History*, numéro spécial sur le nursing, vol. 21, n° 2, 2004.

Toman, Cynthia, «Blood Work: Canadian Nursing and Blood Transfusion, 1942-1990», *Nursing History Review*, vol. 9, 2001, p. 51-78.

―――, «'An Officer and a Lady': The Shaping of Military Nurses, 1939-1945», dans Andrea Martinez et Meryn Stuart (dir.), *Out of the Ivory Tower: Taking Feminist Research to the Community*, Toronto, Sumach Publications, 2003, p. 89-115.

―――, «'Trained Brains Are Better than Trained Muscles': Scientific Management and Canadian Nursing, 1910-1939», *Nursing History Review*, vol. 11, 2003, p. 89-108.

Twohig, Peter, *Challenge and Change: A History of Dalhousie School of Nursing, 1948-1989*, Halifax, Fenwood Publishing, 1998.

Violette, Brigitte, *Étude synthèse sur l'action des communautés religieuses de femmes dans le domaine de la santé au Québec (1639-1962)*, rapport de la Commission des lieux et monuments historiques du Canada, Ottawa, Parcs Canada, août 2001.

White, Mary M., *Hello War, Goodbye Sanity*, Surrey, Mary M. White, 1992.

Zilm, Glennis et Ethel Warbinek, «Early Tuberculosis Nursing in British Columbia», *Canadian Journal of Nursing Research*, vol. 27, n° 3, 1995, p. 65-82.

―――, *Legacy: History of Nursing Education at the University of British Columbia 1919-1994*, Vancouver, University of British Columbia School of Nursing, 1994.

Collaboratrices

Geneviève Allard détient une maîtrise en histoire de l'Université Laval et est actuellement à l'emploi de Bibliothèque et Archives Canada. Pendant un certain temps, elle a été l'une des archivistes responsables des dossiers militaires gouvernementaux. Elle dirige maintenant un service chargé notamment de numériser et de mettre en ligne les ressources culturelles disponibles. Ses intérêts de recherche comprennent l'histoire médicale et militaire, particulièrement la médecine militaire, le nursing militaire et les maladies mentales pendant la Première Guerre mondiale. Elle a publié un article : «Des anges blancs sur le front : L'expérience de guerre des infirmières militaires canadiennes pendant la Première Guerre mondiale» dans le *Bulletin d'histoire politique* (2000).

Christina Bates est la conservatrice du Musée canadien des civilisations et l'auteure de *Out of Old Ontario Kitchens*. Spécialisée en histoire sociale et en histoire des femmes, elle a publié dans des revues comme *Material History Review*, *Dress* (Costume Society of America) et *Muse* (Association des musées canadiens); elle a de plus participé à la publication d'ouvrages comme *Framing Our Past: Canadian Women's History in the Twentieth Century* and *Fashion: A Canadian Perspective*. Elle est présidente du comité de la Collection sur l'histoire des soins infirmiers au Canada et conservatrice de l'exposition *Une histoire de cœur : Des siècles de soins infirmiers au Canada*.

Cecilia Benoit a complété son doctorat à l'Université de Toronto et est actuellement professeure au Département de sociologie de l'Université de Victoria (Colombie-Britannique). Elle a publié des articles de journaux et des chapitres de livres portant sur les soins maternels au Canada et dans les autres pays à revenus élevés, les systèmes comparés de santé et de bien-être social, la pratique des sages-femmes dans une perspective transnationale, et la profession de sage-femme autochtone en Colombie-Britannique et dans d'autres régions du Canada. Elle est l'auteure de *Midwives in Passage* (1991) et de *Women, Work and Social Rights* (2000), et a codirigé des ouvrages comme *Birth By Design* (2001) et *Reconceiving Midwifery* (2004). Cecilia est une collaboratrice clé de l'un des cinq Centres d'excellence pour la santé des femmes de Santé Canada, le Réseau pancanadien sur la santé des femmes et le milieu, situé à l'Université York.

Dena Carroll détient un baccalauréat en sociologie et une maîtrise en administration des affaires de l'Université de Victoria (Colombie-Britannique). Depuis plus de dix ans, elle s'intéresse à des sujets comme la santé des femmes autochtones, les centres urbains de santé autochtones et les politiques de santé en Colombie-Britannique. Dena est membre de la Chippewa of Nawash Band à Cape Croker, Ontario, et a publié des travaux sur les sages-femmes autochtones en Colombie-Britannique et dans les autres régions du Canada, la régionalisation des soins de santé, et les soins de santé destinés aux mères. Dena est une partenaire communautaire de l'un des cinq Centres d'excellence pour la santé des femmes de Santé Canada, le Réseau pancanadien sur la santé des femmes et le milieu (RPSFM), situé à l'Université York, et participe aussi au Network and Training Committee du RPSFM.

Dianne Dodd, Ph. D. de l'Université Carleton, est historienne pour le Service des lieux historiques nationaux de Parcs Canada et coordonnatrice pour la Women's History Initiative. Elle a publié des textes touchant la contraception, la technologie nationale, la santé publique et les soins infirmiers; elle est de plus codirectrice avec Deborah Gorham de *Caring and Curing: Historical Perspectives on Women and Healing in Canada*.

Jayne Elliott, ancienne infirmière, est candidate au doctorat au Département d'histoire de l'Université Queen's, à Kingston (Ontario). Sa recherche portant sur le programme en régions éloignées géré par la division ontarienne de la Société canadienne de la Croix-Rouge est centrée sur un sujet qui la captive : l'histoire de la médecine et du nursing en milieu rural au Canada.

Barbara Keddy, Ph. D., inf. aut., est cofondatrice de l'Association canadienne pour l'histoire du nursing et professeure dans des domaines telles les sciences infirmières, l'étude de la condition féminine et la sociologie à l'Université de Dalhousie. Elle enseigne les méthodes de recherche qualitative, les aspects philosophiques et méthodologiques de la connaissance et de la recherche, et la sociologie des femmes et du vieillissement. Ses intérêts de recherche portent sur les femmes et la fibromyalgie, la santé des femmes noires d'âge mûr, et les femmes et la ménopause.

Lynn Kirkwood, B.N., Ph. D., maintenant retraitée, a été professeure agrégée à la Faculté de nursing de l'Université Queen's de 1974 à 2000. Sa thèse de doctorat portait sur une comparaison historique de la création de deux écoles d'infirmières de type universitaire. Elle a publié dans des revues portant sur les soins infirmiers et l'histoire des femmes, et a rédigé deux monographies sur la formation des infirmières.

Diana Mansell, inf. aut., Ph. D. de l'Université de Calgary, est actuellement professeure associée à la Faculté de nursing de l'Université de Calgary. Elle est membre active de la profession soignante depuis plus de 35 ans et a été présidente de l'Association canadienne pour l'histoire du nursing.

Marion McKay est titulaire d'un baccalauréat et d'une maîtrise en nursing de l'Université du Manitoba, ainsi que d'une maîtrise en histoire de l'Université du Manitoba et de l'Université de Winnipeg. Elle a récemment obtenu son doctorat au Département d'histoire de l'Université du Manitoba. Elle a obtenu une bourse doctorale du Conseil de recherches en sciences humaines du Canada pour soutenir sa recherche sur les origines de la santé publique à Winnipeg. Avant ses études à la Faculté de nursing de l'Université du Manitoba, elle a travaillé pendant plusieurs années comme infirmière en santé publique.

Kathryn McPherson enseigne l'histoire à l'Université York et est présidente de la School of Women's Studies (York). Elle est l'auteure de *Bedside Matters: The Transformation of Canadian Nursing, 1900-1990* et a codirigé plusieurs recueils d'essais, incluant *Gendered Pasts: Historical Essays in Femininity and Masculinity in Canada* et *Women, Health and Nation: Canada and the United States since 1945*.

Pauline Paul est professeure agrégée à la Faculté de nursing de l'Université de l'Alberta, et auteure de nombreuses publications portant sur l'histoire du nursing, incluant «The Contribution of the Grey Nuns to the Development of Nursing in Canada: Historiographical Issues» dans le *Canadian Bulletin of Medical History* (1994).

Sharon Richardson, inf. aut., Ph. D., est professeure agrégée à la Faculté de nursing de l'Université de l'Alberta, et spécialisée dans le domaine du nursing canadien et celui des soins de santé au Canada : histoire, tendances et problématiques. Elle compte de nombreuses publications sur l'histoire du nursing et des soins de santé au Canada. Compte tenu de son expérience de 35 ans en nursing (soins directs, administration et enseignement), dans des lieux aussi variés que le sud de l'Ontario, le Grand-Nord, le centre de l'Alberta et l'intérieur de la Colombie-Britannique, Sharon a personnellement connu les nombreux changements ayant touché la main-d'œuvre soignante au Canada, incluant la syndicalisation. Plus récemment, elle a été présidente de l'Alberta Association of Registered Nurses et a apporté sa contribution sur le plan des politiques publiques et autres questions politiques affectant le nursing et les soins de santé en Alberta.

Nicole Rousseau, B.A., B. Sc. Santé (sciences infirmières), M.N., et Ph. D., est maintenant retraitée après avoir poursuivi une carrière de professeure à la Faculté des sciences infirmières de l'Université Laval. Elle a publié des articles en collaboration avec l'historienne Johanne Daigle sur les origines et l'évolution du Service médical aux colons au Québec.

Cynthia Toman, inf. aut., Ph. D., est professeure adjointe à l'École des sciences infirmières de l'Université d'Ottawa, conservatrice invitée de l'exposition *Une histoire de cœur : Des siècles de soins infirmiers au Canada* au Musée canadien des civilisations, et consultante en nursing militaire pour le Musée canadien de la guerre. Sa thèse de doctorat s'intitulait *Officers and Ladies': Canadian Nursing Sisters, Women's Work and the Second World War*. Elle a publié de nombreux articles sur l'histoire du nursing militaire, plus particulièrement les aspects liés à la pratique, au genre et à la technologie médicale, de même que sur le nursing militaire lui-même.

Brigitte Violette détient un doctorat en histoire de l'Université de Montréal et travaille comme historienne à Parcs Canada. Dans le cadre de son emploi, elle a mené une étude approfondie sur les communautés religieuses féminines dans le domaine de la santé au Québec, et effectué des recherches sur la colonisation de la péninsule de Gaspé. Elle a aussi rédigé les textes historiques d'un certain nombre de plaques commémoratives pour la Commission des lieux et monuments historiques du Canada. Elle a notamment publié un article : «Entre l'émigration de la misère et l'eldorado mythique : genèse d'une petite-bourgeoisie franco-américaine (Fall River, 1870-1920)», dans *Les parcours de l'histoire : Hommage à Yves Roby* [Frenette, Pâquet et Lamarre (dir.) 2002].

Judith Young, B.N., M.N., M.A., est maintenant retraitée après avoir poursuivi une carrière comme infirmière pédiatrique et enseignante. Elle est membre fondatrice de l'Association canadienne pour l'histoire du nursing (1986). Elle a publié des articles historiques sur les premières années de l'Hospital for Sick Children de Toronto, et sur les soins donnés aux enfants hospitalisés entre 1875 et 1975. Elle est aussi coauteure de *A Guide to Nursing Historical Materials in Ontario* (1994). Elle a récemment obtenu une maîtrise en histoire de l'Université York (Toronto).